高级卫生专业技术资格考试用书

妇产科护理学

高级护师进阶

主　编　丁淑贞　　戴　红

副主编　郝春艳　　魏　冰　　黄芳艳　　王　涛　　马丽梅

编　者（按姓氏笔画排序）：

丁淑贞	马丽梅	王　涛	王庆华	王丽莹
王建荣	王淑云	冯　红	刘春鸣	孙晗潇
张　平	张　杰	张　彤	张晓霞	李　硕
李世博	邹　辉	范喜瑛	赵英杰	赵春慧
赵瑾瑶	郝春艳	高筱琪	梁　艳	黄芳艳
韩　莉	翟　艳	谭　燕	潘　杰	戴　红
魏　冰				

中国协和医科大学出版社

图书在版编目（CIP）数据

妇产科护理学：高级护师进阶／丁淑贞，戴红主编．—北京：中国协和医科大学出版社，2018.1

高级卫生专业技术资格考试用书

ISBN 978－7－5679－0814－7

Ⅰ.①妇…　Ⅱ.①丁…②戴…　Ⅲ.①妇产科学－护理学－资格考试－自学参考资料　Ⅳ.①R473.71

中国版本图书馆 CIP 数据核字（2017）第 235896 号

高级卫生专业技术资格考试用书

妇产科护理学·高级护师进阶

主　　编：丁淑贞　戴　红

责任编辑：吴桂梅

出版发行 **中国协和医科大学出版社**
（北京东单三条九号　邮编 100730　电话 65260431）

网　　址：www.pumcp.com

经　　销：新华书店总店北京发行所

印　　刷：北京玺诚印务有限公司

开　　本：787×1092　1/16 开

印　　张：19.5

字　　数：420 千字

版　　次：2018 年 1 月第 1 版

印　　次：2018 年 1 月第 1 次印刷

定　　价：52.00 元

ISBN 978－7－5679－0814－7

前　言

　　护理学是将自然科学与社会科学紧密联系起来的为人类健康服务的综合性应用学科。随着医学科学的迅速发展和医学模式的转变，医学理论和诊疗技术不断进行更新，护理学科领域发生了很大的变化。为贯彻国家人事部、卫生部《关于加强卫生专业技术职务评聘工作的通知》等相关文件的精神，我们编写了《妇产科护理学——高级护师进阶》这本书。旨在为临床护理人员提供最新的专业理论和专业指导，帮助护理人员熟练掌握基本理论知识和临床护理技能，提高护理质量，是对各专科临床护理实践及技能给予指导的专业参考书。

　　近年来，妇产科医学技术飞速发展，护理服务模式明显转变，妇产科护理知识与要求也应随之相应地提高和完善。为了促进广大妇产科医务人员在临床工作中更好地认识、了解妇产科疾病，普及和更新妇产科的临床及护理知识，从而满足妇产科专业人员以及广大基层医务工作者的需要，结合临床经验，我们编写了本书。

　　本书分为十七章，基本包括妇产科专业的常见疾病和多发疾病，具体讲述相关疾病的引言、病因或发病机制或病理生理、临床表现、辅助检查、护理评估、护理诊断、护理措施、健康指导等内容。章节中所阐述的内容均结合护理专业所对应的工作岗位特点及发展趋势，综合妇产科护士的具体工作内容及完成这些工作任务需要的知识、技能编写整理。本书以"必要、实用"为原则，注重妇产科护理的基本概念，着重解决妇产科护理中的实际问题，以妇产科典型工作情境为载体，强化妇产科职业能力实训。本书内容翔实，可作为广大临床护理教学及临床护理工作者参考使用。

　　限于编写水平及时间有限，书中难免有疏漏或不妥之处，敬请读者和同仁批评指正。

编　者

2017 年 10 月

目　录

第一章　产前诊断

第一节　早期妊娠的诊断

知识点1：早期妊娠的概念	副高：熟练掌握　正高：熟练掌握

卵子受精是妊娠的开始，胎儿及其附属物自母体排出是妊娠的终止。在临床上将妊娠分为3个时期：妊娠12周末以前称早期妊娠，第13~27周末称中期妊娠，第28周及其以后称晚期妊娠。共约40周。

知识点2：早期妊娠的临床表现	副高：掌握　正高：掌握

（1）停经：生育年龄的妇女，有过性生活，平时月经规律，一旦月经过期10天以上应考虑早期妊娠的可能。停经是妊娠早期重要的症状。

（2）早孕反应：有50%~70%的孕妇在停经6周左右出现早孕反应，其症状为恶心、呕吐、畏寒、乏力、嗜睡、食欲缺乏、喜欢酸性食物、厌油腻等症状。12周左右自行消失，不需要治疗。如早孕反应持续时间较久，出现妊娠剧吐，尿酮体阳性需住院输液治疗。

（3）尿频：妊娠的前3个月，增大的子宫在盆腔内压迫膀胱造成孕妇尿频；当子宫增大超出膀胱时，尿频的症状会自然好转；怀孕末期，胎儿的先露部分入盆腔，尿频的症状又会出现。

（4）乳房的变化：妊娠8周后，乳房受雌激素及孕激素的影响而使结构、组织发生变化，雌激素促进乳腺管发育，孕激素促进乳腺泡发育；为产后产生乳汁做准备。妇女感觉乳房、乳头变大。乳晕颜色变深。

（5）生殖器官的变化：妊娠6~8周时，阴道黏膜及子宫颈充血，呈紫蓝色，子宫峡部极软，感觉子宫体与子宫颈似不相连，称黑加征。子宫随停经月份而逐渐增大，停经8周时，子宫为非孕时的2倍，停经12周时为非孕时的3倍，在耻骨联合上方可以触及。

知识点3：早期妊娠的辅助检查	副高：掌握　正高：掌握

（1）超声检查：B超是早期诊断妊娠快速准确的方法。在增大的子宫轮廓内见到圆形或椭圆形光环，可见到胎心规律搏动。

（2）宫颈黏液检查：宫颈黏液量少黏稠，涂片干燥后光镜下见到排列成行的椭圆体而未见羊齿植物叶状结晶，早期妊娠的可能性大。

（3）基础体温测定：双相型体温的已婚妇女，如出现高体温相持续18天不下降，早孕的可能性大。

（4）妊娠试验：孕卵着床后滋养细胞分泌大量人绒毛膜促性腺激素（hCG），约在怀孕40天后可由尿液中验出人绒毛膜促性腺激素。血液或尿液中hCG测定，可协助诊断怀孕，此试验称妊娠试验。

人绒毛膜性促腺激素在受孕后持续上升，在60～80天之后达到高峰，血清中约在100kU/L。在妊娠15～16周时hCG增加量减少，维持在10～20kU/L，并持续到妊娠结束。分娩后hCG又恢复到无法测得的浓度。

（5）黄体酮试验：利用孕激素在体内突然撤退可引起子宫出血的原理，用黄体酮10～20mg，肌内注射，每日1次，连用3～5天。如停药后3～7天内有阴道流血，可以排除妊娠；如停药7日仍未见阴道出血，则早期妊娠可能性大。

第二节　中晚期妊娠的诊断

知识点1：中晚期妊娠的临床表现　　　　　　　　　　副高：掌握　正高：掌握

（1）子宫增大与宫底升高：随着妊娠周数增大，子宫逐渐增大，宫底升高，可以根据手测宫底高度和尺测耻上子宫高度来判断子宫大小与妊娠周数是否相符。增长过快或过慢均可能为异常。但子宫底高度也可能受孕妇脐耻间的距离、胎儿羊水的情况或多胎等特殊因素的影响而存在差异。

（2）胎动：胎儿在子宫内的活动称胎动。孕妇于妊娠18～20周时开始自觉胎动，每小时3～5次，随妊娠周数增加，胎动逐渐活跃。

（3）胎心音：妊娠18～20周，用听诊器可在孕妇腹壁听到胎心音，正常胎心率为120～160次/分。一般在胎儿背侧听得最清楚。胎心音应与子宫杂音、腹主动脉音、胎动音及脐带杂音相鉴别。

（4）胎体：妊娠20周后，可经腹部扪及胎体，24周后触诊能区分胎头、胎臀、胎背及肢体。圆而硬的是胎头；宽而软的是胎臀；平坦的一侧是胎背；形状不规则的一侧是胎儿的肢体。

知识点2：中晚期妊娠的辅助检查　　　　　　　　　　副高：掌握　正高：掌握

（1）超声检查：可显示胎儿数目，了解胎儿发育、胎产式、胎先露、胎方位、胎心、胎动，可用于胎盘定位、羊水量检查以及观察胎儿有无体表畸形。

（2）胎儿心电图：多用间接法，妊娠12周后可经孕妇腹壁显示胎儿心电图图形。

知识点3：妊娠期护理诊断 副高：掌握 正高：掌握

（1）便秘：与妊娠引起肠蠕动减弱有关。

（2）知识缺乏：缺乏妊娠期保健知识。

（3）有受伤的危险：与遗传、感染、中毒、胎盘功能障碍有关。

第二章　正常分娩妇女的护理

第一节　分娩的动因

知识点1：神经递质理论	副高：熟练掌握　正高：熟练掌握

子宫主要受自主神经支配，交感神经兴奋子宫肌层 α 肾上腺素能受体，促使子宫收缩。乙酰胆碱通过增加子宫肌细胞膜对 Na^+ 的通透性加强子宫收缩。但因上述物质的测定水平在分娩前并无明显变化，难以肯定自主神经在分娩发动中起何作用。

知识点2：机械学说	副高：熟练掌握　正高：熟练掌握

孕末期，由于子宫容积的增加，子宫的伸展度和张力不断增加，宫内压逐渐增强；胎儿先露部分压迫到子宫的下段和宫颈，使子宫下段和宫颈产生机械性扩张，通过交感神经传递至下丘脑，使垂体释放缩宫素，引起子宫收缩（简称宫缩）。在临床上，过度膨胀的子宫如羊水过多、双胎等常导致早产现象支持这一学说。但此假说并不能解释所有现象，如单胎早产，有研究发现母血中缩宫素值增高是在产程发动之后。因此，机械因素不能认为是分娩发动的始动因素。

知识点3：内分泌控制学说	副高：熟练掌握　正高：熟练掌握

内分泌控制理论是目前最有影响的学说。已知参与调节子宫活动的激素很多，但其相互关系十分复杂，而且有些还不明确。因而，哪种激素是造成分娩发动的始发原因也无定论。其中主要的有前列腺素学说、缩宫素（催产素）学说、雌激素刺激学说等。

知识点4：宫颈成熟学说	副高：熟练掌握　正高：熟练掌握

在实施引产时，采用多种手段诱发宫缩，但若宫颈不成熟则不易诱发成功。临床实践证明，充分准备的宫颈才能有与宫缩相适应的宫口扩张。而且宫颈成熟的程度与临产的时间、产程的长短和分娩能否顺利进行都密切相关，说明宫颈的成熟也是分娩发动过程中不可缺少的因素之一。

第二节 决定分娩的因素

知识点 1：分娩的概念	副高：熟练掌握 正高：熟练掌握

分娩是指妊娠满 28 周（196 天）及以上，胎儿及其附属物自临产开始到由母体娩出的全过程。妊娠满 28 周至不满 37 周（196~258 天）期间分娩，为早产；妊娠满 37 周至不满 42 周（259~293 天）期间分娩，为足月产；妊娠满 42 周（294 天）及以上分娩，为过期产。

决定分娩的因素有 4 个，分别是产力、产道、胎儿及产妇的精神心理因素。只有这 4 个因素均正常并能相互适应和相互协调，胎儿才能顺利经阴道自然娩出，称为正常分娩。

知识点 2：产力因素的概念	副高：熟练掌握 正高：熟练掌握

产力是指将胎儿及其附属物从子宫逼出的力量。产力包括子宫收缩力（简称宫缩）、腹肌及膈肌收缩力（统称腹压）、肛提肌收缩力。

知识点 3：子宫收缩力	副高：熟练掌握 正高：熟练掌握

分娩时子宫产生规律性收缩称为宫缩，是临产后的主要产力，贯穿于整个分娩过程。临产后宫缩能迫使宫颈管变短直至消失、宫口扩张、胎先露部下降和胎盘、胎膜娩出。

知识点 4：正常宫缩的特点	副高：熟练掌握 正高：熟练掌握

（1）节律性：宫缩的节律性是临产的重要标志。正常宫缩是宫体部有规律的阵发性收缩并伴有疼痛，故有阵痛之称。每次收缩总是由弱渐强（进行期），维持一定时间（极期），随后由强渐弱（退行期），直至消失进入间歇期。间歇期时，子宫肌肉松弛。如此反复交替，直至分娩结束。

临产开始时，宫缩持续约 30 秒，间歇期为 5~6 分钟。宫缩随产程进展持续时间逐渐延长，间歇期逐渐缩短。当宫口开全（10cm）后，宫缩持续时间长达 60 秒，间歇期缩短至 1~2 分钟。宫缩强度也随产程进展逐渐增加。子宫腔内压力在宫缩时增加，子宫肌壁血管及胎盘受压，致使子宫血流量减少；间歇期时，子宫血流量又恢复到原来水平，胎心率也恢复正常。故听胎心音应选择在宫缩间歇期。宫缩节律性对胎儿适应分娩非常有利。

（2）对称性：正常宫缩起自两侧宫角部，左右对称，以微波形式均匀协调地向宫底中部集中；然后向子宫下段扩散，遍及整个子宫，此为宫缩的对称性。

（3）极性：宫缩以宫底部最强、最持久，向下逐渐减弱，此为宫缩的极性。

（4）缩复作用：宫缩时，宫体肌纤维缩短变宽；间歇期，肌纤维虽然又松弛，但不能完全恢复到原来长度而较前略短，经过反复收缩，肌纤维越来越短越宽，这种现象称缩复作用。缩复作用随产程进展使宫腔内容积逐渐缩小，迫使胎先露部不断下降及宫颈管逐渐短缩直至消失。

知识点5：子宫收缩力的种类	副高：熟练掌握　正高：熟练掌握

（1）妊娠无痛性子宫收缩：发生在妊娠10周后子宫有间歇收缩，因子宫内压为10~20mmHg，未达到25mmHg，故不觉得疼痛，称为妊娠无痛性子宫收缩。

（2）假阵痛：在分娩前3~4周出现的子宫无效收缩或肠、膀胱、腹壁肌的痛性痉挛，因子宫内羊水压为20~40mmHg，超过25mmHg，故会有疼痛感。疼痛局限于下腹部、腹股沟，罕有背痛。

（3）真阵痛：为分娩的主要原动力。子宫规律收缩，频率、强度逐渐增加至50mmHg以上。产妇感到极度难忍。

（4）产后痛：在分娩后2~3天，子宫不规则的收缩所产生的疼痛，此时的子宫收缩有助于产后子宫复旧，恶露的排出。

知识点6：腹肌及膈肌收缩力	副高：熟练掌握　正高：熟练掌握

腹肌及膈肌收缩力（腹压）是第二产程时娩出胎儿的重要辅助力量。宫口开全后，宫缩时，胎先露压迫盆底组织及直肠，反射性地引起排便动作，产妇主动屏气，向下用力，腹肌及膈肌强有力的收缩使腹内压增高，协同宫缩促使胎儿娩出。腹压在第三产程还可促使已剥离的胎盘娩出。

知识点7：肛提肌收缩力	副高：熟练掌握　正高：熟练掌握

肛提肌收缩力有协助胎先露部在骨盆腔进行内旋转的作用。当胎头枕部露于耻骨弓下缘时，能协助胎头仰伸及娩出。胎儿娩出后，胎盘降至阴道时，肛提肌收缩力有助于胎盘娩出。

知识点8：产道因素的概念	副高：熟练掌握　正高：熟练掌握

产道是胎儿娩出的通道，分骨产道与软产道两部分。

知识点9：骨产道	副高：熟练掌握　正高：熟练掌握

骨产道指真骨盆，其大小、形态与分娩有密切关系。骨盆腔分3个平面。

（1）骨盆入口平面：骨盆腔上口，前方为耻骨联合上缘，两侧为髂耻缘，后方为骶岬前缘，有4条径线。①入口前后径：即真结合径。为耻骨联合上缘中点至骶岬前缘正中间的距离，平均长约11cm，其长短与分娩机制关系密切。②入口横径：两髂耻缘间的最大距离，平均长约13cm。③入口斜径：左右各一。左侧骶髂关节至右侧髂耻隆突间的距离为左斜径；右侧骶髂关节至左侧髂耻隆突间的距离为右斜径，平均长约12.75cm。

（2）中骨盆平面：其前方为耻骨联合下缘，两侧为坐骨棘，后方为骶骨下端。此平面是骨盆最小平面，具有产科临床重要性，有2条径线。①中骨盆前后径：耻骨联合下缘中点通过两侧坐骨棘连线中点至骶骨下端间的距离，平均长约11.5cm。②中骨盆横径：也称坐骨棘间径。为两坐骨棘间的距离，平均长约10cm。此径线与分娩机制有重要关系。

（3）骨盆出口平面：为骨盆腔下口，由2个在不同平面的三角形所组成。坐骨结节间径为两个三角形共同的底，前三角的顶端为耻骨联合下缘，两侧为耻骨降支；后三角的顶端为骶尾关节，两侧为骶结节韧带，有4条径线。①出口前后径：耻骨联合下缘至骶尾关节间的距离，平均长约11.5cm。②出口横径：两坐骨结节间的距离，也称坐骨结节间径，平均长约9cm。此径线与分娩机制关系密切。③出口前矢状径：耻骨联合下缘中点至坐骨结节间径中点间的距离，平均长约6cm。④出口后矢状径：骶尾关节至坐骨结节间径中点间的距离，平均长约8.5cm。出口横径与后矢状径之和大于15cm时，一般正常大小胎儿可以通过后三角区经阴道娩出。

（4）骨盆轴与骨盆倾斜度：①骨盆轴：为连接骨盆各假想平面中点的曲线。此轴上段向下向后，中段向下，下段向下、向前。分娩时，胎儿即沿此轴娩出。②骨盆倾斜度：指女性直立时，骨盆入口平面与地平面所形成的角度，一般为60°。若角度过大，影响胎头衔接。

知识点10：软产道　　　　　　　　　　　　　　　副高：熟练掌握　　正高：熟练掌握

软产道是由子宫下段、宫颈、阴道及骨盆底软组织构成的管道。

（1）子宫下段的形成：由非妊娠时约1cm的子宫峡部伸展形成。在妊娠12周后子宫峡部已扩展成宫腔的一部分，至妊娠末期被拉长形成子宫下段。临产后规律宫缩进一步使其拉长至7~10cm，肌壁变薄成为软产道的一部分。

（2）宫颈的变化：①宫颈管消失：临产前宫颈管长2~3cm，初产妇较经产妇稍长。临产后的规律宫缩牵拉宫颈内口的子宫肌纤维及周围韧带，加之胎先露部支撑前羊水囊呈楔状，致使宫颈内口水平的肌纤维向上牵拉，使宫颈管形成漏斗形，此时宫颈外口变化不大，随后宫颈管逐渐短缩直至消失。②宫口扩张：临产前，初产妇的宫颈外口仅容一指尖，经产妇能容一指。临产后，宫口扩张主要是子宫收缩及缩复向上牵拉的结果。

（3）骨盆底、阴道及会阴的变化：前羊水囊及胎先露部将阴道上部撑开，破膜后胎先露部下降直接压迫骨盆底，使软产道下段形成一个向前弯的长筒，前壁短后壁长，阴道外口开向前上方，阴道黏膜皱襞展平使阴道扩张。肛提肌向下及两侧扩展，肌束分开，肌纤维拉长，使 5cm 厚的会阴体变成 2~4mm，以利胎儿通过。

知识点 11：胎儿因素的概念	副高：熟练掌握　正高：熟练掌握

胎儿的大小、胎位、胎儿发育有无异常均与分娩能否正常进行有关。

知识点 12：胎儿大小	副高：熟练掌握　正高：熟练掌握

胎儿大小是决定能否顺利分娩的重要因素之一。胎儿过大时，胎头各径线过大；胎儿过度成熟时，胎儿颅骨过硬胎头不易变形。如存在上述情况，即使产妇骨盆大小正常，也可以因为相对头盆不称导致分娩困难。

（1）胎儿颅骨：胎儿头部由 2 块顶骨、额骨、颞骨及 1 块枕骨组成。颅骨之间膜状缝隙为颅缝。颅缝与囟门处有软组织覆盖，使骨板有一定的活动余地，胎头具有可塑性。在分娩时，相邻的颅骨可轻度移位重叠使头颅变形，体积缩小，有利于胎头娩出。

（2）胎头径线：胎头径线主要有 4 条，即双顶径、枕额径、枕下前囟径、枕颏径。①双顶径：双顶径是指两侧顶骨隆突间的距离，是胎头最大横径，临床常用 B 超检查测量双顶径来帮助判断胎儿大小。足月胎儿此径线平均值约为 9.3cm。②枕额径：枕额径是指从鼻根上方到枕骨隆突的距离，胎头入盆时多以此径线衔接。足月胎儿此径线平均值约为 11.3cm。③枕下前囟径（小斜径）：枕下前囟径是指从前囟中点到枕骨隆突下方之间的距离，胎儿头部俯屈后以此径线通过产道。足月胎儿此径线的平均值约为 9.5cm。④枕颏径（大斜径）：枕颏径是指颏骨下方中央至后囟顶部之间的距离。足月胎儿此径线平均值约为 13.3cm。

知识点 13：胎位	副高：熟练掌握　正高：熟练掌握

产道为一纵行管道，若胎体纵轴与骨盆轴一致为纵产式。胎头先露时，胎儿较易通过产道。因为胎头周径最大，如果分娩过程中，胎头能够顺利通过产道，胎儿肩部、臀部娩出一般没有困难。当胎儿臀先露时，因小而软的臀部不能将软产道充分扩张。当胎头娩出时，胎头颅骨没有充分的时间变形适应产道，导致胎头娩出困难。横产式时，胎体纵轴与骨盆轴垂直，足月的活胎不可能以此种产式通过产道，分娩时对母儿生命安全威胁极大。

知识点 14：胎儿发育异常	副高：熟练掌握　正高：熟练掌握

若胎儿身体某一部分发育异常，如脑积水、连体双胎，使胎头或胎体过大，通过产道时常发生困难。

知识点 15：精神心理因素　　　　　　　副高：掌握　正高：掌握

产妇对分娩充满焦虑和恐惧，这种情绪随着预产期的临近而加剧。紧张焦虑的情绪有时会表现为躯体症状，特别是在临产后，过度的焦虑紧张会导致产妇病理生理反应，如呼吸急促、心率加快、气体交换不足或过度换气，造成子宫缺氧而致收缩乏力、宫口扩张缓慢、胎先露下降受阻、产程延长、体力过度消耗；同时可使神经、内分泌发生变化，交感神经兴奋，释放儿茶酚胺，血压升高，导致胎儿缺血缺氧，出现胎儿窘迫。产科工作人员应为产妇和家属提供妊娠期分娩知识的健康教育，让其了解正常分娩过程、注意事项及缓解产痛的方法等。鼓励孕妇及家属一同听课，使孕妇获得家庭成员的支持，在临产前尽可能消除孕妇对分娩的焦虑、紧张情绪，树立正常分娩的信心。分娩室应提供家庭式产房、非药物镇痛措施、允许产妇家属陪伴等服务，使产妇在分娩时得到全方位的支持，顺利完成分娩。

第三节　正常胎位的分娩机制

知识点 1：分娩机制的概念　　　　　　副高：熟练掌握　正高：熟练掌握

分娩机制是指胎儿先露部随着骨盆各平面的不同形态，被动进行的一连串适应性转动，最终以其最小径线通过产道的过程。临床上，枕先露衔接占 95.55%~97.55%，其中以枕左前（LOA）最多见。为了便于理解胎儿娩出的过程，以下分 7 点讲解，但是分娩机制是一个连续的过程，各动作之间不是截然分开进行的，下降动作始终贯穿在整个分娩过程中，胎头的各种适应性转动都伴随着下降进行。

知识点 2：衔接　　　　　　　　副高：熟练掌握　正高：熟练掌握

胎头双顶径进入骨盆入口平面，胎头颅骨最低点接近或达到坐骨棘水平，称为衔接。胎头呈半俯屈状态以枕额径进入骨盆入口，胎头的矢状缝与骨盆入口的右斜径一致，这时胎头枕骨位于母体骨盆的左前方（因此，称为胎先露枕左前）。初产妇多在预产期前 1~2 周内胎头衔接。若初产妇临产后胎头仍没有与骨盆衔接，应警惕可能存在头盆不称，需密切观察。

知识点 3：下降　　　　　　　　副高：熟练掌握　正高：熟练掌握

胎头沿着骨盆轴前进的动作称为下降。下降动作贯穿于整个分娩过程中，与其他动作相伴随。下降动作呈间歇性，胎头在宫缩的推动下下降，宫缩间歇时胎头又稍回缩。临床上，通过观察胎头下降程度作为判断产程进展的重要标志。

知识点4：俯屈　　　　　　　　　　　　　　　　副高：熟练掌握　正高：熟练掌握

当胎头以枕额径进入骨盆腔至骨盆底时，处于半俯屈状态的胎头枕部遇到盆底阻力（肛提肌），借助杠杆作用胎头进一步俯屈，使下颏向胸部贴近，使枕额径变为枕下前囟径，以适应产道，有利于胎头进一步下降。

知识点5：内旋转　　　　　　　　　　　　　　　副高：熟练掌握　正高：熟练掌握

胎头围绕骨盆纵轴向前旋转，使胎头矢状缝与中骨盆及骨盆出口前后径相一致的动作称为内旋转。内旋转从中骨盆平面开始至出口平面完成，以适应中骨盆及出口平面横径短、前后径长的特点。枕先露时，胎头枕部到达骨盆底最低位置时，肛提肌收缩力将胎头枕部推向阻力小的前方，枕左前位的胎头向骨盆前方旋转45°，通过俯屈和旋转，胎头后囟转至耻骨弓下方。胎头于第一产程末完成内旋转动作。

知识点6：仰伸　　　　　　　　　　　　　　　　副高：熟练掌握　正高：熟练掌握

胎头完成内旋转后，当充分俯屈的胎头下降到达阴道外口时，宫缩与腹压继续使胎头下降，而肛提肌收缩则将胎头向前推进，两者的合力使胎头沿骨盆轴下段向下向前的方向行进。当胎头枕骨达耻骨联合下缘时，以耻骨弓为支点，胎头逐渐仰伸，胎头的顶部、额、鼻、口、颏依次由会阴前缘娩出。在胎头仰伸的同时，胎儿双肩径沿左斜径进入骨盆入口。

知识点7：复位及外旋转　　　　　　　　　　　　副高：熟练掌握　正高：熟练掌握

胎头娩出时，胎儿双肩径沿骨盆入口左斜径下降。胎头与双肩呈扭曲状态。胎头娩出后，作用于胎头的阻力消失，胎头与胎肩恢复正常关系。胎头枕部再向左旋转45°，该动作称为复位。胎肩在骨盆内继续下降，前（右）肩向前向骨盆中线方向旋转45°，胎儿双肩径与骨盆出口前后径一致，胎头枕部随之在外继续向左旋转45°，以恢复胎头与胎肩的垂直关系，称为外旋转。

知识点8：胎儿娩出　　　　　　　　　　　　　　副高：熟练掌握　正高：熟练掌握

胎头完成外旋转后，随之胎儿前（右）肩在耻骨弓下先娩出，后（左）肩从会阴前缘娩出，胎儿躯干、臀部及下肢随之娩出。

第四节　临产先兆症状和临产诊断

知识点1：临产先兆症状　　　　　　　副高：熟练掌握　正高：熟练掌握

孕妇出现一些症状预示不久即将临产，这些症状称为临产先兆症状。

（1）不规律宫缩：在真正临产之前，孕妇常出现不规律宫缩，痛感不强烈，宫颈管不短缩，宫口不扩张。也有一部分孕妇会出现"假临产"现象，表现为宫缩没有规律，宫缩持续时间短，间歇时间长，宫缩的强度不增加，常常在夜间出现，白天消失。临床上，通过给予孕妇镇静剂观察宫缩是否能被抑制，如果使用镇静剂后宫缩消失，说明是"假临产"。

（2）见红：大多数孕妇在临产前出现见红症状，预示将在之后的24~48小时（少数1周内）临产。如果阴道出血量超出月经量应与阴道出血鉴别。

（3）胎儿入盆：初孕妇在孕末期会感到上腹部较前舒适，食欲增加，呼吸较轻快。腹部检查胎先露部下降进入骨盆入口。因胎先露压迫膀胱孕妇常有尿频症状。

知识点2：临产诊断　　　　　　　　　副高：熟练掌握　正高：熟练掌握

临产开始的标志为有规律的子宫收缩且逐渐增强，宫缩持续时间约30秒，间歇时间约5分钟，同时伴有进行性宫颈管消失、宫口扩张和胎先露下降。

知识点3：产程的划分　　　　　　　　副高：熟练掌握　正高：熟练掌握

（1）第一产程（宫颈扩张期）：第一产程是指从临产开始至宫口完全扩张（宫口扩张至10cm）。初产妇宫口较紧，宫口扩张需要的时间较长，需11~12小时；经产妇宫颈较松，宫口扩张较快，需6~8小时。

（2）第二产程（胎儿娩出期）：第二产程是指从宫口开全至胎儿娩出的过程。初产妇需1~2小时，不超过2小时，如果使用了硬膜外阻滞镇痛可延长到3小时；经产妇常数分钟内即可完成，一般不超过1小时，如果使用硬膜外阻滞镇痛可延长至2小时。

（3）第三产程（胎盘娩出期）：第三产程是指从胎儿娩出到胎盘、胎膜娩出，需5~15分钟，不超过30分钟。

（4）第四产程（分娩后初期）：临床上将胎盘娩出后2小时内称为第四产程。此时产妇和新生儿情况尚不稳定，需要严密观察，因此第四产程需在产房内进行。

第五节   正常分娩妇女的护理

| 知识点1：第一产程产妇的临床表现 | 副高：掌握   正高：掌握 |

（1）规律宫缩：随着产程进展，子宫收缩持续时间会逐渐延长，间隔时间会逐渐缩短，且收缩的强度越来越强。当宫口近开全时，宫缩持续时间可达60秒，间歇时间缩短至每1~2分钟一次。

（2）宫口扩张：临产后，宫颈管逐渐缩短至消失，宫口逐渐扩张。宫口扩张分为潜伏期和活跃期。以宫口扩张3cm作为潜伏期的标志。潜伏期时宫口扩张缓慢，进入活跃期之后宫口扩张速度明显加快。当宫口开全时，宫口边缘消失，子宫下段及阴道形成一个管腔，有利于胎儿通过。当产妇存在宫缩乏力、骨产道异常、胎位异常、头盆不称等因素时，会导致产程时限异常。

（3）胎头下降：随着宫缩和宫颈扩张，胎儿先露部逐渐下降。胎头下降程度是决定胎儿能否经阴道分娩的重要观察指标。

（4）胎膜破裂（破膜）：胎膜破裂大多发生在宫口近开全时。如果临产前发生胎膜破裂称为胎膜早破。此时胎头与骨盆衔接不紧密容易发生脐带脱垂。胎膜破裂时间过长，细菌容易逆行感染至宫腔，会威胁到母儿的健康。

| 知识点2：第一产程产妇的辅助检查 | 副高：掌握   正高：掌握 |

1. 潜伏期每1~2小时用多普勒听取胎心音。
2. 通过胎儿监护仪持续监测了解胎心音及宫缩、胎动情况。

| 知识点3：第一产程产妇的护理评估 | 副高：熟练掌握   正高：熟练掌握 |

（1）健康史

1）根据产前记录：了解产妇的一般情况，包括姓名、年龄、孕次、产次、末次月经和预产期。

2）孕期检查：包括产前检查、实验室检查及特殊检查项目及其结果、妊娠期并发症及相应处理方法。

3）既往妊娠史：包括妊娠的次数、是否有并发症、分娩方式、胎儿出生体重及新生儿出生状况（正常、足月或早产、有无先天畸形及其他并发症）。

4）家族史：是否有药物过敏史（如有，为何种药物）；是否患内外科疾病；家族中是否有慢性疾病（心脏病、糖尿病、肾脏病）、血液病、先天缺陷等。

（2）身体状况：评估产妇的生命体征、胎心率、胎产式、胎方位、胎膜的完整性、羊水的性质、胎先露的下降程度、子宫颈管扩张程度、阴道出血量、会阴情况、子宫收缩力、宫底高度、骨盆大小、乳房、皮肤、胎儿出生体重，并与正常值比较。

（3）心理-社会状况：进入第一产程的产妇，特别是初产妇，由于产程较长，容易产生焦虑、紧张和急躁情绪，新入院的产妇会产生陌生和孤独感。护士和助产士应通过产妇的语言、姿势、感知水平及不适程度来评估其心理状态，正确评估产妇对疼痛的敏感度，利于下一步护理方案的选择和实施，如无痛性分娩技术的实施。

知识点 4：第一产程产妇的护理诊断　　　副高：熟练掌握　　正高：熟练掌握

（1）疼痛：与子宫收缩、胎儿下降对组织牵拉有关。
（2）舒适改变：与子宫收缩、膀胱充盈、胎膜破裂、环境嘈杂有关。
（3）焦虑：与分娩知识缺乏、未参加产前宣教课有关。

知识点 5：第一产程产妇的护理措施　　　副高：熟练掌握　　正高：熟练掌握

（1）一般护理

1）监测生命体征：每天 2 次测量产妇体温、脉搏、呼吸。产程中每 4~6 小时测量血压一次。若产妇血压升高或有妊娠期高血压疾病，应增加测量次数，并给予相应的处理。

2）活动和休息：第一产程初期，产妇没有胎膜破裂、血压升高等情况不应限制其活动，需鼓励产妇采取其认为舒适的体位，最好采取上身直立的体位，如坐、站、跪、蹲等。随着产程进展，当产妇感到疲劳或胎膜破裂时，应安排产妇卧床休息，尽量取左侧或右侧卧位。

3）产程中入量和出量管理：鼓励产妇适量进食易消化、清淡、高热量的流质或半流质。注意饮水。提醒产妇定时排尿、排便。灌肠已经取消。

4）清洁与舒适：护士应及时给予产妇擦汗、更换衣服和被服等。产妇胎膜破裂后还要及时帮助其采取更换卫生巾、擦洗会阴等以保持会阴清洁，在促进舒适的同时预防感染。

（2）观察产程

1）子宫收缩：每 1~2 小时观察宫缩 1 次，每次观察至少 3 次以上宫缩。观察内容：宫缩强度、持续时间和间隔时间。

2）胎心监测：产妇进入分娩室可以先做胎心监护，如果正常，以后可以每小时听诊胎心 1 次进行胎心情况的观察。

3）宫口扩张和胎先露下降：通过阴道检查来了解。潜伏期每 4 小时检查 1 次；活跃期每 2 小时检查 1 次。胎头下降的程度以颅骨最低点与坐骨棘平面的关系为标志。胎头颅骨最低点在坐骨棘平面时，以"0"表示；在坐骨棘平面上 1cm 时，以"-1"表示；在坐骨棘平面下 1cm 时，以 "+1" 表示。临床上，为了细致观察产程，及时记录检查结果，多绘制产程图。产程图的横坐标为临产时间（h），纵坐标左侧为宫口扩张速度（cm），右侧为先露下降程度（cm）。

（3）分娩镇痛

1）妊娠期时应使产妇和家属（最好是参与陪伴的家属）能够了解分娩的相关知识，并教会他们减轻和缓解产痛的方法和技巧，如变换体位、按摩、热敷、压迫、水中待产、听音乐等方法。

2）护士应给予产妇建议，并帮助产妇寻找适合的减痛体位，鼓励使用非药物镇痛方法，帮助产妇树立分娩信心，达到最终完成阴道分娩的目的。

（4）促进舒适

1）提供休息与放松的环境：护理人员应尽量保持镇静、温和的态度，低而平静的声音，安排一个可以休息和放松的环境，如除了检查需要，待产室的光线尽量采用自然光或使用台灯，护理人员在需要检查或处理前务必告知产妇所需的时间，让其有心理准备。

2）补充液体和热量：鼓励产妇在两次宫缩间歇少量多次进食，进高热量易消化食物（如米粥等），并注意摄入足够水分，以保证精力和体力充沛。

3）活动和休息：宫缩不强且胎膜未破裂，产妇可在休养室内走动，有助于加速产程进展。初产妇宫口接近开全或经产妇宫口扩张 4cm 时，应卧床取左侧卧位。

4）清洁卫生：应帮助产妇擦汗，经常更换产垫和床单，大小便后行会阴冲洗。

5）排尿与排便：应鼓励产妇每 2～4 小时排尿 1 次，以免膀胱充盈影响宫缩及胎头下降。因胎头压迫引起排尿困难者，必要时导尿。初产妇宫颈扩张 <4cm、经产妇宫颈扩张 <2cm 时应行温肥皂水灌肠，注意灌肠的禁忌证。灌肠前要顾及产妇的隐私，并解释过程。灌肠后产妇在有便意时上厕所，并需陪伴。

6）肛门检查：应适时在宫缩时进行，次数不宜过多。临产初期，每隔 4 小时查 1 次。

7）阴道检查：适用于肛查不清、宫口扩张及胎头下降程度不明、疑有脐带先露或脐带脱垂、轻度头盆不称经试产 4 小时产程进展缓慢者。

8）其他：外阴部应剃除阴毛，并用肥皂水和温开水清洗；初产妇、有难产史的经产妇，应再行骨盆外测量。

知识点 6：第一产程产妇的健康教育　　　　　　　　副高：掌握　正高：熟练掌握

解除产妇不良临产心理，鼓励产妇自然分娩；指导产妇深呼吸并自行按摩腹部，减轻疼痛。指导产妇进食高热量、高蛋白、易消化食物，防止产妇体力不支。

知识点 7：第二产程产妇的临床表现　　　　副高：掌握　正高：掌握

（1）子宫收缩增强：进入第二产程后，宫缩的频率和强度达到高峰。宫缩持续约 1 分钟或以上，间歇期仅 1~2 分钟。

（2）胎儿下降及娩出：当胎头降至骨盆出口压迫骨盆底组织时，产妇有排便感，不自主地向下屏气。随着产程进展，会阴渐膨隆和变薄，肛门括约肌松弛。胎头于宫缩时露出于阴道口，露出部分不断增大，在宫缩间歇期，胎头又缩回阴道内，称胎头拨露。当胎头双顶径越过骨盆出口，宫缩间歇时胎头也不再回缩，称胎头着冠。此时会阴极度扩张，产程继续进展，胎头枕骨于耻骨弓下露出，出现仰伸动作，胎头娩出后，接着出现复位及外旋转，前肩和后肩相继娩出，胎体很快娩出，后羊水随之涌出。

知识点 8：第二产程产妇的辅助检查　　　　副高：掌握　正高：掌握

胎儿监护仪监测胎心率及其基线变化，及时发现异常情况并及时处理。

知识点 9：第二产程产妇的护理评估　　　　副高：熟练掌握　正高：熟练掌握

（1）健康史：了解产程进展情况和胎儿宫内情况，同时了解第一产程的经过及其处理。

（2）身体状况：了解子宫收缩的持续时间、间歇时间、强度和胎心情况，询问产妇有无便意感，观察胎头拨露和着冠情况，评估会阴局部情况，结合胎儿预计大小，判断是否需要行会阴切开术。

（3）心理-社会状况：进入第二产程，产妇的体力消耗更大，宫缩持续时间更长、腰骶部酸痛和会阴部胀痛加剧，大多表现为焦躁不安、精疲力竭；产妇家属也因产妇疼痛喊叫而焦虑不安；护士应给予安慰和鼓励，并密切关注生命体征的变化。

知识点 10：第二产程产妇的护理诊断　　　　副高：熟练掌握　正高：熟练掌握

（1）有受伤的危险：会阴撕裂、新生儿产伤与宫缩过强、产妇不配合、会阴保护不当、接生手法不当有关。

（2）焦虑：与缺乏顺利分娩的信心和担心胎儿健康有关。

知识点 11：第二产程产妇的护理措施　　　　副高：熟练掌握　正高：熟练掌握

（1）严密观察产程进展：密切注意胎头下降速度，同时监测胎心变化。每 5~10 分钟听诊胎心 1 次，如出现胎心异常，给予产妇吸氧，寻找原因对症处理，必要时缩短第二产程，结束分娩。

（2）指导产妇用力：宫缩时嘱产妇向下用力，宫缩间歇时抓紧时间休息。指导产妇用力时应向下均匀用力，不要用猛力。每次屏气时间不宜过长。胎头着冠后，叮嘱产妇宫缩时做哈气动作，不要向下用力，使胎头缓慢娩出阴道。

（3）做好接产前准备：初产妇宫口开全、经产妇宫口扩张4cm且宫缩规律有力时，应将产妇送至产室做好接产准备。让产妇仰卧于产床，两腿屈曲分开，在臀下放塑料布和便盆，用消毒纱球蘸肥皂水擦洗外阴部，顺序是大阴唇、小阴唇、阴阜、大腿内上1/3、会阴及肛门周围，然后用温开水冲掉肥皂水，用消毒干棉球盖住阴道口，防止冲洗液流入阴道。最后以0.1%苯扎溴铵液冲洗或用聚维酮碘消毒，取下阴道口纱球和臀下塑料布和便盆，铺无菌巾于臀下。接产者准备接产。

（4）接产

1）会阴撕裂的诱因：会阴水肿、会阴过紧缺乏弹力、耻骨弓过低、胎儿过大、胎儿娩出过快等均易造成会阴撕裂。接产者在接产前应做出正确判断。

2）接产要领：保护会阴并协助胎头俯屈，让胎头最小径线在宫缩间歇时缓慢通过阴道口，是预防会阴撕裂的关键，产妇屏气必须与接产者配合。胎肩娩出时也要注意保护好会阴。

3）接产步骤：①接产者站在产妇右侧，胎头拨露时开始保护会阴。方法是：在会阴部盖无菌巾，接产者右肘支在产床上，右手拇指与其余四指分开，利用手掌大鱼际肌顶住会阴部。每当宫缩时应向内上方托压，同时左手下压胎头枕部，协助胎头俯屈和使胎头缓慢下降。②宫缩间歇时，保护会阴的右手稍放松，以免压迫过久引起会阴水肿。当胎头枕部在耻骨弓下露出时，左手应按分娩机制协助胎头仰伸。③若宫缩强，应嘱产妇哈气消除腹压，让产妇在宫缩间歇时稍向下屏气，使胎头缓慢娩出。

当胎头娩出见有脐带绕颈一周且较松时，可用手将脐带顺胎肩推下或从胎头滑下。若脐带绕颈过紧或绕颈2周或以上，可用两把血管钳将其一段夹住从中剪断脐带，注意勿伤及胎儿颈部。

胎头娩出后，右手仍应注意保护会阴，不要急于娩出胎肩，而应先以左手自鼻根向下颏挤压，挤出口鼻内的黏液和羊水，然后协助胎头复位及向外旋转，使胎儿双肩径与骨盆出口前后径相一致。接产者左手向下轻压胎儿颈部，使前肩从耻骨弓下先娩出，再托胎颈向上，使后肩从会阴前缘缓慢娩出。双肩娩出后，右手方可放松，然后双手协助胎体及下肢相继以侧位娩出。记录胎儿娩出时间。胎儿娩出后1~2分钟断扎脐带。在产妇臀下放一弯盘以计算出血量。

知识点12：第二产程产妇的健康指导　　　　　　副高：掌握　正高：熟练掌握

分娩过程中，指导产妇正确屏气；胎头就要娩出时，嘱产妇缓慢张口"哈气"，使胎头缓慢娩出。

知识点13：第三产程产妇的临床表现　　　　副高：掌握　正高：掌握

胎儿娩出后，子宫底降至平脐，产妇略感轻松，子宫暂停收缩，停顿几分钟后再次出现。由于宫腔容积突然变小，胎盘与子宫壁发生错位而剥离。随着子宫收缩，剥离面不断扩大，最后胎盘完全剥离娩出阴道。

知识点14：第三产程产妇的辅助检查　　　　副高：熟练掌握　正高：熟练掌握

（1）检查胎盘胎膜：将胎盘铺平，先检查胎盘母体面胎盘小叶有无缺损。然后将胎盘提起，检查胎膜是否完整，再检查胎盘胎儿面边缘有无血管断裂，能及时发现副胎盘。

（2）检查软产道：胎盘娩出后，应仔细检查会阴、小阴唇内侧、尿道口周围、阴道、阴道穹隆及宫颈有无裂伤。如有裂伤，应立即缝合。

知识点15：第三产程产妇的护理评估　　　　副高：熟练掌握　正高：熟练掌握

（1）健康史：了解第一、第二产程分娩经过及产妇、新生儿情况。

（2）身体状况

1）新生儿：①Apgar评分用于判断有无新生儿窒息及窒息的严重程度。以出生后1分钟内的心率、呼吸、肌张力、喉反射及皮肤颜色5项体征为依据，每项为0~2分（表2-1），满分为10分。若评分为8~10分，属正常新生儿；4~7分属轻度窒息，又称青紫窒息；0~3分属重度窒息，又称苍白窒息。②一般状况，评估新生儿身高、体重，体表有无畸形。

表2-1　新生儿Apgar评分法

体征	0	1分	2分
每分钟心率	0	<100次	≥100次
每分钟呼吸	0	浅、慢，不规则	佳
肌张力	松弛	四肢稍屈曲	四肢屈曲，活动好
喉反射	无反射	有些动作	咳嗽，恶心
皮肤颜色	全身苍白	躯干红，四肢青紫	全身粉红

2）胎盘剥离：观察有无出现胎盘剥离的征象，胎盘剥离征象有。①宫体变硬呈球形，胎盘剥离后降至子宫下段，下段被扩张，宫体呈狭长形被推向上，宫底升高达脐上；②剥离的胎盘降至子宫下段，阴道口外露的一段脐带自行延长；③阴道少量流血；④用手掌尺侧在产妇耻骨联合上方轻压子宫下段时，宫体上升而外露的脐带不再回缩。

胎盘剥离及排出方式有两种。①胎儿面娩出式：胎盘从中央开始剥离，而后向周围剥离，其特点是胎盘先排出，以胎儿面先排出，随后见少量阴道流血，该方式多见；②母体面娩出式：胎盘从边缘开始剥离，血液沿剥离面流出，其特点是先有较多量阴道流血，胎盘后排出，以母体面先排出，该方式少见。

胎盘娩出后评估胎盘胎膜是否完整，有无胎盘小叶或胎膜残留，胎盘周边有无断裂的血管残端，判断是否有副胎盘。

3）子宫收缩及阴道流血：胎盘娩出前后，了解子宫收缩的强度、频率。胎盘娩出后，子宫迅速收缩，宫底下降平脐，经短暂间歇后，子宫再次收缩成球形，宫底上升。注意评估阴道流血的时间、颜色和量，常用的评估方法有称重法、容积法和面积法。

4）会阴伤口：细检查软产道，注意有无宫颈裂伤、阴道裂伤及会阴裂伤。

（3）心理-社会状况：评估产妇的心理状态，观察产妇对新生儿的第一反应，能否接受新生儿性别，评估亲子间的互动。

知识点 16：第三产程产妇的护理诊断　　　　副高：熟练掌握　　正高：熟练掌握

（1）有母子依恋关系改变的危险：与疲乏、会阴切口疼痛或新生儿性别不理想有关。

（2）潜在并发症：新生儿窒息、产后出血。

知识点 17：第三产程产妇的护理措施　　　　副高：熟练掌握　　正高：熟练掌握

（1）新生儿护理

1）清理呼吸道：用新生儿吸痰管或导尿管轻轻吸除新生儿咽部及鼻腔黏液和羊水，以免发生吸入性肺炎。当确认呼吸道黏液和羊水已吸净而仍未啼哭时，可用手轻拍新生儿足底。新生儿大声啼哭表示呼吸道已通畅，即可处理脐带。

2）Apgar 评分：新生儿 Apgar 评分 4～7 分，需清理呼吸道、人工呼吸、吸氧、用药等措施；0～3 分缺氧严重，需紧急抢救，行喉镜在直视下气管内插管并给氧。缺氧较严重的新生儿，应在出生后 5 分钟、10 分钟时分别评分，直至连续两次均≥8 分为止。1 分钟评分反映新生儿在宫内的情况，是出生当时的情况；而 5 分钟及以后评分则反映复苏效果，与预后关系密切。Apgar 评分以呼吸为基础，皮肤颜色最灵敏，心率是最终消失的指标。临床恶化顺序依次为皮肤颜色、呼吸、肌张力、反射、心率。复苏有效顺序依次为心率、反射、皮肤颜色、呼吸、肌张力。肌张力恢复越快，则预后越好。

3）处理脐带：用两把血管钳钳夹脐带，两钳相隔 2～3cm，在其中间剪断。用 75% 酒精消毒脐带根部及其周围，在距脐根 0.5cm 处用无菌粗丝线结扎第一道，再在结扎线外 0.5cm 处结扎第二道，丝线结扎时要注意扎紧，同时避免用力过猛造成脐带断裂。在第二道结扎线外 0.5cm 处剪断脐带，挤出残余血液，20% 高锰酸钾液或 5% 聚维酮碘溶液消毒脐带断面，注意药液切不可接触新生儿皮肤，以免发生皮肤灼伤。最后脐带断面用无菌纱布覆盖，再用脐带布包扎。

　　还可以用气门芯、脐带夹、血管钳等方法取代棉线双重结扎法。目前常用气门芯套扎法。将拴有丝线的气门芯消毒后，套入止血钳，用止血钳夹住距脐根部 0.5cm 处的脐带，在其上端的 0.5cm 处将脐带剪掉，套拉丝线将气门芯拉长套住脐带上，取下止血钳，挤出脐带残端血后包扎。

　　4）新生儿保暖：护理人员在产妇进入第二产程时，预先将新生儿保暖处理台打开预热，并可在保暖处理台上进行所有的常规处理。新生儿娩出后，应先以无菌巾擦干其全身的羊水与血迹，并在完成常规处理后包裹保暖。

　　5）身体外观的评估：测量新生儿的身长和体重，并同时检查其身体外观各部位是否正常，确定新生儿是否有兔唇、腭裂、尿道下裂，有无肛门、手（脚）多指（趾）症或脑脊膜膨出等，如发现异常情况需记录在新生儿出生记录表上。

　　6）处理新生儿：擦净新生儿足底胎脂，将足印及母亲的拇指印于新生儿病历上，经详细体格检查后，将标明新生儿性别、体重、出生时间、母亲姓名和床号的手腕带系于新生儿右手腕。让母亲将新生儿抱在怀中进行首次吸吮。

　　（2）母亲护理

　　1）协助胎盘娩出：正确处理胎盘娩出，可减少产后出血的发生。接产者切忌在胎盘尚未完全剥离时用手按揉、下压宫底或牵拉脐带，以免引起胎盘部分剥离而出血或拉断脐带，甚至造成子宫内翻。当确认胎盘已完全剥离时，于宫缩时以左手握住宫底（拇指置于子宫前壁，其余4指放于子宫后壁）并按压，同时右手轻拉脐带，协助胎盘娩出。当胎盘娩出至阴道口时，接产者用双手接住胎盘，向一个方向旋转并缓慢向外牵拉，协助胎盘胎膜完整娩出。若在胎膜娩出过程中，发现胎膜有部分断裂，可用血管钳夹住断裂上端的胎膜，再继续向原方向旋转，直至胎膜完全娩出。胎盘胎膜娩出后，按摩子宫以刺激子宫收缩、减少出血，同时注意观察并测量出血量。

　　2）检查胎盘、胎膜：将胎盘铺平，先检查胎盘母体面胎盘小叶有无缺损。若疑有缺损，可用牛乳测试法：从脐静脉注入牛乳，若见牛乳自胎盘母体面溢出，则溢出部位为胎盘小叶缺损部位。然后将胎盘提起，检查胎膜是否完整，再检查胎盘胎儿面边缘有无血管断裂，及时发现副胎盘。副胎盘为一小胎盘，与正常胎盘分离，但两者间有血管相连。若有副胎盘、部分胎盘残留或大部分胎膜残留时，应在无菌操作下将手伸入宫腔取出残留组织。若确认仅有少量胎膜残留，可给予子宫收缩剂待其自然排出。

　　3）检查软产道：胎盘娩出后，应仔细检查会阴、小阴唇内侧、尿道口周围、阴道、阴道穹隆及宫颈有无裂伤。如有裂伤，应立即缝合。

　　4）预防产后出血：正常分娩出血量多不超过 300ml。遇有产后出血史或易发生宫缩乏力的产妇（如分娩次数≥5 次的多产妇、双胎妊娠、羊水过多、滞产等），可在胎儿前肩娩出时使用麦角新碱或缩宫素 10U 加于 25% 葡萄糖溶液 20ml 内静注，若胎盘未完全剥离而出血多时，应行手取胎盘术。

5）观察产后一般情况：应在产房观察2小时，注意子宫收缩、子宫底高度、膀胱充盈、阴道流血量，会阴、阴道有无血肿等，并测量血压、脉搏。产后2小时后，将产妇连同新生儿送至母婴同室。

6）促进亲子间的互动：如新生儿情况稳定，护理人员应协助产妇与新生儿尽早开始互动，鼓励亲子间皮肤与皮肤的接触、目光交流，鼓励触摸和拥抱新生儿，帮助产妇和新生儿在产后30分钟内进行早吸吮。

（3）一般护理：分娩结束后为产妇擦浴、更换衣服及床单、垫好会阴垫，保暖，提供易消化、营养丰富的饮料及食物，以帮助其恢复体力。观察2小时无异常者，送休养室休息。

（4）心理护理：胎儿娩出后，产妇感到轻松，心情比较平静，如果新生儿有异常或产妇不能接纳自己的孩子则会产生焦虑、烦躁，甚至憎恨的情绪，应给予积极的心理支持。

知识点18：第三产程产妇的健康指导　　　副高：掌握　正高：熟练掌握

指导产妇按摩子宫，增进子宫收缩，减少阴道流血；产后4小时解小便，以防产后尿潴留。婴儿娩出30分钟内即指导新生儿早接触、早吸吮，并宣传母乳喂养及母婴同室的好处。分娩后出汗量多，应勤擦身，勤换内衣，注意温度适宜，预防感冒。

知识点19：第四产程产妇的临床表现　　　副高：掌握　正高：掌握

胎盘娩出后，子宫继续收缩，以减少出血。这个阶段产妇与新生儿的情况不稳定，容易发生异常情况，应予严密观察。

知识点20：第四产程产妇的护理评估　　　副高：熟练掌握　正高：熟练掌握

（1）健康史：了解第一、第二、第三产程分娩经过及产妇、新生儿情况。

（2）身体状况：评估此期间产妇血压、脉搏、子宫收缩情况，宫底高度、阴道出血量、会阴及阴道有无血肿等。

（3）心理-社会状况：评估新生儿精神状态以及母乳喂养情况。

知识点21：第四产程产妇的护理诊断　　　副高：熟练掌握　正高：熟练掌握

（1）有母子依恋关系改变的危险：与疲乏、会阴切口疼痛或新生儿性别不理想有关。

（2）潜在并发症：新生儿窒息、产后出血。

知识点22：第四产程产妇的护理措施　　　副高：熟练掌握　正高：熟练掌握

（1）观察宫缩情况：每15分钟检查一次子宫收缩情况，可在子宫底处按摩子宫并观察宫缩情况。按摩的同时轻轻挤压子宫底观察阴道出血情况，并记录。

（2）观察产妇生命体征：每小时测量血压、脉搏1次，观察有无异常。

（3）观察膀胱充盈情况：在每次按摩子宫的同时观察膀胱是否充盈，如果膀胱充盈应帮助产妇排尿，避免影响子宫收缩，造成出血增加。

（4）观察新生儿情况：观察新生儿肤色、精神状态。新生儿情况正常时，要帮助产妇和新生儿进行皮肤接触，观察新生儿反应。积极开始早吸吮和早开奶。第四产程中尽量使母婴保持皮肤接触和满足新生儿吸吮乳房的需求，没有特殊情况母婴不应分开。

知识点23：第四产程产妇的健康指导　　　副高：掌握　正高：熟练掌握

（1）产后应适量饮水，并进食清淡、易消化食物。

（2）注意子宫收缩情况，按摩子宫，促进恶露排出。

（3）做好早吸吮和皮肤接触，建立母子感情。

第六节　分娩镇痛

知识点1：分娩疼痛的概念　　　副高：熟练掌握　正高：熟练掌握

分娩疼痛是客观事实，分娩疼痛有生理及心理因素。分娩镇痛可提高分娩期母婴安全、缩短产程，减少手术产率，减少产后出血，降低胎儿缺氧及新生儿窒息的发生，支持产妇心理健康。产痛的发生是一个复杂的生理和心理过程，产妇疼痛感受有很大的差异。

知识点2：分娩疼痛的原因及机制　　　副高：熟练掌握　正高：熟练掌握

（1）子宫肌阵发性收缩：宫缩时子宫肌纤维拉长或撕裂，子宫血管受压，至组织缺血缺氧，刺激神经末梢，产生电冲动沿腰神经丛传递到脊髓，再上传到大脑痛觉中枢。

（2）胎儿压迫产道：胎儿通过产道时，使产道受压，尤其是子宫下段、宫颈、阴道及会阴，造成牵拉及损伤。

（3）产时心理因素：紧张、焦虑、恐惧可使体内肾上腺皮质激素、儿茶酚胺类物质增加，与疼痛有关，导致害怕－紧张－疼痛综合征。

（4）致痛物质释放：组织的缺血、损伤可释放组胺、5-羟色胺、缓激肽、P物质和前列腺素等，诱发严重疼痛。

知识点3：分娩疼痛的病理生理　　　　　　　　副高：熟练掌握　正高：熟练掌握

（1）第一产程：子宫收缩、下段拉长、宫颈管退缩、宫口扩张、圆韧带强烈牵拉，形成强刺激信号，可沿子宫及阴道痛觉感受器，经盆底内脏神经传入大脑，形成"内脏痛"，特点为范围弥散不定，疼痛部位不确切，且有副交感神经反射活动和内分泌改变。总之，第一产程的疼痛与腰骶神经介导相关。

（2）第二产程：痛源主要来自产道肌肉、筋膜、皮肤的伸展、牵拉和撕裂，信号沿阴道传入 $S_2 \sim S_4$ 脊髓段，上传到大脑，形成"躯体痛"。特点为疼痛部位明确，集中在阴道、直肠、会阴，性质如刀割样锐痛。

知识点4：产痛对母婴的影响　　　　　　　　　　　　副高：掌握　正高：掌握

（1）副交感神经反射使呼吸加深加快，可导致过度通气–通气不足的不良循环；导致呼吸性碱中毒，母体血红蛋白的释氧量降低，胎盘氧交换下降，导致胎儿缺氧。加上副交感神经反射致大量出汗、恶心、呕吐，使产妇发生脱水、酸中毒，胎儿也可出现酸中毒。心动过缓、血压下降、脉压缩小导致胎盘循环血量下降，引起胎儿缺氧。

（2）紧张疼痛综合征使神经介质分泌增加，可影响子宫收缩，使产程延长。

（3）肾上腺素、去甲肾上腺素可减少子宫血流导致胎儿缺氧。

（4）造成心理创伤，与产后抑郁相关。

知识点5：分娩镇痛的原则　　　　　　　　　　　　　副高：掌握　正高：掌握

（1）对产程无影响或加速产程。

（2）安全，对产妇及胎儿损害小。

（3）药物起效快，作用可靠，给药方法简便。

知识点6：分娩镇痛的护理评估　　　　　　　　副高：熟练掌握　正高：熟练掌握

（1）健康史：通过产前检查记录了解相关信息，包括生育史、本次妊娠经过、妊娠合并症及并发症、孕期用药情况等。

（2）身体状况：通过观察、晤谈、调查量表等手段对疼痛程度做全方位的评估。

（3）心理–社会状况：产妇的家庭文化背景、信仰、风俗和产妇受教育的程度。产妇家人的支持及配合程度。

知识点 7：分娩镇痛的护理诊断   *副高：熟练掌握*   *正高：熟练掌握*

（1）疼痛：与子宫收缩有关。

（2）舒适改变：与分娩疼痛有关。

（3）焦虑：与知识缺乏、害怕疼痛有关。

知识点 8：分娩镇痛的护理措施   *副高：熟练掌握*   *正高：熟练掌握*

（1）非药物镇痛法：世界卫生组织在 1996 年 1 月出版的《正常分娩监护使用手册》中提出鼓励和提倡使用非药物镇痛措施，因为非药物镇痛方法对母婴没有不良影响。

1）环境的改变：分娩环境影响产妇的心理状态，如果产妇处于一种紧张喧闹的环境可造成精神紧张、心情烦躁。现代化的产房要求是单人房间，有利于丈夫陪伴分娩、保护产妇隐私、保证休息，保证母婴安全。

房间墙壁粉刷成温馨的颜色，可以悬挂图片、照片等装饰物，使产妇进入房间后感觉温馨得像家一样。产房内设置产床、辐射台、电视、音响、分娩球、分娩椅等设施以保证产妇待产和分娩。

2）开展健康宣教与产妇交流：开展多种形式健康指导与咨询，增进孕妇与助产士之间的理解和信任，解决她们心中的疑虑，提供心理支持使孕妇有充分的心理准备进入产程。

3）精神支持：产程中，医务人员开展导乐陪伴分娩，进行心理疏导，及时通报产程进展情况，运用鼓励性语言等做到心理支持。

4）开展家属陪伴分娩：鼓励丈夫参与分娩非常重要，丈夫可以给妻子提供最好的心理支持，在陪产的过程中，给妻子爱抚和安慰，减少了产妇的孤独感，帮助产妇按摩、擦汗、提醒呼吸的节律等。

5）鼓励孕妇采取自由体位：为减轻产妇待产过程中的不适，加速产程进展，产妇在待产过程中应多下床走动，根据自己的情况采取站立、走动、摇摆和旋转骨盆、蹲、跪、坐等姿势。尽量保持上身直立的姿势，这样胎头会与宫颈贴得紧密，宫缩时有效地扩张宫颈，促进产程进展。孕妇走动时，其骨盆的轻微摆动有利于胎头在骨盆中转动，孕妇卧床时尽量采取侧卧位，有利于胎头的旋转。

6）呼吸调节：在待产过程中运用呼吸技巧，可以提高产妇对疼痛的阈值，增加其适应子宫收缩的能力，达到放松的效果。

7）冷、热敷：冷、热敷用来促进临产妇的舒适以减轻疼痛，可以用冷毛巾为其敷前额、面部，用热水袋热敷腰部，但要注意不要伤害皮肤，也可淋浴或泡在浴缸中利用水温和水的浮力减轻疼痛。

8）其他方法：按摩、聊天、看电视、听音乐、针灸等，对减轻产痛均有帮助。

（2）药物镇痛

1）肌内或静脉注射：①哌替啶，50~100mg 肌内注射，10~20 分钟后起作用，1~1.5 小时后达到高峰，4 小时后消退。肌内注射哌替啶在镇痛的同时可调整宫缩协调性，如果在使用后 4 小时内分娩，则有可能导致新生儿呼吸抑制，因此主要用于潜伏期。②地西泮，10mg 静脉缓慢注射，作用时间短，可缓解产妇的精神紧张，当产妇疲劳时静脉注射后，可迅速进入睡眠状态。地西泮可有效松弛宫颈平滑肌，主要用于活跃期。

2）氧化亚氮（笑气）吸入镇痛：将氧化亚氮和氧气按照1∶1的比例混合，在第一产程中，将面罩放置于产妇口鼻处，宫缩来临前 20~30 秒深呼吸数次，吸入的氧化亚氮可达到镇痛效果。

3）局部麻醉：局部神经封闭包括宫颈旁神经阻滞和阴部神经阻滞。宫颈旁神经阻滞用于第一产程，在宫颈 3 点、9 点处注射 1% 利多卡因溶液 10ml。阴部神经阻滞仅用于第二产程拟实施会阴切开或阴道助产时，经皮向两侧坐骨棘处注射 1% 利多卡因溶液，并自进针处向大阴唇和会阴体方向做扇形皮下注射。

4）椎管内麻醉：包括骶管阻滞、硬膜外阻滞、双管硬膜外阻滞和蛛网膜下腔阻滞。目前国内外麻醉界公认蛛网膜下腔（SAS）和硬膜外腔（EPS）用药镇痛效果最佳。

知识点9：分娩镇痛的健康指导　　　　　　　　　　　副高：掌握　　正高：熟练掌握

（1）帮助产妇了解分娩的生理过程。

（2）认识分娩痛对母婴健康的影响。

（3）认识分娩镇痛的意义。

（4）了解分娩镇痛的各种技术及相关要求。

第三章 正常产褥期妇女的护理

第一节 产褥期妇女的生理变化

知识点1：生殖系统的变化	副高：熟练掌握 正高：熟练掌握

（1）子宫：子宫是产褥期变化最大的器官。子宫在胎盘娩出后逐渐恢复至未孕状态的全过程，称为子宫复旧，需6~8周，包括宫体肌纤维缩复和子宫内膜修复。

1）子宫体肌纤维缩复：在子宫收缩的过程中，子宫肌细胞数目大致不变，但肌细胞长度和体积缩小，多余的胞质变性自溶，通过溶酶体的酶系统，最后转化成氨基酸，由血液和淋巴带至肾脏排出。随着肌纤维不断缩复，宫体逐渐缩小，于产后1周，子宫缩小至约妊娠12周大小，在耻骨联合上方可扪及；于产后10日至2周，子宫降至骨盆腔内，腹部检查扪不到宫底；直至产后6~8周，子宫恢复到未孕时大小。由于妊娠期子宫潴留的大部分水分和电解质逐渐消失，子宫重量也逐渐减少，由分娩时的1000g至产后1周时的500g、产后2周时的300g以及产后6~8周时的50~60g，较非孕期稍大。

2）子宫内膜修复：胎盘、胎膜从子宫内膜（底蜕膜）海绵层分离娩出后，蜕膜分为2层，表层发生变性、坏死直至脱落，形成恶露自阴道排出；深层子宫内膜腺体逐渐再生形成新的子宫内膜，约需3周，胎盘附着部位外宫腔表面均由新生内膜修复，产后6~8周胎盘附着部位内膜全部修复。

3）宫颈变化：产后子宫下段逐渐缩复恢复为非孕时的子宫峡部。产后子宫颈松软，外口如袖管状，紫红色，水肿，厚约1cm。次日，宫口张力开始恢复，产后2~3日，宫口仍可容2指；而产后1周，宫颈内口关闭，宫颈管形成；至产后4周时宫颈完全恢复至正常状态。仅因宫颈外口于分娩时发生轻度裂伤，又因裂伤多在3点及9点处，使初产妇的宫颈外口由产前圆形（未产型），变为产后"一"字形横裂（已产型）。

4）子宫血管变化：胎盘娩出后，由于子宫收缩，胎盘附着面立即缩小，开放的螺旋动脉和静脉窦被压缩变窄，使胎盘附着面得以有效止血，加之产妇的血液处于高凝状态，数小时后血管内形成血栓，出血量逐渐减少直至出血停止。若在新生内膜修复期间，出现血栓脱落，可导致晚期产后出血。

（2）阴道：分娩后阴道黏膜及周围组织水肿、淤血，阴道呈紫红色，黏膜皱襞减少甚至消失，阴道壁松弛及肌张力低。阴道壁肌张力于产褥期间逐渐恢复，使阴道逐渐缩小，但在产褥期结束时阴道仍不能完全恢复至未孕时的紧张度。阴道黏膜皱襞约在产后3周时重新恢复。

（3）外阴：分娩后外阴轻度水肿，于产后 2~3 日内水肿逐渐消退。处女膜因分娩而成为残缺不全的痕迹，称处女膜痕，是经产的重要标志。阴道后联合多有不同程度的损伤，并使会阴体缩短，大阴唇不再覆盖阴道口，而致阴道口裸露于外阴部。阴道口周围有海绵体包绕。由于阴蒂部有丰富的血管网，如发生裂伤，易形成血肿。会阴部的裂伤或切开，由于血液循环丰富，愈合较快，一般于产后 3~5 日即可拆线。

（4）盆底：在分娩过程中，由于胎头长时间的压迫，使盆底肌肉和筋膜因过度伸展而弹性降低，并可有部分肌纤维断裂。如无严重损伤，产后 1 周内，水肿和淤血迅速消失，盆底组织的张力逐渐恢复；如盆底肌肉和筋膜发生严重损伤、撕裂，而又未能及时修补，可造成盆底松弛，是造成以后阴道前后壁膨出和子宫脱垂的基本原因。因此，助产时正确保护会阴，产后对裂伤部位及时、正确地进行修补至关重要。

知识点 2：乳房的变化	副高：熟练掌握　正高：熟练掌握

乳房的主要变化是泌乳。妊娠期孕妇体内雌激素、孕激素、胎盘生乳素升高，使乳腺发育及初乳形成。分娩后雌激素、孕激素水平急剧下降，抑制了催乳激素抑制因子的释放，在催乳激素的作用下，乳房腺细胞开始分泌乳汁。当婴儿吸吮乳头时，由乳头传来的感觉信号，经传入神经纤维抵达下丘脑，通过抑制下丘脑分泌的多巴胺及其他催乳激素抑制因子，使腺垂体催乳激素呈脉冲式释放，促进乳汁分泌。吸吮动作还反射性地引起神经垂体释放缩宫素，缩宫素使乳腺腺泡周围的肌上皮收缩，使乳汁从腺泡、小导管进入输乳导管和乳窦而喷出乳汁，此过程称为喷乳反射。因此，吸吮是保持不断泌乳的关键，不断排空乳房，也是维持泌乳的重要条件。此外，乳汁的分泌还与产妇的营养、睡眠、情绪及健康状况密切相关，故必须保证产妇的休息、睡眠、饮食，避免精神刺激。

母乳喂养对母儿均有益处。母乳中含有丰富的营养物质，尤其是初乳中含有大量抗体，有助于新生儿抵抗疾病的侵袭。哺乳有利于产妇生殖器官及有关器官组织更快地恢复，对母儿均有益处。

产后 7 日内分泌的乳汁称初乳，因含 β 胡萝卜素呈淡黄色，含较多有形物质，故质稠。初乳中含有丰富的蛋白质，尤其是免疫球蛋白 G（IgG）和分泌型免疫球蛋白 A（IgA），脂肪和乳糖含量较成熟乳少，极易消化，是新生儿早期的天然食物。产后 7~14 日分泌的乳汁为过渡乳，蛋白质含量逐渐减少，脂肪和乳糖含量逐渐增多。产后 14 日以后分泌的乳汁为成熟乳，蛋白质占 2%~3%，脂肪约占 4%，糖类占 8%~9%，无机盐占 0.4%~0.5%，还有维生素等。初乳和成熟乳均含有大量的免疫抗体，特别是 IgA 可以保护新生儿的肠胃系统。由于多数药物可经母血渗入到乳汁中，故产妇于哺乳期用药时，应考虑药物对婴儿有无不良影响。

知识点 3：血液及其循环系统的变化	副高：熟练掌握　正高：熟练掌握

产褥早期红细胞计数及血红蛋白值逐渐增多，白细胞总数增加可达（15~30）×10^9/L，

中性粒细胞和血小板数增多，淋巴细胞稍减少，一般于产后 1~2 周恢复至正常水平。红细胞沉降率于产后 3~4 周降至正常。

妊娠期血容量增加，于产后 2~3 周恢复至未孕状态。但产后最初 3 日内，由于子宫缩复和胎盘循环的停止，大量血液从子宫流入体循环，同时妊娠期过多的组织间液回吸收，使体循环血容量增加 15%~25%。特别是产后 24 小时，心脏负担加重，心脏病产妇此时极易发生心力衰竭。

产妇血液于产后仍处于高凝状态，有利于胎盘剥离面形成血栓，减少产后出血量。纤维蛋白原、凝血酶、凝血酶原于产后 2~3 周降至正常。

| 知识点 4：消化系统的变化 | 副高：熟练掌握　正高：熟练掌握 |

妊娠期胃肠肌张力及蠕动力均减弱，胃液中盐酸分泌量减少，产后需 1~2 周逐渐恢复。产妇因分娩时能量的消耗以及体液大量的流失，产后 1~2 日内常感口渴，喜进流食或半流饮食，但食欲差，以后逐渐好转。产妇因卧床时间长，缺少运动，腹肌及盆底肌肉松弛，加之肠蠕动减弱，容易发生便秘和肠胀气。

| 知识点 5：泌尿系统的变化 | 副高：熟练掌握　正高：熟练掌握 |

妊娠期体内潴留大量的水分在产褥早期主要由肾脏排出，故产后最初 1 周尿量增多。妊娠期发生的肾盂及输尿管生理性扩张，需产后 2~8 周恢复正常。分娩过程中，因膀胱受压，导致黏膜水肿、充血及肌张力降低，会阴伤口疼痛、不习惯卧床排尿等原因，产妇容易发生尿潴留。

| 知识点 6：内分泌系统的变化 | 副高：熟练掌握　正高：熟练掌握 |

妊娠期腺垂体、甲状腺及肾上腺增大，并发生一系列内分泌改变，于产褥期逐渐恢复至未孕状态。产后雌激素和孕激素水平急剧下降，至产后 1 周已降至未孕水平。胎盘生乳素于产后 6 小时已测不出。垂体催乳素因哺乳于产后数日降至 $60\mu g/L$，但仍高于非孕水平；不哺乳者则于产后 2 周降至非孕水平。

月经复潮及排卵时间受哺乳影响，不哺乳产妇一般在产后 6~10 周月经复潮，产后 10 周左右恢复排卵。哺乳期产妇月经复潮延迟，平均在产后 4~6 个月恢复排卵，哺乳期产妇首次月经复潮前多有排卵，故哺乳期产妇月经未来潮前仍有受孕的可能。

| 知识点 7：腹壁的变化 | 副高：熟练掌握　正高：熟练掌握 |

腹部皮肤受妊娠子宫增大影响，部分弹力纤维断裂，腹直肌呈不同程度分离，使产后腹

壁明显松弛，其紧张度需产后6~8周恢复。妊娠期出现的下腹正中线色素沉着，在产褥期逐渐消退。初产妇腹部紫红色妊娠纹变为银白色。

第二节　产褥期妇女的心理调适

知识点1：产褥期心理调适的概念	副高：熟练掌握　正高：熟练掌握

产后，产妇需要从妊娠期和分娩期的不适、疼痛、焦虑中恢复，需要接纳家庭新成员及新家庭，这一过程称为产褥期心理调适。此时期产妇的心理处于脆弱和不稳定状态，并且面临着潜意识的内在冲突以及为人母所需的情绪调整等问题。随之而来的是家庭关系的改变、经济来源的需求以及家庭、社会支持系统的寻求。因此，产褥期心理调适的指导和支持是十分重要的。

知识点2：产褥期妇女的心理变化	副高：熟练掌握　正高：熟练掌握

产褥期妇女的心理变化与分娩的经历、伤口愈合、体态恢复、婴儿的性别、婴儿的哺乳和健康问题等因素的变化有关。表现为：高涨的热情、希望、高兴、满足感、幸福感、乐观、压抑及焦虑。有的产妇可能因为理想中的母亲角色与现实中的母亲角色的差距而发生心理冲突；因为胎儿娩出后生理上的排空而感到心理空虚；因为新生儿外貌及性别与理想中的不相吻合而感到失望；因为现实中母亲太多的责任而感到恐惧；也为丈夫注意力转移到新生儿而感到失落等。

知识点3：影响产褥期妇女心理变化的因素	副高：熟练掌握　正高：熟练掌握

许多因素能影响产褥期妇女的心理变化，主要内容包括：产妇的一般情况、产褥期的恢复、是否有能力胜任母亲的角色、家庭环境和家庭成员的支持等因素，均不同程度地影响产妇的心理变化。

（1）产妇的一般情况：产妇的年龄和身体状况影响产褥期妇女心理适应。

1）年龄：年龄小于18岁的妇女，由于本身在生理、心理及社会等各方面发展尚未成熟，在母亲角色的学习上会遇到很多困难，影响其心理适应。年龄大于35岁的妇女，心理及社会等各方面发展比较成熟，但体力和精力下降，容易出现疲劳感，在事业和母亲的角色之间的转换上也会面临更多的冲突，对心理适应有不同程度的影响。

2）产妇的身体状况：产妇在怀孕时的身体素质如体格是否健康、妊娠过程中有无出现并发症、是否是剖宫产都会影响产妇的身体状况，对心理适应也会发生不同程度的影响。

（2）产妇对分娩经历的感受：产妇对分娩过程的感受与产妇所具有的分娩知识、对分娩的期望、分娩的方式及分娩过程支持源的获得有关。当产妇在产房的期望与实际的表现有很大的差异时，则会影响其日后的自尊。

（3）社会支持：社会支持系统不但提供心理的支持，同时也提供物质资助。稳定的家庭经济状况、亲朋好友的帮助，特别是家人的理解与帮助，有助于产妇的心理适应，更能胜任照顾新生儿的角色。

知识点4：产褥期妇女心理调适　　　　　　　副高：熟练掌握　　正高：熟练掌握

产褥期妇女的心理调适主要表现在两方面：确立家长与孩子的关系和承担母亲角色的责任，根据鲁宾研究结果，产褥期妇女的心理调适过程一般经历3个时期。

（1）依赖期：产后前3日。表现为产妇的很多需要是通过别人来满足，如对孩子的关心、喂奶、沐浴等，同时产妇喜欢用语言表达对孩子的关心，较多地谈论自己妊娠和分娩的感受。较好的妊娠和分娩经历、满意的产后休息、丰富的营养和较早较多地与孩子间的目视及身体接触将有助于产妇较快地进入第二期。在依赖期，丈夫及家人的关心帮助，医务人员的悉心指导是极为重要的。

（2）依赖-独立期：产后3~14日。产妇表现出较为独立的行为，开始注意周围的人际关系，主动参与活动，学习和练习护理自己的孩子；亲自喂奶而不需要帮助。但这一时期容易产生压抑，可能因为分娩后产妇感情脆弱，太多的母亲责任，因新生儿诞生而产生爱的被剥夺感，痛苦的妊娠和分娩过程，糖皮质激素和甲状腺素处于低水平等因素造成。由于这一压抑的感情和参与新生儿的护理，使产妇极为疲劳，加重压抑。消极者可表现为哭泣，对周围漠不关心，停止应该进行的活动等。应及时提供护理、指导和帮助，促使产妇纠正这种消极情绪。加倍地关心产妇，并让其家人参与关心；提供婴儿喂养和护理知识，耐心指导并帮助产妇护理和喂养自己的孩子；鼓励产妇表达自己的心情并与其他产妇交流等，均能提高产妇的自信心和自尊感，促进其接纳孩子、接纳自己，平稳地应对压抑状态。

（3）独立期：产后2周至1个月。此期，新家庭形成并正常运作。产妇、家人和婴儿已成为一个完整的系统，形成新的生活形态。夫妇两人甚至加上孩子共同分享欢乐和责任，开始恢复分娩前的家庭生活。在这一时期，产妇及其丈夫会承受更多的压力，如兴趣与需要、事业与家庭间的矛盾，哺育孩子、承担家务及维持夫妻关系中各种角色的矛盾等。

第三节　产褥期妇女的护理

知识点1：产褥期的概念　　　　　　　　　　副高：熟练掌握　　正高：熟练掌握

产褥期是指从胎盘娩出至产妇全身除乳腺以外各器官恢复至正常未孕状态所需的时间，通常为6周。除了生理变化，随着新生儿的降生，产妇在心理和社会方面也要经历一个调适过程，包括角色的转变和适应新的生活。

知识点 2：产褥期妇女的临床表现　　　　　　　　副高：掌握　正高：掌握

（1）发热：产后妇女体温多在正常范围内。体温可在产后 24 小时内略有升高，一般不超过 38℃，可能与产程中过度消耗有关。产后 3~4 天因为乳房血管、淋巴管极度充盈，乳房胀大，出现低热，称为泌乳热，一般持续 4~16 小时后体温下降。

（2）产后宫缩痛：分娩后的早期因子宫收缩引起下腹部阵发性剧烈疼痛，称为产后宫缩痛。产后 1~2 天感觉比较明显，之后自然消失，经产妇比初产妇明显。

（3）恶露：恶露排出持续 4~6 周，总量为 250~500ml，无臭味。产后 3~4 天内排出的恶露色鲜红，称为血性恶露。之后子宫出血慢慢减少，浆液增加，转为浆液恶露。通常持续 10 天左右后恶露逐渐减少，质黏稠，色泽较白，含大量白细胞、坏死蜕膜组织、表皮细胞等，称为白色恶露，持续至产后 3 周左右。

正常的恶露有血腥味，无臭味，总量可达 500ml。约 3/4 的恶露在产后 1 周内排出，但个体差异很大。日间恶露较多，夜间较少。若有胎盘、胎膜残留或感染，可使恶露持续时间延长并有臭味，需进一步检查原因。

（4）排泄：产褥早期，产妇皮肤排泄功能旺盛，排出大量汗液，以夜间睡眠和初醒时更加明显，称为褥汗，属于正常现象，产后 1 周内会慢慢好转。在此期间，产妇尿量增多，是因为妊娠期体内潴留的液体也会逐渐排出。此外，产妇活动减少，造成肠蠕动减弱，容易发生便秘。

（5）会阴伤口：分娩时会阴裂伤或会阴切开等造成会阴部水肿、疼痛，通常在产后 3~4 天逐渐缓解。

（6）乳房问题：乳房肿胀及乳头皲裂是产妇在分娩后最初几天常见的现象，与产妇没有做到早开奶及新生儿没有正确地含接乳房有关。

（7）下肢静脉血栓：由于产妇分娩后初期活动减少，导致下肢静脉回流缓慢，加上产妇此时血液仍处于高凝状态，血液容易淤积在静脉内，导致静脉血栓形成。

（8）产后情绪低落：产妇在分娩后 2~3 天内出现轻度或中度的情绪反应，表现为情绪不稳定、易激惹、哭泣、焦虑、睡眠与食欲缺乏，严重时可能发展成为产后抑郁。

知识点 3：产褥期妇女的辅助检查　　　　　　　　副高：掌握　正高：掌握

相关检查产后常规体检，必要时进行血、尿常规检查，药物敏感试验等。如产后留置导尿管者需定期做尿常规检查，以了解有无泌尿道感染。

知识点 4：产褥期妇女的护理评估　　　　　　副高：熟练掌握　正高：熟练掌握

（1）健康史：包括对妊娠前、妊娠过程和分娩过程进行全面评估。
1）妊娠前：产妇的身体健康状况，有无慢性疾病。

2）妊娠期：有无妊娠期的并发症或合并症病史。

3）分娩期：分娩是否顺利、产后出血量、会阴撕裂程度、新生儿出生后的 Apgar 评分等内容。

（2）身体状况

1）生命体征：①体温：多在正常范围，产后 3~4 日出现的发热可能与泌乳热有关，但需要排除其他原因尤其是感染引起的发热。②脉搏：每分钟 60~70 次。脉搏过快应考虑发热、产后出血引起休克的早期症状。③呼吸：每分钟 14~16 次。④血压：平稳，与产前一致，妊娠期高血压疾病孕妇产后血压明显降低或恢复正常。

2）产后出血量：产后出血总量一般不超过 300ml。如阴道流血量多或血块大于 1cm，最好用弯盆放于产妇臀下，以准确评估出血量；如阴道流血量不多，但子宫收缩不良、宫底上升者，提示宫腔内有积血；如产妇自觉肛门坠胀感，多有阴道后壁血肿；子宫收缩好，但有鲜红色恶露持续流出，多提示有软产道损伤。

3）生殖系统：①子宫：产后当日，子宫底平脐或脐下一横指，因子宫颈外口升至坐骨棘水平，使宫底稍上升至平脐，以后每日下降 1~2cm，产后 10 日在耻骨联合上方扪不到子宫底。产后哺乳吸吮乳头反射性地引起缩宫素分泌增加，促进子宫收缩。每日应在同一时间评估产妇的子宫底高度。评估前，嘱产妇排尿后平卧，双膝稍屈曲，腹部放松，解开会阴垫，注意遮挡及保暖。先按摩子宫使其收缩后，再测耻骨联合上缘至子宫底的距离。正常子宫圆而硬，位于腹部中央。子宫质地软应考虑是否有产后宫缩乏力；子宫偏向一侧应考虑是否有膀胱充盈。子宫不能如期复原常提示异常。②恶露：每日应观察恶露的量、颜色及气味。常在按压子宫底的同时观察恶露的情况（表 3-1）。正常恶露有血腥味，但无臭味，一般持续 4~6 周，总量可达 250~500ml。若子宫复旧不全、胎盘或胎膜残留或感染，可使恶露时间延长，并有臭味，提示有宫腔感染的可能。③会阴：阴道分娩者产后会阴有轻度水肿，一般在产后 2~3 日自行消退。会阴部有缝线者，出现疼痛加重、局部红肿、硬结及分泌物应考虑会阴伤口感染。④宫缩痛：评估产妇疼痛反应程度。

表 3-1　正常恶露性状

	血性恶露	浆液性恶露	白色恶露
持续时间	产后最初 3 日	产后 4~14 日	产后 14 日以后
颜色	红色	淡红色	白色
内容物	大量血液、少量胎膜、坏死蜕膜组织	少量血液、坏死蜕膜、宫颈黏液、细菌	坏死退化蜕膜、表皮细胞、大量白细胞和细菌

4）排泄：①排尿：产后 4 小时是否排尿。第 1 次排尿后需评估尿量，如尿量少，应再次评估膀胱的充盈情况，预防尿潴留。此外充盈的膀胱可影响有效的子宫收缩，引起子宫收缩乏力，导致产后出血。②排便：产妇在产后 1~2 日多不排大便，主要是因为产前接受了

灌肠，产后卧床时间长，加之进食较少，但也要评估是否有产后便秘的症状。

5）乳房：①乳房的类型：评估有无乳头平坦、内陷。②乳汁的质和量：初乳呈淡黄色，质稠，产后 3 日每次哺乳可吸出初乳 2~20ml。过度乳和成熟乳呈白色。乳量是否充足主要评估两次喂奶之间，婴儿是否满足、安静，婴儿尿布 24 小时湿 6 次以上，大便每日几次，体重增长理想等内容。③乳房胀痛及乳头皲裂：评估乳房出现胀痛的原因，当触摸乳房时有坚硬感，并有明显触痛，提示产后哺乳延迟或没有及时排空乳房。评估乳头皲裂的原因，当初产妇因孕期乳房护理不良或哺乳方法不当，或在乳头上使用肥皂及干燥剂等，容易发生乳头皲裂。

（3）心理-社会状况：产妇在产后 2~3 日内发生轻度或中度的情绪反应称为产后压抑。产后压抑的发生可能与产妇体内的雌、孕激素水平的急剧下降，产后的心理压力及疲劳等因素有关。因此，要注意评估产妇的以下心理状态。

1）产妇对分娩经历的感受：是舒适或痛苦，直接影响产后母亲角色的获得。

2）产妇的自我形象：包括自己形体的恢复，孕期不适的恢复等，关系到是否接纳孩子。

3）母亲的行为：评估母亲的行为是属于适应性的还是不适应性的。母亲能满足孩子的需要并表现出喜悦，积极有效地锻炼身体，学习护理孩子的知识和技能为适应性行为。相反，母亲不愿接触孩子，不亲自喂养孩子，不护理孩子或表现出不悦、不愿交流，食欲差等为不适应性行为。

4）对孩子行为的看法：评估母亲是否认为孩子吃得好，睡得好又少哭就是好孩子，因而自己是一个好母亲；而常哭，哺乳困难，常常需要换尿布的孩子是坏孩子，因而自己是一个坏母亲。母亲能正确理解孩子的行为将有利于建立良好的母子关系。

5）其他影响因素：研究表明，产妇的年龄、健康状况、社会支持系统、经济状况、性格特征、文化背景等因素影响产妇的产后心理状态。

6）社会支持：良好的家庭氛围，有助于家庭各成员角色的获得，有助于建立多种亲情关系。相反，各种冲突将不利于各种亲情关系的发展。

知识点 5：母乳喂养产妇的护理评估　　　　副高：熟练掌握　　正高：熟练掌握

（1）健康史：包括对妊娠前、妊娠过程和分娩过程进行全面评估。

1）妊娠前：产妇的身体健康状况，有无慢性疾病。

2）妊娠期：有无妊娠期的并发症或合并症病史。

3）分娩期：分娩是否顺利、产后出血量、会阴撕裂程度、新生儿出生后的 Apgar 评分等内容。

（2）身体状况：评估产妇是否有影响母乳喂养的生理因素，如：①严重的心脏病、子痫、肝炎的急性期、艾滋病；②营养不良；③会阴或腹部切口的疼痛；④使用某些药物，如麦角新碱、可待因、安乃近、地西泮（安定），巴比妥类等；⑤乳房的类型、有无乳房胀痛、乳头皲裂及乳腺炎。

（3）心理-社会状况

1）评估产妇是否有影响母乳喂养的心理因素，如：①异常的妊娠史；②不良的分娩体验；③分娩及产后的疲劳；④失眠或睡眠不佳；⑤自尊紊乱；⑥缺乏信心；⑦焦虑；⑧压抑。

2）评估产妇是否有影响母乳喂养的社会因素，如：①得不到医护人员或丈夫及家人的关心、帮助；②工作负担过重或离家工作；③婚姻问题；④青少年母亲或单身母亲；⑤母婴分离；⑥知识缺乏（营养知识、喂养知识）。通过观察其喂养动作，判断是否掌握了喂养技能。如喂养得当，喂奶时可听见吞咽声，母亲有泌乳的感觉，喂奶前乳房丰满，喂奶后乳房较柔软。

知识点6：产褥期妇女的护理诊断　　　　　　副高：熟练掌握　正高：熟练掌握

（1）母乳喂养无效：与母亲知识和技能不足、信心缺乏有关。

（2）尿潴留：与分娩损伤、产后卧床、会阴伤口疼痛有关。

（3）舒适改变：与产后宫缩痛、会阴或腹部切口疼痛、褥汗及分娩疲劳有关。

（4）便秘：与分娩损伤、产后卧床、饮食有关。

（5）部分自理能力缺陷：与产后需要卧床休息或治疗限制活动有关。

（6）知识缺乏：与缺乏自我护理、新生儿护理、母乳喂养知识有关。

知识点7：产褥期妇女的一般护理措施　　　　副高：熟练掌握　正高：熟练掌握

为产妇提供一个空气清新，通风良好，舒适、安静的病室环境；保持床单位的清洁、整齐、干净。保证产妇有足够的营养和睡眠，护理活动应不打扰产妇的休息。

（1）生命体征：每日测体温、脉搏、呼吸及血压，如体温超过38℃，应加强观察，查找原因，并向医师汇报。

（2）饮食：产后1小时可让产妇进流食或清淡半流饮食，以后可进普通饮食。食物应富有营养、足够热量和水分。若哺乳，应多进蛋白质和多吃汤汁食物，同时适当补充维生素和铁剂，推荐补充铁剂3个月。

（3）排尿与排便：保持大小便通畅。特别是产后4小时内要鼓励产妇及时排尿，如出现排尿困难，可采用以下方法：温开水冲洗会阴，热敷下腹部刺激膀胱肌收缩；也可用针灸方法促其排尿，必要时导尿。鼓励产妇早日下床活动及做产后操，多饮水，多吃蔬菜和含纤维素食物，以保持大便通畅。

（4）活动：产后应尽早适当活动，经阴道自然分娩的产妇，产后6~12小时内即可起床轻微活动，于产后第2日可在室内随意走动，按时做产后健身操。行会阴后一侧切开或剖宫产的产妇，可适当推迟活动时间，鼓励产妇床上适当活动，预防下肢静脉血栓形成。待拆线后伤口不感疼痛时，也应做产后健身操。由于产妇产后盆底肌肉松弛，应避免负重劳动或蹲位活动，以防止子宫脱垂。

| 知识点8：产褥期妇女的症状护理措施 | 副高：熟练掌握　正高：熟练掌握 |

（1）产后2小时的护理：产后2小时内极易发生严重并发症，如出现产后出血、产后心衰、产后子痫和羊水栓塞等。故产后应严密观察生命体征、子宫收缩情况及阴道出血量，注意宫底高度及膀胱是否充盈。

（2）观察子宫复旧及恶露：每日在同一时间评估子宫复旧情况及恶露。如发现异常及时排空膀胱、按摩子宫（子宫部位），按医嘱给予子宫收缩剂；如恶露有异味，常提示有感染的可能，配合医师做好血及组织培养标本的收集和抗生素的应用。

（3）会阴及会阴伤口的护理

1）会阴及会阴伤口的冲洗：用0.05%聚维酮碘液擦洗外阴，每日2~3次；或用2‰苯扎溴铵（新洁尔灭）冲洗或擦洗外阴。擦洗的原则为由上到下，从内到外，会阴切口单独擦洗，擦过肛门的棉球和镊子应弃之。大便后，用水清洗会阴，保持会阴部清洁。

2）会阴伤口的观察：会阴部有缝线者，应每日观察伤口周围有无渗血、血肿、红肿、硬结及分泌物，并嘱产妇向会阴伤口对侧卧。

3）会阴伤口异常的护理：①会阴或会阴伤口水肿的患者，可以用50%硫酸镁湿热敷，产后24小时可用红外线照射外阴；②会阴部小血肿者，24小时后可湿热敷或远红外线灯照射，大的血肿应配合医师切开处理；③会阴伤口有硬结者用大黄、芒硝外敷或用95%酒精湿热敷；④会阴切口疼痛剧烈或产妇有肛门坠胀感，应及时报告医生，以排除阴道壁及会阴部血肿；⑤会阴伤口感染者，应提前拆线引流，并定时换药。

（4）乳房护理：乳房应保持清洁、干燥，经常擦洗。每次哺乳前柔和地按摩乳房，刺激泌乳反射。哺乳时应让新生儿吸空乳房，如乳汁充足孩子吸不完时，应用吸乳器将剩余的乳汁吸出，以免乳汁淤积影响乳汁分泌，并预防乳腺管阻塞及两侧乳房大小不一等情况。

1）一般乳房护理：哺乳期建议产妇使用棉质乳罩，大小适中，避免过松或过紧。每次哺乳前，产妇应用清水将自己乳头洗净，并清洗双手。乳头处如有痂垢，应先用油脂浸软后再用温水洗净，切忌用酒精之类擦洗，以免引起局部皮肤干燥、皲裂。如吸吮不成功，则指导产妇挤出乳汁喂养。

2）平坦及凹陷乳头护理：有些产妇的乳头凹陷，一旦受到刺激乳头呈扁平或向内回缩，婴儿很难吸吮到奶头，可指导产妇做乳头伸展练习、乳头牵拉练习，且配置乳头罩。此外，可指导产妇改变多种喂奶的姿势和使用假乳套以利婴儿含住乳头，也可利用吸乳器进行吸引。在婴儿饥饿时可先吸吮平坦一侧，因此时婴儿吸吮力强，容易吸住乳头和大部分乳晕。

3）乳房胀痛护理：产后3日内，因淋巴和静脉充盈，乳腺管不畅，乳房逐渐胀实、变硬，触之疼痛，可有轻度发热。一般于产后1周乳腺管畅通后自然消失。也可用以下方法缓解：①尽早哺乳：于产后半小时内开始哺乳，促进乳汁畅流。②外敷乳房：哺乳前热敷乳房，可促使乳腺管畅通。在两次哺乳间冷敷乳房，可减少局部充血、肿胀。③按摩乳房：哺乳前按摩乳房，方法为从乳房边缘向乳头中心按摩，可促进乳腺管畅通，减少疼痛。④佩戴乳罩：乳房肿胀时，产妇穿戴合适的具有支托性的乳罩，可减轻乳房充盈时的沉重感。⑤生面饼外敷：用生面饼外敷乳房，可促使乳腺管畅通，减少疼痛。⑥服用药物：可口服维生素 B_6 或散结通乳的中药，常用方剂为柴胡（炒）、当归、王不留行、木通、漏芦各15g，水煎服。

4）乳腺炎护理：轻度乳腺炎时，在哺乳前湿热敷乳房3~5分钟，并按摩乳房，轻轻拍打和抖动乳房，哺乳时先喂患侧乳房，因饥饿时婴儿的吸吮力强，有利于吸通乳腺管。每次哺乳时应充分吸空乳汁，同时增加哺乳的次数，每次哺乳至少20分钟。哺乳后充分休息，饮食要清淡。

5）乳头皲裂护理：轻者可继续哺乳。哺乳时产妇取舒适的姿势，哺乳前湿热敷乳房3~5分钟，挤出少许乳汁使乳晕变软，让乳头和大部分乳晕含吮在婴儿口中。哺乳后，挤出少许乳汁涂在乳头和乳晕上，短暂暴露使乳头干燥，因乳汁具有抑菌作用，且含丰富蛋白质，能起到修复表皮的作用。疼痛严重者，可用吸乳器吸出喂给新生儿或用乳头罩间接哺乳，在皲裂处涂抗生素软膏或10%复方安息香酸酊，于下次喂奶时洗净。

6）催乳护理：对于出现乳汁分泌不足的产妇，应指导其正确的哺乳方法，按需哺乳、夜间哺乳，调节饮食，同时鼓励产妇树立信心。此外，可选用以下方法催乳：①中药涌泉散或通乳丹加减，用猪蹄2只炖烂吃肉喝汤；②针刺合谷、外关、少泽、膻中等穴位。

7）退乳护理：产妇因疾病或其他原因不能哺乳时，应尽早退奶。最简单的退奶方法是停止哺乳，不排空乳房，少进汤汁，但有半数产妇会感到乳房胀痛，可口服镇痛药物，2~3日后疼痛减轻。目前不推荐雌激素或溴隐亭退奶。其他退奶方法：①可用生麦芽60~90g，水煎服，每日1剂，连服3~5日，配合退奶；②芒硝250g分装于两个布袋内，敷于两侧乳房并包扎固定，湿硬后及时更换，直至乳房不胀为止；③维生素 B_6 200mg口服，每日3次，共5~7日。

知识点9：产褥期妇女的健康指导　　　　副高：掌握　正高：熟练掌握

（1）一般指导：产妇居室应清洁通风，合理饮食保证充足的营养。注意休息，合理安排家务及婴儿护理，注意个人卫生和会阴部清洁，保持良好的心境，适应新的家庭生活方式。

（2）适当活动：经阴道分娩的产妇，产后6~12小时内即可起床轻微活动，于产后第2日可在室内随意走动。行会阴侧切或行剖宫产的产妇，可适当推迟活动时间。产后2周时开始做膝胸卧位，可预防或纠正子宫后倾。

（3）出院后喂养指导：①强调母乳喂养的重要性，评估产妇母乳喂养知识和技能，对有关知识缺乏的产妇及时进行宣教；②保证合理的睡眠和休息，保持精神愉快并注意乳房的卫生，特别是哺乳母亲上班期间应注意摄取足够的水分和营养；③上班的母亲可于上班前挤出乳汁存放于冰箱内，婴儿需要时由他人哺喂，下班后及节假日坚持自己喂养；④告知产妇及家属如遇到喂养问题时可选用的咨询方法（医院的热线电话，保健人员、社区支持组织的具体联系方法和人员等）。

（4）产后健身操：产后健身操可促进腹壁、盆底肌肉张力的恢复，避免腹壁皮肤过度松弛，预防尿失禁、膀胱直肠膨出及子宫脱垂。根据产妇的情况，运动量由小到大，由弱到强循序渐进练习。一般在产后第2日开始，每1~2日增加1节，每节做8~16次。出院后继续做产后健身操直至产后6周。

（5）计划生育指导：产后42日之内禁止性交。根据产后检查情况，恢复正常性生活，并指导产妇选择适当的避孕措施，一般哺乳者宜选用工具避孕，不哺乳者可选用药物避孕。

（6）产后检查：包括产后访视及产后健康检查。

1）产后访视：由社区医疗保健人员在产妇出院后3日内、产后14日、产后28日分别做3次产后访视，通过访视可了解产妇及新生儿健康状况，内容包括：①了解产妇饮食、睡眠及心理状况；②观察子宫复旧及恶露；③检查乳房，了解哺乳情况；④观察会阴伤口或剖宫产腹部伤口情况，发现异常给予及时指导。

2）产后健康检查：告知产妇于产后42日带孩子一起来医院进行一次全面检查，以了解产妇全身情况，特别是生殖器官的恢复情况及新生儿发育情况。产后健康检查包括全身检查和妇科检查。全身检查主要是测血压、脉搏，查血、尿常规等；妇科检查主要了解盆腔内生殖器是否已恢复至非孕状态。

第四节　正常新生儿的护理

知识点1：正常新生儿的概念	副高：熟练掌握　正高：熟练掌握

正常新生儿是指胎龄为37~42周，出生体重2500~4000g，出生Apgar评分为8~10分，无其他异常情况的新生儿。

知识点2：正常新生儿的生理特点	副高：熟练掌握　正高：熟练掌握

（1）体温：新生儿体温调节中枢发育不完善，基础代谢较低，皮下脂肪少，因此，体温可受外环境的变化而波动。

（2）皮肤黏膜：新生儿出生时体表覆盖一层白色胎脂，它具有保护皮肤、减少散热的作用。新生儿皮肤薄嫩，易受损伤而发生感染。

（3）皮肤

1）胎脂：新生儿的表皮覆盖着一层乳酪状的白色物质，称为胎脂，可持续存在2~3天。因其具有隔绝及抑制细菌的作用，故不需用力去除它。若胎脂呈现黄色，提示羊水中有胆红素；若呈现绿色，提示羊水中有胎便。

2）胎毛：柔软纤细的胎毛多覆盖在胎儿的肩上、背、面颊及耳垂。胎毛过多，表示可能是早产儿；过熟的胎儿则几乎没有胎毛。身体上的胎毛会因皮肤与床单或衣服的摩擦而脱落。约14天后，完全消失不再长出。

3）粟粒疹：在最初的2周内可见脸颊、鼻尖及下颏处有白色丘疹，当皮脂腺成熟后便干燥掉落，需2~4周。此丘疹是一种正常现象。

4）毒性红斑：毒性红斑呈现粉红色的丘疹，通常分布在胸、背、脸及四肢，持续1~4天，病变以丘疹、红斑及脓包为特征，有30%~70%的新生儿会在皮肤上出现，1周内会自行消退。

5）胎记：新生儿皮肤上可见多种不同类型的胎记，如永久胎痣（又称焰色痣）、草莓状血管瘤、蒙古斑等。

6）发绀：新生儿在出生的前几个小时可能会出现四肢发绀（呈蓝紫色）的现象。观察皮肤颜色，是评估新生儿健康状况的一项重要指标。一般，在出生后24~48小时内的四肢发绀，是一种正常现象；但如果持续，且呈现中央性的发绀（如嘴唇周围），则显示有潜在的疾病状态，应立即报告医生，做适当处理。

7）黄疸：约有50%的新生儿在出生后的第2天或第3天，会出现生理性黄疸的现象。

（4）呼吸：新生儿出生后约10秒钟发生呼吸运动，主要以腹式呼吸为主，呼吸浅而快，安静时约40次/分，如连续超过60次/分称为呼吸急促，常由呼吸系统或其他系统疾病所致。新生儿呼吸道狭小，气道内比较干燥，轻度炎症即可产生严重发绀和呼吸困难。

（5）循环系统：新生儿耗氧量大，故心率较快，睡眠时平均心率为120次/分，醒时可增至140~160次/分，且易受啼哭、吸乳等因素影响而发生波动，波动范围为90~160次/分。新生儿血流多集中分布于躯干及内脏，因此四肢容易发冷、发绀和温度偏低。

（6）消化系统：足月儿胃容量小，肠道容量相对较大，胃肠蠕动较快以适应流质食物的消化；足月儿吞咽功能不完善，食管无蠕动，胃贲门括约肌不发达，胃呈水平状，贲门较松，幽门紧，哺乳后常易发生呕吐和溢乳。

足月儿出生后24小时内排墨绿色胎便，2~3天排完。出生后24小时仍不排大便，应及时检查原因。

（7）泌尿系统：足月儿出生时肾结构发育已完成，但功能仍不成熟，对于药物排泄较慢，应严格掌握用药指征及剂量。新生儿一般在生后24小时内开始排尿，少数在48小时内排尿。新生儿尿中含尿酸盐结晶，在尿布上有时出现红褐色粉末状物，随着哺乳量增加，排尿次数增加，可一日达10~20次。

（8）神经系统：新生儿大脑皮质及椎体未发育成熟，故新生儿动作慢而不协调，肌张力稍高，哭闹时可有肌强直；大脑皮质兴奋性低，睡眠时间长；眼肌活动不协调，对明暗有感觉，具有凝视和追视能力，有角膜反射及视、听反射；味觉、触觉、温觉较灵敏，痛觉、嗅觉、听觉较迟钝；有吸吮、吞咽、觅食、握持、拥抱等先天性反射活动。新生儿每日平均睡眠时间为18~22小时。

（9）免疫系统：新生儿在胎儿期从母体获得IgG，故出生后6个月内具有抗感染病的免疫力；缺乏分泌型IgA，易患消化道和呼吸道感染。

知识点3：正常新生儿的临床表现　　　　　　　　　　副高：掌握　正高：掌握

（1）体温改变：正常腋下体温为36~37.2℃，体温超过37.5℃者见于室温高、保温过度或脱水；体温低于36℃者见于室温较低、早产儿或感染等。

（2）生理性体重下降：出生后由于体内水分丢失较多、进入量少、胎脂脱落、胎粪排出等使体重下降，约1周末降至最低点（小于出生体重的10%，早产儿为15%~20%），10天左右恢复到出生体重，称生理性体重下降。早产儿体重恢复的速度较足月儿慢。

（3）乳腺肿大及假月经：由于受胎盘分泌的雌孕激素的影响，男女新生儿出生后4~7天均可出现乳腺增大，2~3周后消退，切忌挤压，以免感染。部分女婴出生后5~7天阴道流出少量血性分泌物，或大量非脓性分泌物，可持续1周。

（4）生理性黄疸：由于新生儿胆红素的代谢特点，50%~60%的足月儿和80%的早产儿出现生理性黄疸，其特点为：①一般情况良好。②足月儿生后2~3天出现黄疸，4~5天达高峰，5~7天消退，但最迟不超过2周；早产儿黄疸多于出生后3~5天出现，5~7天达高峰，7~9天消退，最长可延迟到3~4周。③每日血清胆红素升高<85μmol/L（5mg/dl）。

（5）螳螂嘴和马牙：新生儿及乳儿口腔颊部有坚厚的脂肪层，叫颊脂体。这种结构便于吸牢乳头，有利于吸吮动作的进行，有的新生儿出生时两块颊脂体较大，通过吸吮锻炼，就更发达而向口腔突出，即所谓"螳螂嘴"。随着小儿长大，颊脂体逐渐消失，婴儿出生不久，牙龈黏膜出现白色韧性小颗粒，类似牙齿组织，称为上皮珠，俗称"马牙"。马牙实际上是牙齿的"奠基者"，是无生命的东西，可慢慢消失，婴儿无任何不舒服感觉。千万不能强行割"螳螂嘴"和擦破"马牙"，这样可引起严重感染，导致败血症，危及婴儿生命。

知识点4：正常新生儿的辅助检查　　　　　　　　　　副高：掌握　正高：掌握

体格检查可在各项操作中进行，如换尿布时可看到新生儿腹部、臀部和排便情况；与新生儿交流时可发现新生儿听力、视力或精神状态有无异常。若要专门检查，应选择在两次喂奶中间，采用从上到下、由前至后的顺序进行。

（1）一般检查：注意新生儿的发育、反应，观察皮肤颜色，有无淤斑或感染灶。①体重：一般于沐浴后测裸体体重。正常体重为2500~4000g。体重≥4000g见于父母身材高大、多胎经产妇、过期妊娠或孕妇有糖尿病等；体重<2500g见于早产儿或足月小样儿。②身长：测量头顶最高点至脚跟的距离，正常为45~55cm。③体温：一般测腋下体温。正常为36~37.2℃，体温超过37.5℃见于室温高、保暖过度或脱水；体温低于36℃见于室温较低、早产儿或感染。④呼吸：正常为40~60次/分。新生儿呼吸减慢见于母亲在产时使用了麻醉药、镇静剂或新生儿有产伤；新生儿呼吸过快见于新生儿呼吸窘迫、膈疝等。⑤心率：一般通过心脏听诊获得。正常心率为120~140次/分。若心率持续增快或减慢，应提高警惕，怀疑是否有先天性心脏病。

（2）头面部：观察头颅大小、形状，有无产瘤、血肿及皮肤破损；检查囟门大小和紧张度，有无颅骨骨折和缺损；巩膜有无黄染或出血点；口腔外观有无唇腭裂。

（3）颈部：注意颈部对称性、位置、活动范围和肌张力。

（4）胸部：观察胸廓形态、对称性，有无畸形；呼吸时是否有肋下缘和胸骨上下软组织下陷；通过心脏听诊了解心率、节律，有无杂音；通过肺部听诊判断呼吸音是否清晰，有无啰音及啰音的性质和部位。

（5）腹部：出生时腹形平软，以后肠管充满气体，腹略膨出，观察呼吸时胸腹是否协调，外形有无异常；听诊肠鸣音。

（6）脐带：观察脐带残端有无出血或异常分泌物。如脐带红肿或分泌物有臭味，提示脐部感染。

（7）脊柱、四肢：检查脊柱、四肢发育是否正常，四肢是否对称，有无骨折或关节脱位。

（8）臀部：皮肤是否光滑，臀后部有无包块或红肿。肛门周围有无红肿。观察大便的次数和性状。出生 24 小时内排胎便，若 24 小时后仍未解大便，应检查有无消化道发育异常。

（9）肌张力、活动情况：新生儿正常时反应灵敏、哭声洪亮、肌张力正常。如中枢神经系统受损可表现为肌张力及哭声异常。嗜睡时，予以刺激引起啼哭后观察。

（10）反射：通过观察各种反射是否存在，可以了解新生儿神经系统的发育情况。持久存在的反射有觅食反射、吸吮反射、吞咽反射等，而拥抱、握持等反射随着婴儿的发育逐渐减退，一般于出生后 3~4 个月消失。

（11）亲子互动：观察母亲与孩子间沟通的频率、方式及效果；评估母亲是否存在拒绝喂养新生儿的行为。

（12）其他：洗澡换衣服时观察皮肤皱褶处有无小脓点，皮肤黄疸是否已消退或加深或退后又出现；观察新生儿的精神状态；对眼睛的评估可用红球放在距双眼前 30cm 左右，观察新生儿双眼能否追视红球。

知识点 5：正常新生儿的护理评估　　　　　副高：熟练掌握　正高：熟练掌握

（1）**健康史**

1）**新生儿情况**：Apgar 评分，新生儿标记，有无损伤及畸形，可能发生的潜在性问题。

2）**母亲情况**：妊娠情况、分娩过程和分娩方式。

（2）**身体状况**

1）**生命体征**：包括体温、心率、呼吸。

2）**肌张力和活动**。

3）**皮肤有无发绀**，发绀呈中心性还是周围性。

4）**脐带残端有无渗血**。

5）注意新生儿的啼哭、表情等情绪反应，判断新生儿是否有饥饿、不适、疼痛等。

（3）心理–社会状况：日常评估。

知识点 6：正常新生儿的护理诊断 　　副高：熟练掌握　　正高：熟练掌握

（1）体温调节无效：与体温调节中枢发育不完善有关。

（2）有窒息的危险：与呛奶、呕吐有关。

（3）有感染的危险：与新生儿免疫功能不足及皮肤黏膜屏障功能差有关。

（4）有受伤的危险：与没有自我防卫能力有关。

（5）营养失调：低于机体需要量　与母乳喂养不足有关。

知识点 7：正常新生儿的常规护理措施 　　副高：熟练掌握　　正高：熟练掌握

（1）保暖

1）出生后立即对新生儿采取保暖措施，如适当的衣物及包裹、戴帽等，必要时可采取母亲胸前怀抱、置入婴儿暖箱等措施对新生儿进行保暖。

2）保持母婴同室的清洁整齐，通风良好，空气清新。

3）定期监测新生儿体温以便选择不同的保暖措施。

4）母婴同室的室温应保持在 22~24℃，湿度保持在 55%~65%。

（2）皮肤、黏膜护理

1）出生 24 小时以内的新生儿可使用消毒植物油等轻轻擦去皮肤皱褶处及臀部的胎脂。

2）24 小时后，脐带结扎处干燥、体温稳定后即可沐浴。医院以淋浴为主，家中以盆浴为主。沐浴时室温 26~28℃，水温 38~42℃。根据新生儿皮肤清洁程度决定沐浴的频率，沐浴前不要喂奶。沐浴时一个婴儿一套沐浴用品，所有婴儿沐浴后用消毒液浸泡浴池。

3）每次大便后用清水洗净臀部或用湿纸巾擦净臀部。

4）尿布松紧适度，及时更换尿布。

5）新生儿口腔不宜擦洗，可喂温开水清洗口腔。

（3）保持呼吸通畅

1）新生儿娩出后，立即迅速清除口、鼻中的羊水等，防止吸入性肺炎。

2）将新生儿卧于舒适体位。

3）避免将物品尤其是塑料袋等放在新生儿口、鼻腔附近。

（4）预防交叉感染

1）建立母婴同室消毒隔离制度。

2）工作人员入室应更换衣、鞋，接触新生儿前后均应洗手或使用快速手消毒液消毒手，避免交叉感染。

3）注意房间通风，定期用消毒机对病房进行空气消毒。

4）新生儿用物应一人一用。

（5）脐部护理

1）脐部残端应保持清洁干燥。

2）脐带脱落以前，每次沐浴后可使用碘伏或其他消毒液消毒脐带残端及脐轮周围。

3）使用尿布时，注意勿使粪便污染脐部。

4）脐带脱落后，如有黏液或少量渗血，可用碘伏或其他消毒液涂抹，如有肉芽组织增生，可用2.5%硝酸银溶液烧灼，再用生理盐水棉签擦洗局部。

（6）新生儿筛查：对新生儿开展先天性甲状腺功能减低症、苯丙酮尿症等先天性代谢缺陷病的筛查，有条件的医院可开展新生儿听力筛查。

（7）预防接种：出生24小时内接种乙肝疫苗1次，以后分别于生后1个月、6个月再注射一次。

（8）抚触：抚触是通过抚触者双手对婴儿皮肤各部位进行有次序、有手法技巧的抚摩。抚触可通过婴儿皮肤温和刺激而传入中枢神经系统产生一系列生理效应有利于新生儿生长发育。

（9）新生儿安全措施

1）出生后，向产妇确认新生儿性别后将新生儿脚印印在病历上。

2）新生儿腕带上写上母亲姓名、新生儿性别及住院号。

3）新生儿由助产人员或医生护送至母婴同室，并与主管护士交接新生儿出生时评分、羊水情况、早吸吮及其他事宜。同时，主管护士应全面核对母亲姓名、床号、新生儿性别、出生时间、腕带内容、胸牌、病历等。

4）对新生儿外观进行全面体检，检查有无畸形、产伤等。

5）新生儿床应配有围栏，床上不放危险物品，如锐角玩具、过烫的热水袋等。

6）出院时与家属一起再次确认新生儿性别、手腕标记、胸牌等。

知识点8：正常新生儿母乳喂养的护理措施　　　　副高：熟练掌握　正高：熟练掌握

（1）准备工作

1）每次喂奶前产妇应洗净双手，用清水擦洗乳房和乳头。

2）母亲可采取卧位或坐位进行喂养，但不论采取哪种姿势，都应保证母亲及婴儿处于舒适体位。

3）提倡按需哺乳。

（2）哺乳时间

1）自然分娩后半小时内，剖宫产母亲清醒后半小时内开始哺乳。

2）产后1周内，哺乳次数应频繁，每1~3小时哺乳1次，开始每次吸吮时间3~5分钟，以后逐渐延长。

3）哺乳时，先挤压乳晕周围组织，挤出少量乳汁以刺激婴儿吸吮。

4）把乳头和大部分乳晕放在婴儿口中，用一只手托扶乳房，防止乳房堵住婴儿鼻孔。

（3）哺乳方法

1）婴儿的嘴应尽可能地覆盖乳晕而非仅仅覆盖住乳头，不恰当的乳头含接会造成产妇乳头疼痛且可能导致乳头皲裂。

2）哺乳结束时，用示指轻轻向下按压婴儿下颏，避免在口腔负压情况下拉出乳头而引起局部疼痛或皮肤损伤。

3）哺乳后，挤出少许乳汁涂在乳头和乳晕上。

4）每次哺乳时都应吸空一侧乳房后，再吸吮另一侧乳房。

（4）注意事项

1）每次哺乳后，应将婴儿抱起轻拍背部 1~2 分钟，排出胃内空气，以防吐奶。

2）哺乳后，产妇佩戴合适棉质乳罩。

3）哺乳期以 10 个月至 1 年为宜。

知识点 9：正常新生儿人工喂养的护理措施　　　副高：熟练掌握　　正高：熟练掌握

不宜母乳喂养者可选用人工喂养。

（1）奶品的选择

1）牛奶：人工喂养的主要奶品，其含量与人乳接近，但酪蛋白的含量为人乳的 3 倍，矿物质和维生素的比例与人乳也不同，因此容易产生消化不良，不利于婴儿吸收，而且牛奶中缺乏抗体和酶。

2）羊奶：营养价值与牛奶接近，但叶酸和铁的含量较少。

3）豆浆：营养价值比牛奶和羊奶差。

4）配方奶：市售配方奶与母乳成分非常接近，其来源以牛奶和羊奶为主。标准的配方奶和母乳大约含有 66kcal/100ml 的热量。配方奶比母乳含有更多的蛋白质和大多数的矿物质，以补偿相对较低的吸收和利用度。配方奶在制造过程中添加或未添加铁。低铁配方奶与牛奶一样基本不含铁。贫血常见于用低铁配方奶喂养的婴儿中。对未接受母乳喂养的婴儿，1 岁以内使用强化铁的配方奶喂养能够为膳食铁提供较为可靠的来源。

（2）奶量

1）足月新生儿出生第一天 30~60ml/kg。

2）第二天 60~90ml/kg。

3）第三天 90~120ml/kg。

4）以后每天增加 10ml/kg，10 天后为体重（g）的 1/5。

5）具体的奶量应根据新生儿的情况酌情增减。

（3）奶的配制

1）奶粉配制：奶粉与水以 1∶4 的容量比混合，相当于牛奶的浓度 1∶6 的容量比，相当于 3∶1 的牛奶浓度配方奶粉按照其说明书进行配制即可。

2）牛奶配制：用鲜牛奶稀释成 3：1 的浓度，加入适量糖。

（4）注意事项

1）牛奶配制前应检查奶的质量。

2）牛奶食用前应煮沸 1~3 分钟，使其蛋白质、脂肪颗粒变小，有利于吸收；配方奶无需煮沸，直接使用温开水进行配制。

3）喂哺前测量奶温，避免过烫或过冷。

4）喂养时要将婴儿抱稳，不能在喂养过程中把奶瓶放在高处或无人照顾婴儿，这不仅是从安全的角度考虑，而且喂养时间对婴儿很重要。一般 3~4 小时喂哺一次，夜间可适当延长喂哺时间。室内温度高时，在两次喂哺之间加喂水分。

5）不要强迫婴儿摄入超过其需要的量，喂哺完毕后，将婴儿竖起轻拍其背部，使其打嗝，防止溢乳。

6）如新生儿吸吮能力低，胃纳不佳或容易溢乳，可行少量多次喂哺。

7）遇新生儿腹泻或其他不适时，应适当稀释奶浓度并减量。

8）婴儿食具应妥善保管，定时煮沸消毒，避免污染。

知识点 10：正常新生儿的健康指导　　　　　　　　副高：掌握　　正高：熟练掌握

（1）对新生儿父母进行母乳喂养知识宣教，鼓励母乳喂养。

（2）向新生儿父母讲解新生儿护理要点，示范并教会换尿布、洗澡及喂奶方法。

（3）交待安全注意事项，防烫伤、防昆虫叮咬、防呛奶和窒息。防止婴儿丢失。

（4）交待新生儿日常观察要点，疫苗注射后注意事项。

（5）交待新生儿出生医学证明办理及领取方法。

第四章 异常妊娠妇女的护理

第一节 自然流产

知识点1：流产的概念	副高：熟练掌握 正高：熟练掌握

流产是指妊娠不足28周、胎儿体重不足1000g而终止者。发生于妊娠12周前者称早期流产，发生在妊娠12周至不足28周者称晚期流产。前者较为多见。流产又分为自然流产和人工流产。自然流产的发生率占全部妊娠的10%~15%，其中80%以上为早期流产。

知识点2：流产的病因及发病机制	副高：熟练掌握 正高：熟练掌握

导致流产的原因很多，除了胚胎本身原因外，还有子宫环境、内分泌状态及其他因素等。主要有以下几方面。

（1）胚胎因素：染色体异常是自然流产最常见的原因。在早期自然流产中有50%~60%的妊娠产物存在染色体的异常。染色体异常多为数目异常，如X单体、某条染色体出现3条，或者三倍体、多倍体等；其次为结构异常，如染色体断裂、缺失或易位。染色体异常的胚胎多数发生流产，极少数继续发育成胎儿，但出生后也会发生某些功能异常或合并畸形。若已流产，妊娠产物有时仅为一空泡或已经退化了的胚胎。

（2）母体因素

1）全身性疾病：妊娠期高热可引起子宫收缩而发生流产；细菌毒素或病毒通过胎盘进入胎儿血液循环，导致胎儿死亡而发生流产。孕妇患严重贫血或心力衰竭可致胎儿缺氧，也可能引起流产。此外，内分泌功能失调、身体或精神的创伤也可导致流产。

2）免疫因素：母体妊娠后母儿双方免疫不适应，导致母体排斥胎儿发生流产；母体内有抗精子抗体也常导致早期流产。

3）生殖器官异常：子宫发育不良、子宫畸形、子宫肌瘤、宫腔粘连等可影响胎儿的生长发育而导致流产。子宫颈重度裂伤，宫颈内口松弛易因胎膜早破而引起晚期流产。

4）其他：如母儿血型不合（如Rh或ABO血型系统等）可能引起晚期流产。另外，妊娠期特别是妊娠早期行腹部手术，劳动过度、性交，或有吸烟、酗酒、吸毒等不良习惯等诱因，均可刺激子宫收缩而引起流产。

（3）胎盘因素：滋养细胞的发育和功能不全是胚胎早期死亡的重要原因。此外，胎盘内巨大梗塞、前置胎盘、胎盘早期剥离而致胎盘血液循环障碍，胎儿死亡等可致流产。

（4）环境因素：过多接触有害的化学物质（如镉、铅、有机汞、DDT 等）和物理因素（如放射性物质、噪声及高温等）可直接或间接对胚胎或胎儿造成损害，引起流产。

知识点 3：流产的病理生理 副高：熟练掌握 正高：熟练掌握

流产过程是妊娠物逐渐从子宫壁剥离，然后排出子宫。早期流产时胚胎多数先死亡，随后发生底蜕膜出血，造成胚胎的绒毛与蜕膜层分离，已分离的胚胎组织如同异物，引起子宫收缩而被排出。在妊娠早期，胎盘绒毛发育尚不成熟，与子宫蜕膜联系尚不牢固，因此在妊娠 8 周以内发生的流产，妊娠产物多数可以完整地从子宫壁分离而排出，出血不多。妊娠 8~12 周时，胎盘绒毛发育茂盛，与底蜕膜联系较牢固，此时若发生流产，妊娠产物往往不易完整分离排出，常有部分组织残留宫腔内影响子宫收缩，致使出血较多，且经久不止。妊娠 12 周后，胎盘已完全形成，流产时往往先有腹痛，然后排出胎儿、胎盘。有时由于底蜕膜反复出血，凝固的血块包绕胎块，形成血样胎块稽留于宫内，也可吸收血红蛋白形成肉样胎块。偶有胎儿被挤压，形成纸样胎儿，或钙化后形成石胎。

知识点 4：流产的临床表现 副高：掌握 正高：掌握

停经、腹痛及阴道出血是流产的主要临床症状。在流产发展的各个阶段，其症状发生的时间、程度不同，相应的处理原则亦不同。

（1）先兆流产：指妊娠 28 周前先出现少量阴道流血，常为暗红色或血性白带，量比月经少，伴有下腹轻微疼痛，腰痛、腰部坠胀感。妇科检查：宫口未开，胎膜未破，子宫大小与停经月份大小相符。妊娠产物未排出。

（2）难免流产：指流产不可避免。在先兆流产基础上阴道流血量增多，阵发性腹痛加重，或出现阴道流液（胎膜破裂）。妇科检查：子宫大小与妊娠月份相符或略小，宫口已扩张，有时可见胚胎组织或胎囊堵塞于宫颈口内。

（3）不全流产：由难免流产发展而来，妊娠产物部分排出宫腔，且部分残留宫腔内或嵌顿于宫颈口处，或胎儿排出后胎盘滞留宫腔或嵌顿于宫颈口，影响子宫收缩，使阴道出血持续不止，严重时可引起出血性休克。妇科检查：子宫小于停经前周数，宫口已扩张，宫颈口有妊娠物堵塞及持续性血液流出。

（4）完全流产：妊娠产物已完全排出，阴道出血逐渐停止，腹痛逐渐消失。妇科检查：宫颈口已关闭，子宫接近正常大小或略大。此外，流产有以下 3 种特殊情况。

1）稽留流产：又称过期流产。指胚胎或胎儿已死亡，滞留宫腔内未能及时自然排出者。典型表现为早孕反应消失，有先兆流产症状或无任何症状，子宫不再增大反而缩小。若已到妊娠中期，孕妇腹部不见增大，胎动消失，妇科检查宫颈口未开，子宫小于妊娠周数，质地不软，听诊不能闻及胎心。

2）习惯性流产：指连续自然流产 3 次及 3 次以上者。每次流产多发生于同一妊娠月份，其临床经过与一般流产相同。

3）流产合并感染：流产过程中，若阴道流血时间长，有组织残留于宫腔内或非法堕胎，有可能引起宫腔感染，常为厌氧菌及需氧菌混合感染，严重感染可扩展至盆腔、腹腔甚至全身，并发盆腔炎、腹膜炎、败血症及感染性休克。

知识点 5：流产的辅助检查 　　　　　　　　　　　　　副高：掌握　　正高：掌握

（1）妇科检查：在消毒条件下进行妇科检查，进一步了解子宫颈口是否已扩张，羊膜囊是否膨出，有无妊娠产物堵塞于宫口内，子宫大小与停经月份是否相符，子宫质地及有无压痛等。同时检查双侧附件有无肿块、增厚及压痛等。

（2）实验室检查

1）绒毛膜促性腺激素（hCG）测定：采用放射免疫方法进行 β-hCG 测定，若 β-hCG 持续不升或低于正常值，提示流产不可避免。

2）激素测定：主要测定血孕酮水平，可协助诊断先兆流产的预后。

（3）B 超检查：超声显像可显示有无胎囊及其形态、胎动、胎心音等，确定胚胎或胎儿是否存活或是否存在。

知识点 6：自然流产的治疗要点 　　　　　　　　　　　副高：掌握　　正高：掌握

（1）先兆流产

1）卧床休息，禁止性生活，必要时给予对胎儿危害小的镇静剂。

2）黄体功能不足者，口服维生素 E 或肌内注射黄体酮注射液保胎。

3）及时进行 B 超检查，了解胚胎发育情况，避免盲目保胎。治疗 2 周后，若阴道流血停止，B 超提示胎儿存活者，可以继续妊娠。若临床症状加重，B 超提示胎儿发育不良，β-hCG 不升或持续下降，表明流产已不可避免，应及时终止妊娠。

4）重视心理治疗，保持情绪稳定，增强信心。

（2）难免流产

1）一旦确诊，尽早使胚胎及胎盘组织完全排出。

2）晚期流产者，子宫较大且出血多，可用缩宫素静脉滴注，促进子宫收缩。

3）妊娠产物排出后及时检查完整性，必要时刮宫清除宫腔内残留的妊娠组织。

4）及时给予抗生素预防感染。

（3）不全流产

1）一经确诊，尽快行刮宫术或钳刮术，清除宫腔内残留组织。

2）阴道大量出血伴休克者，及时输血输液。

3）给予抗生素预防感染。

（4）完全流产：无感染征象者，不需要特殊处理。

（5）稽留流产

1）做凝血功能检查。

2）做好输血准备。

3）凝血功能正常者，口服炔雌醇 1mg，每日 2 次，连用 5 日；或者肌内注射苯甲酸雌二醇 2mg，每日 2 次，连用 3 日，以提高子宫对缩宫素的敏感性。子宫小于 12 孕周者，行刮宫术，动作轻柔，以免子宫穿孔。术中肌内注射缩宫素，对一次不能刮净者，5~7 日后再次刮宫。子宫大于 12 孕周者，静脉滴注缩宫素，促使妊娠产物排出。

4）凝血功能异常者，尽早使用肝素、纤维蛋白原或输注新鲜血液、新鲜冰冻血浆等，待凝血功能好转后，再行刮宫。

（6）习惯性流产

1）预防为主，受孕前男女双方进行详细检查。

2）染色体异常夫妇，孕前进行遗传咨询，确定是否可以妊娠。

3）宫颈内口松弛者，孕前行宫颈内口修补术或者孕 12~18 周行宫颈内口环扎术，定期随诊，在分娩发动前拆除缝线。若环扎术后有流产征象，及时拆除缝线，以免宫颈撕裂。

4）原因不明的习惯性流产女性，妊娠后卧床休息、安定情绪、禁止性生活，同时及时补充维生素 E、肌内注射黄体酮或绒毛膜促性腺激素，用药至妊娠 10 周或超过以往发生流产的周数。

5）人类白细胞抗原（HLA）阴性者，可采用丈夫或无关个体的淋巴细胞为免疫原，以皮内注射的方式进行淋巴细胞主动免疫治疗，将丈夫或无关个体的淋巴细胞在女方前臂内侧做多点皮内注射，妊娠前注射 2~3 次，妊娠早期加强免疫 1~3 次。

（7）流产合并感染

1）控制感染的同时，尽快清除宫内残留物。

2）阴道流血不多者，先用广谱抗生素控制感染后再行刮宫。

3）阴道流血量多者，静脉滴注抗生素、输血，并用卵圆钳将宫腔内残留的大块组织夹出，以减少出血量。不可用刮匙搔刮宫腔，以免造成感染扩散。术后使用广谱抗生素，待感染控制后再彻底刮宫。

4）合并感染性休克者，积极进行抗休克治疗，病情稳定后再彻底刮宫。

5）感染严重或盆腔脓肿形成者，手术引流，必要时切除子宫。

知识点 7：自然流产的护理评估　　　　　　　　副高：熟练掌握　　正高：熟练掌握

（1）健康史：停经、阴道流血和腹痛是流产孕妇的主要症状。护士应详细询问孕妇的停经史、早孕反应情况；阴道流血的持续时间与阴道流血量；有无腹痛，腹痛的部位、性质及程度。此外，还应了解阴道有无水样排液，排液的色、量、有无臭味，以及有无妊娠产物排出等。对于既往病史，应全面了解孕妇在妊娠期间有无全身性疾病、生殖器官疾病、内分泌功能失调及有无接触有害物质等，以识别发生流产的诱因。

（2）身体状况：流产孕妇可因出血过多而出现休克，或因出血时间过长、宫腔内有残留组织而发生感染，因此护士应全面评估孕妇的各项生命体征，判断流产类型，尤其注意与贫血及感染相关的征象。

（3）心理-社会状况：流产孕妇的心理状况常以焦虑和恐惧为特征。孕妇面对阴道流血往往会不知所措，甚至将其过度严重化，同时胎儿的健康也直接影响孕妇的情绪反应，孕妇可能会表现为伤心、郁闷、烦躁不安等。

知识点8：自然流产的护理诊断　　　　　　　副高：熟练掌握　　正高：熟练掌握

（1）有组织灌注量改变的危险：与出血致失血性休克有关。
（2）有感染的危险：与阴道出血时间过长、宫腔内有残留组织、宫腔手术等因素有关。
（3）焦虑：与担心胎儿健康等因素有关。
（4）活动无耐力：与贫血引起的疲倦有关。
（5）有受伤的危险：与贫血引起的头晕目眩等症状有关。
（6）知识缺乏：缺乏妊娠及流产的相关知识。

知识点9：自然流产的护理措施　　　　　　　副高：熟练掌握　　正高：熟练掌握

（1）先兆流产孕妇的护理：先兆流产孕妇需卧床休息，禁止性生活、禁灌肠等，以减少各种刺激。护士除了为其提供生活护理外，通常遵医嘱给孕妇适量镇静剂、孕激素等。随时评估孕妇的病情变化。应注意观察孕妇的情绪反应，加强心理护理，从而稳定孕妇情绪，增强保胎信心。护士需向孕妇及家属讲明以上保胎措施的必要性，以取得孕妇及家属的理解和配合。

（2）妊娠不能再继续者的护理：及时做好终止妊娠的准备，协助医师完成手术过程，使妊娠产物完全排出，同时开放静脉，做好输液、输血准备。严密监测孕妇的体温、血压及脉搏，观察其面色、腹痛、阴道流血及与休克有关征象。有凝血功能障碍者应予以纠正，然后再行引产或手术。

（3）预防感染：监测患者的体温、血常规及阴道流血、分泌物的性质、颜色、气味等，并严格执行无菌操作规程，加强会阴部护理。指导孕妇使用消毒会阴垫，保持会阴部清洁，维持良好的卫生习惯。当护士发现感染征象后应及时报告医师，并按医嘱进行抗感染处理。嘱患者流产后1个月返院复查，确定无禁忌证后，方可开始性生活。

（4）心理护理
1）对先兆流产需卧床休息的孕妇，护士应观察孕妇的情绪反应，加强心理护理，稳定情绪，增强保胎信心。
2）对需行吸宫术或钳刮术以清除宫腔内残留组织的产妇，给予心理支持，消除对手术的紧张和恐惧心理。
3）对失去胎儿的产妇及家属应给予同情和理解，帮助接受现实，顺利度过悲伤期。

知识点 10：自然流产的健康指导　　　　　　副高：掌握　正高：熟练掌握

护士应给予同情和理解，帮助患者及家属接受现实，顺利度过悲伤期。护士还应与孕妇及家属共同讨论此次流产的原因，并向他们讲解流产的相关知识，帮助他们为再次妊娠做好准备。有习惯性流产史的孕妇在下一次妊娠确诊后应卧床休息，加强营养，禁止性生活，补充维生素 C、维生素 B、维生素 E 等，治疗期必须超过以往发生流产的妊娠月份。病因明确者，应积极接受对因治疗。如黄体功能不足者，按医嘱正确使用黄体酮治疗以预防流产；子宫畸形者需在妊娠前先行矫治手术，例如宫颈内口松弛者应在未妊娠前做宫颈内口松弛修补术，如已妊娠，则可在妊娠 14~16 周时行子宫内口缝扎术。

第二节　早　产

知识点 1：早产的概念　　　　　　　　　　副高：熟练掌握　正高：熟练掌握

早产是指妊娠满 28 周至不满 37 足周之间分娩者。此时娩出的新生儿称早产儿，出生体重多小于 2500g，各器官发育尚不够成熟。据统计，早产儿中约有 15% 于新生儿期死亡，而且，围生儿死亡中与早产有关者占 75%，防止早产是降低围生儿死亡率的重要环节之一。

知识点 2：早产的病因及发病机制　　　　　副高：熟练掌握　正高：熟练掌握

发生早产的常见原因有孕妇、胎儿和胎盘方面的因素。

（1）孕妇因素：孕妇如合并有感染性疾病（尤其性传播疾病）、子宫畸形、子宫肌瘤，急慢性疾病及妊娠并发症时易诱发早产，而且若孕妇有吸烟、酗酒不良行为或精神受到刺激以及承受巨大压力时也可发生早产。

（2）胎儿、胎盘因素：胎膜早破、绒毛膜羊膜炎最常见，30%~40% 早产与此有关。此外，下生殖道及泌尿道感染、妊娠合并症与并发症、子宫过度膨胀及胎盘因素如前置胎盘、胎盘早期剥离、羊水过多、多胎等，均可致早产。

知识点 3：早产的临床表现　　　　　　　　副高：掌握　正高：掌握

早产的主要临床表现是子宫收缩，最初为不规律宫缩，常伴有少许阴道流血或血性分泌物，逐渐发展为规律宫缩，其过程与足月临产相似。

妊娠满 28 周至不满 37 足周出现至少 10 分钟一次的规律宫缩，伴宫颈管缩短，可诊断为先兆早产。若 20 分钟宫缩≥4 次，每次持续时间≥30 秒，伴宫颈管缩短≥75%，宫口扩张 2cm 以上，可诊断为早产临产。

知识点4：早产的辅助检查　　　　　　　　　副高：掌握　正高：掌握

（1）阴道B超检查：该方法检查宫颈长度及宫颈内口漏斗形成情况，若测得宫颈内口漏斗长度＞宫颈总长度的25％，或功能性宫颈管长度＜3cm，提示早产可能性大。

（2）阴道后穹隆棉拭子检测：该方法检查胎儿纤维连接蛋白（fFN），若fFN阴性，1周内不分娩的预测值为98％，2周内不分娩的预测值为95％。

知识点5：早产的治疗要点　　　　　　　　　副高：掌握　正高：掌握

若胎膜未破，胎儿存活、无胎儿窘迫，无严重妊娠并发症时，应设法抑制宫缩，尽可能延长孕周。若胎膜已破，早产不可避免时，应设法提高早产儿的存活率。

（1）一般治疗：卧床休息，左侧卧位，注意营养。

（2）药物治疗

1）抑制宫缩的药物：硫酸镁、利托君等。

2）控制感染药物：抗生素。

3）预防新生儿呼吸窘迫综合征药物：肾上腺糖皮质激素。

（3）分娩处理：一般选择经阴道分娩。临产后慎用吗啡、哌替啶等抑制新生儿呼吸中枢的药物。产程中给予产妇吸氧，第二产程可做会阴一侧切开，预防新生儿颅内出血等。对于胎位异常的早产儿，可在权衡利弊基础上选择剖宫产术。

知识点6：早产的护理评估　　　　　　　　　副高：熟练掌握　正高：熟练掌握

（1）健康史：评估可导致早产的高危因素：如孕妇既往有流产、早产史，或本次妊娠有阴道流血史。

（2）身体状况：观察孕妇宫缩情况、宫缩强度及间隔时间、持续时间，评估是否已达早产临产标准；通过肛查或阴道检查评估孕妇宫颈管消退或扩张的情况。若早产已不可避免，应动态观察产程进展。

（3）心理–社会状况：早产已不可避免时，孕产妇常会把一些有关事情与早产联系起来而产生自责感；由于怀孕结果不可预知，恐惧、焦虑、猜疑也是早产的常见原因。

知识点7：早产的护理诊断　　　　　　　　　副高：熟练掌握　正高：熟练掌握

（1）围生儿受损的危险：与早产儿发育不健全、生存能力低下有关。

（2）焦虑：与担心早产儿存活率低、担心早产儿预后差有关。

（3）知识缺乏：缺乏早产相关知识。

知识点 8：早产的护理措施　　　　　　　　　副高：熟练掌握　　正高：熟练掌握

（1）预防早产：做好孕期保健工作、指导孕妇加强营养，保持平静的心情。避免诱发宫缩的活动，如抬举重物、性生活等。高危孕妇必须多卧床休息，以左侧卧位为宜，慎做肛查和阴道检查等，积极治疗合并症，宫颈内口松弛者应于孕 14~16 周或更早些时间作子宫内口缝合术。

（2）药物治疗的护理

1）β 肾上腺素能受体激动剂：其作用为激动子宫平滑肌 β 受体，从而抑制宫缩。副作用为心跳加快、血压下降、血糖增高、血钾降低、恶心、出汗、头痛等。常用药物有：利托君、沙丁胺醇等。

2）硫酸镁：镁离子直接作用于肌细胞，使平滑肌松弛，抑制子宫收缩。首次量为 5g，加入 25% 葡萄糖液 20ml 中，在 5~10 分钟内缓慢注入静脉（或稀释后半小时内静脉滴入），以后以每小时 2g 静脉滴注，宫缩抑制后继续维持 4~6 小时后改为每小时 1g，直到宫缩停止后 12 小时。使用硫酸镁时，应密切观察患者有无中毒迹象。

3）钙通道阻滞剂：阻滞钙离子进入肌细胞而抑制宫缩。常用硝苯地平 10mg 舌下含服，每 6~8 小时一次。也可以首次负荷量给予 30mg 口服，根据宫缩情况再以 10~20mg 口服。用药时必须密切注意孕妇心率及血压的变化，对已用硫酸镁者应慎用。

4）前列腺素合成酶抑制剂：前列腺素有刺激子宫收缩和软化宫颈的作用，其抑制剂则有减少前列腺素合成的作用，从而抑制宫缩。常用药物有吲哚美辛及阿司匹林等。此类药物可通过胎盘抑制胎儿前列腺素的合成与释放，使胎儿体内前列腺素减少，而前列腺素有维持胎儿动脉导管开放的作用，缺乏时导管可能过早关闭而导致胎儿血液循环障碍，因此，临床已较少用。必要时仅在孕 34 周前短期（1 周内）选用。

（3）预防新生儿合并症的发生：在保胎过程中，应每日行胎心监护，教会患者自数胎动，有异常时及时采取应对措施。对妊娠 35 周前的早产者，在分娩前按医嘱给孕妇糖皮质激素如地塞米松、倍他米松等，可促胎肺成熟，明显降低新生儿呼吸窘迫综合征的发病率。

（4）为分娩做准备：如早产已不可避免，应尽早决定合理分娩的方式，如臀位、横位、估计胎儿成熟度低，而产程又需较长时间者，可选用剖宫产术结束分娩。经阴道分娩者，应考虑使用产钳和会阴切开术以缩短产程，从而减少分娩过程中对胎头的压迫。充分做好早产儿保暖和复苏的准备，临产后慎用镇静剂，避免发生新生儿呼吸抑制的情况。产程中应给孕妇吸氧。新生儿出生后，立即结扎脐带。

（5）为孕妇提供心理支持：护士可安排时间与孕妇进行开放式的讨论，让患者了解早产的发生并非她的过错，有时甚至是无缘由的。避免为减轻孕妇的负疚感而给予过于乐观的保证。丈夫、家人和护士在身旁提供支持较足月分娩更显重要，并能帮助孕妇重建自尊，以良好的心态承担早产儿母亲的角色。

知识点9：早产的健康指导 副高：掌握 正高：熟练掌握

（1）早产患者的出院宣教

1）休息：注意休息，避免重体力劳动。

2）饮食：进食营养丰富、易消化吸收食物，饮食多样化、粗粮细粮搭配。

3）卫生：穿棉质衣物，勤换内衣、内裤；剖宫产术后2周、顺产后24小时可淋浴；产褥期内禁止性生活、盆浴。

4）避孕：顺产后避孕半年，剖宫产后避孕2年；母乳喂养者采取工具避孕。

5）复查：如切口红肿、渗血、渗液或阴道出血超过月经量及时来院复查；如阴道流血及切口无异常，42天返院复查。

（2）新生儿的出院宣教

1）母乳喂养：无母乳喂养禁忌者，建议纯母乳喂养4~6个月，按需哺乳。

2）黄疸观察：观察皮肤、巩膜等，早产儿黄疸消退较足月儿慢，如早产儿出生后28天黄疸仍未消退或退而复现或进行性加重，及时来院就诊。

3）脐部护理：每日用碘伏消毒脐带2次，如脐部有渗血、渗液、化脓等，及时来院就诊。

4）疫苗接种：出院后携带乙肝疫苗回执单到防疫站建立疫苗接种卡，定期接种。

5）办理出生证：备好夫妻双方身份证、准生证、出院证等为宝宝办理出生证。

6）建立儿保卡：新生儿满月后来医院或在妇幼保健站建立儿保卡，定期检查。

第三节　异位妊娠

知识点1：异位妊娠的概念 副高：熟练掌握 正高：熟练掌握

异位妊娠又称宫外孕，是指受精卵在子宫体腔以外着床，是妇产科常见的急腹症之一。异位妊娠根据受精卵在子宫体腔外种植部位不同而分为：输卵管妊娠、卵巢妊娠、腹腔妊娠、阔韧带妊娠及宫颈妊娠。

输卵管妊娠占异位妊娠95%左右，是产科常见的急腹症，依据发生部位不同可分为间质部、峡部、壶腹部和伞部妊娠。其中，壶腹部妊娠最为常见，其次为峡部、伞部，间质部妊娠较少见。

知识点2：异位妊娠的病因及发病机制 副高：熟练掌握 正高：熟练掌握

任何妨碍受精卵正常进入宫腔的因素均可造成输卵管妊娠。

（1）输卵管炎症：包括输卵管黏膜炎和输卵管周围炎，这是引起输卵管妊娠的主要原因。慢性炎症可以使输卵管管腔黏膜粘连，管腔变窄；或纤毛缺损；或输卵管与周围粘连，输卵管扭曲，管腔狭窄，输卵管壁平滑肌蠕动减弱等，这些因素均妨碍了受精卵的顺利通过和运行。

（2）输卵管发育不良或功能异常：输卵管过长、肌层发育差、黏膜纤毛缺乏等发育不良，均可成为输卵管妊娠的原因。输卵管蠕动、纤毛活动以及上皮细胞的分泌功能异常，也可影响受精卵的正常运行。此外，精神因素也可引起输卵管痉挛和蠕动异常，干扰受精卵的正常运送。

（3）受精卵游走：卵子在一侧输卵管受精，受精卵经宫腔或腹腔进入对侧输卵管称受精卵游走。移行时间过长、受精卵发育增大，即可在对侧输卵管内着床形成输卵管妊娠。

（4）辅助生殖技术：近年由于辅助生育技术的应用，使输卵管妊娠发生率增加，既往少见的异位妊娠，如卵巢妊娠、宫颈妊娠、腹腔妊娠的发生率增加。

（5）其他：内分泌失调、神经精神功能紊乱、输卵管手术以及子宫内膜异位症等都可增加受精卵着床于输卵管的可能性。此外，放置宫内节育器与异位妊娠发生的关系已引起国内外重视。随着宫内节育器的广泛应用，异位妊娠发生率增高，其原因可能是由于使用宫内节育器后的输卵管炎所致。最近相关调查研究表明，宫内节育器本身并不增加异位妊娠的发生率，但若宫内节育器避孕失败而受孕时，则发生异位妊娠的机会较大。

知识点3：异位妊娠的病理生理　　　　　　　副高：熟练掌握　　正高：熟练掌握

输卵管妊娠时，由于输卵管管腔狭窄，管壁薄，蜕膜形成差，受精卵植入后，不能适应孕卵的生长发育，因此当输卵管妊娠发展到一定程度，可出现以下结果。

（1）输卵管妊娠流产：多见于输卵管壶腹部妊娠，发病多在妊娠8~12周。由于输卵管妊娠时管壁形成的蜕膜不完整，发育中的囊胚常向管腔内突出生长，最终突破包膜而出血，导致囊胚与管壁分离，若整个囊胚剥离落入管腔并经输卵管逆蠕动排入腹腔，即形成输卵管完全流产，出血一般不多。若囊胚剥离不完整，有一部分组织仍残留于管腔，则为输卵管不完全流产。此时，管壁肌层收缩力差，血管开放，持续反复出血，量较多，血液凝聚在子宫直肠陷凹，形成盆腔积血。如有大量血液流入腹腔，则出现腹腔刺激症状，同时引起休克。

（2）输卵管妊娠破裂：多见于输卵管峡部妊娠，发病多在妊娠6周左右。当囊胚生长时绒毛侵蚀管壁的肌层及浆膜，以致穿破浆膜，形成输卵管妊娠破裂。由于输卵管肌层血管丰富，输卵管妊娠破裂所致的出血远较输卵管妊娠流产严重，短期内即可发生大量腹腔内出血使孕妇发生休克，亦可反复出血，形成盆腔及腹腔血肿。

（3）陈旧性异位妊娠：有时发生输卵管妊娠流产或破裂后未及时治疗，或内出血已逐渐停止，病情稳定，时间过久，胚胎死亡或被吸收。但长期反复内出血形成的盆腔血肿可机化变硬，并与周围组织粘连，临床上称为"陈旧性宫外孕"。

（4）继发性腹腔妊娠：发生输卵管妊娠流产或破裂后，胚胎被排入腹腔，大部分死亡，不会再生长发育。但偶尔也有存活者，若存活胚胎的绒毛组织仍附着于原位或排至腹腔后重新种植而获得营养，可继续生长发育形成继发性腹腔妊娠，若破裂口在阔韧带内，可发展为阔韧带妊娠。

（5）持续性异位妊娠：近年来，对输卵管妊娠行保守性手术机会增多，若术中未完全清除妊娠物，或残留有存活滋养细胞而继续生长，致术后β-hCG不下降或反而上升，称为持续性异位妊娠。

输卵管妊娠和正常妊娠一样，滋养细胞产生的hCG维持黄体生长，使甾体激素分泌增加，因此月经停止来潮。子宫肌纤维增生肥大，子宫增大变软，但子宫增大与停经月份不相符。子宫内膜出现蜕膜反应。蜕膜的存在与孕卵的生存密切相关，若胚胎死亡，滋养细胞活力消失，蜕膜自宫壁剥离而发生阴道流血。有时蜕膜可完整剥离，随阴道流血排出三角形的蜕膜管型；有时则呈碎片排出。排出的组织见不到绒毛，组织学检查无滋养细胞。

知识点4：异位妊娠的临床表现　　　　　　　　　　副高：掌握　正高：掌握

（1）症状

1）停经：多数患者在6~8周的停经史后出现阴道流血。有些患者误将不规则阴道流血视为月经，可能未诉停经史。

2）腹痛：是输卵管妊娠患者的主要症状。流产或破裂前，由于胚胎在输卵管内逐渐增大，常表现为一侧下腹隐痛或酸胀感。当发生流产或破裂时，下腹部突然出现撕裂样疼痛，若血液由下腹部流向全腹，疼痛扩散到全腹，血液刺激膈肌，可引起肩胛部放射性疼痛及胸部疼痛。当血液积聚于直肠子宫陷凹，可出现肛门坠胀感。

3）阴道流血：胚胎死亡后，常有不规则阴道流血，量少呈点滴状，一般不超过月经量。少数患者出血较多，类似月经。阴道流血时可伴有蜕膜管型或蜕膜碎片排出，是子宫蜕膜剥离所致。在病灶去除后，阴道流血才能停止。

4）晕厥与休克：急性大量内出血及剧烈腹痛可引起患者出现晕厥或休克。内出血量越多、越快，症状出现也越迅速、越严重。

5）腹部包块：输卵管妊娠流产或破裂后形成血肿，血液凝固机化并与周围组织发生粘连形成包块，包块较大或位置较高时，腹部可扪及。

（2）体征

1）一般情况：内出血较多时呈贫血貌，可出现面色苍白、脉搏细弱、血压下降等休克表现。通常体温正常，休克时体温可降低，内出血吸收时体温略升高，一般不超过38℃。

2）腹部检查：输卵管妊娠流产或破裂者，下腹部有明显压痛和反跳痛，尤以患侧为甚，轻度腹肌紧张；出血多时，叩诊有移动性浊音；如出血时间较长，形成血凝块，在下腹可触及软性肿块。

3）盆腔检查：输卵管妊娠未发生流产或破裂时，子宫略大较软，输卵管胀大及轻压痛。发生流产或破裂时，阴道后穹隆饱满，有触痛。将宫颈轻轻上抬或左右摇摆时，因加重了对腹膜的刺激而引起剧烈疼痛，称为宫颈举痛或摇摆痛，是输卵管妊娠的主要体征。内出血较多时，子宫有漂浮感。

知识点5：异位妊娠的辅助检查 副高：掌握 正高：掌握

（1）妊娠试验：β-hCG 测定是早期诊断异位妊娠的重要方法。用放射免疫法测定血 β-hCG，异位妊娠的阳性率可达 80%～90%，但阴性者仍不能完全排除异位妊娠。

（2）阴道后穹隆穿刺：是一种简单而可靠的诊断方法，适用于疑有腹腔内出血的患者。因为腹腔内血液最易积聚于直肠子宫陷凹，即使血量不多，也能经阴道后穹隆抽出血液，如果抽出暗红色不凝固血液则为阳性，说明有血腹症存在；若抽出不凝固的陈旧血液或小血块，则为陈旧性宫外孕；若抽不出血液则可能没有内出血、内出血量少、血肿位置较高或子宫直肠陷凹粘连，因此穿刺阴性并不能排出输卵管妊娠，如有移动性浊音，可做腹腔穿刺。

（3）B 型超声检查：有助于诊断异位妊娠。阴道 B 型超声较腹部 B 型超声准确性高。但早期异位妊娠的诊断，不能单凭 B 型超声检查，否则可能出现误诊。需同时结合临床表现及 β-hCG 测定结果等，才能作出正确的诊断。

（4）腹腔镜检查：适用于输卵管妊娠尚未流产或破裂的早期患者。输卵管妊娠的早期，腹腔镜下可见一侧输卵管肿大，表面紫蓝色，腹腔内无出血或仅有少量出血。若腹腔内大量出血或伴有休克，禁做腹腔镜检查。

（5）子宫内膜病理检查：阴道流血量较多的患者，可通过诊断性刮宫排除宫内妊娠流产。并将宫腔排出物或刮出物送做病理检查，若切片中见到绒毛，可诊断为宫内妊娠；若仅见蜕膜未见绒毛者有助于诊断异位妊娠。

知识点6：异位妊娠的治疗要点 副高：掌握 正高：掌握

（1）期待疗法：少数输卵管妊娠可发生自然流产或胚胎被吸收，症状较轻而无需手术或药物治疗。期待疗法适用于疼痛轻微且出血量少，随诊可靠，无输卵管妊娠破裂，无腹腔内出血，血 β-hCG < 1000U/L 且继续下降，输卵管妊娠包块直径 <3cm 或未探及的患者。在期待治疗过程中应注意患者生命体征及腹痛变化，并进行 B 超和血 β-hCG 监测，若发现患者血 β-hCG 下降不明显或升高、出现内出血征象，应及时进行药物或手术治疗。

（2）药物治疗：适用于无药物治疗禁忌，未发生输卵管妊娠破裂或流产，输卵管妊娠包块直径 <4cm，血 β-hCG < 2000U/L，无明显内出血的早期输卵管妊娠且要求保存生育能力的年轻患者。常用药物为甲氨蝶呤（MTX）、米非司酮或中药等。MTX 可抑制滋养细胞增生，破坏绒毛，使胚胎组织坏死、脱落、吸收。在 MTX 治疗期间，应采用 B 超和血 β-hCG 进行严密监护，用药后 14 日血 β-hCG 下降并连续 3 次阴性，腹痛缓解或消失，阴道流血减少或停止者为显效。若病情无改善，甚至发生急性腹痛或输卵管破裂症状时，应立即进行手术治疗。

（3）手术治疗：适用于生命体征不稳定或有腹腔内出血征象，诊断不明确，血 β-hCG

处于高水平或附件区有大包块，随诊不可靠，期待疗法或药物治疗有禁忌证者。手术治疗分为保守手术和根治手术。保守手术保留患侧输卵管，适用于有生育要求的年轻女性，特别是对侧输卵管已切除或有明显病变者。根治手术切除患侧输卵管，适用于无生育要求的输卵管妊娠内出血并发休克的急症患者。

知识点7：异位妊娠的护理评估	副高：熟练掌握 正高：熟练掌握

（1）健康史：详细询问病史、既往月经史，有无停经史，停经时间的长短，有无盆腔炎、子宫附件炎、子宫内膜异位症、不孕、放置宫内节育器以及输卵管手术病史；观察患者采取何种体位，是否急性病容，意识状态如何，有无面色苍白及生命体征的变化。

（2）身体状况

1）评估腹痛的性质、部位及程度，有无腹部压痛、反跳痛，叩诊有无移动性浊音。

2）是否有腹腔内出血导致的休克症状，测量体温、脉搏、呼吸、血压。

3）有无肛门坠胀及肩部放射痛。

4）阴道流血的时间、量、颜色，有无蜕膜样组织排出。

（3）心理–社会状况：评估孕妇的恐惧程度、情绪反应，评估孕妇及家庭人员对此次妊娠的态度，是否存在自尊紊乱，对未来的受孕能力表示担心等情况。

知识点8：异位妊娠的护理诊断	副高：熟练掌握 正高：熟练掌握

（1）潜在并发症——出血性休克：与异位妊娠破裂，腹腔内出血有关。

（2）疼痛：与异位妊娠疾病、手术伤口有关。

（3）焦虑：与相关知识缺乏有关。

（4）有感染的危险：与失血后抵抗力降低有关。

知识点9：异位妊娠的护理措施	副高：熟练掌握 正高：熟练掌握

（1）接受手术治疗患者的护理

1）积极做好术前准备：腹腔镜是近年治疗异位妊娠的主要方法，多数输卵管妊娠可在腹腔镜直视下穿刺输卵管的妊娠囊吸出部分囊液或切开输卵管吸出胚胎，并注入药物；也可以行输卵管切除术。护士在严密监测患者生命体征的同时，配合医师积极纠正患者休克症状，做好术前准备。对于严重内出血并发现休克的患者，护士应立即开放静脉，交叉配血，做好输血输液的准备，以便配合医师积极纠正休克、补充血容量，并按急诊手术要求迅速做好术前准备。

2）提供心理支持：护士于术前简洁明了地向患者及家属讲明手术的必要性，并以亲切的态度和切实的行动赢得患者及家属的信任，保持周围环境安静、有序，减少和消除患者的紧张、恐惧心理，协助患者接受手术治疗方案。术后，护士应帮助患者以正常的心态接受此次妊娠失败的现实，向她们讲述异位妊娠的有关知识，一方面可以减少因害怕再次发生异位妊娠而抵触妊娠的不良情绪，另一方面，也可以增加和提高患者的自我保健意识。

（2）接受非手术治疗患者的护理

1）严密观察病情：护士需密切观察患者的一般情况、生命体征，并重视患者的主诉，尤应注意阴道流血量与腹腔内出血量不成比例，当阴道流血量不多时，不要误以为腹腔内出血量亦很少。护士应告诉患者病情发展的一些指征，如出血增多、腹痛加剧、肛门坠胀感明显等，以便当患者病情发展时，医患均能及时发现，给予相应处理。

2）加强化学药物治疗的护理：化疗一般采用全身用药，也可采用局部用药。在用药期间，应用 B 型超声和 β-hCG 进行严密监护，并注意患者的病情变化及药物不良反应。常用药物有甲氨蝶呤。其治疗的机制是抑制滋养细胞增生、破坏绒毛，使胚胎组织坏死、脱落、吸收。不良反应较小，常表现为消化道反应，骨髓抑制以白细胞下降为主，有时可出现轻微肝功能异常，药物性皮疹、脱发等，大部分反应是可逆的。

3）指导患者休息与饮食：患者应卧床休息，避免腹部压力增大，从而减少异位妊娠破裂的机会。在患者卧床期间，护士需提供相应的生活护理。此外护士还应指导患者摄取足够的营养物质，尤其是富含铁蛋白的食物，如动物肝脏、鱼肉、豆类、绿叶蔬菜以及黑木耳等，以促进血红蛋白的增加，增强患者的抵抗力。

4）监测治疗效果：护士应协助正确留取血标本，以监测治疗效果。

（3）出院指导：输卵管妊娠的预后在于防止输卵管的损伤和感染，因此护士应做好妇女的健康指导工作，防止发生盆腔感染。教育患者保持良好的卫生习惯，勤洗浴、勤换衣，性伴侣稳定。发生盆腔炎后须立即彻底治疗，以免延误病情。另外，由于输卵管妊娠者中约有 10% 的再发生率和 50%~60% 的不孕率。因此，护士需告诫患者，下次妊娠时要及时就医，并且不宜轻易终止妊娠。

知识点 10：异位妊娠的健康指导　　　　　　　　副高：掌握　正高：熟练掌握

（1）注意休息，可从事日常活动，注意劳逸结合，适当锻炼。

（2）加强营养，尤其是富含铁蛋白的食物，如动物肝脏、豆类、绿色蔬菜、木耳等，积极纠正贫血，提高机体抵抗力。忌食辛辣煎炸之品。

（3）注意保持外阴清洁，勤换清洁内衣裤，注意个人卫生。术后禁止性生活 1 个月，以免引起盆腔炎。

（4）生育过的患者，应采取避孕措施，防止再次发生宫外孕。

（5）未生育过的患者，避孕半年以上，同时保持乐观情绪，不背思想包袱，有利于再次受孕。

（6）再次妊娠后，孕早期及时到医院检查，判断妊娠正常与否。

第四节　双胎妊娠

知识点1：双胎妊娠的概念　　　　　　　　　　副高：熟练掌握　正高：熟练掌握

一次妊娠子宫腔内同时有两个胎儿时称为双胎妊娠。其发生率在不同国家、地区、人种之间有一定差异。双胎妊娠与单胎妊娠的比例约为 1∶89。近年来，随着促排卵药物的应用和辅助生育技术的开展，双胎妊娠的发生率有增高趋势。

一般情况下，双胎的好发人群有下列特点：①遗传：孕妇或其丈夫家族中有多胎妊娠史者，多胎的发生率增加。②年龄和胎次：双胎发生率随着孕妇年龄增大而增加，尤其是35～39岁者最多。孕妇胎次越多，发生多胎妊娠的机会越多。③药物：曾因不孕症而使用了促排卵药物，导致双胎妊娠的发生率增加。

知识点2：双胎妊娠的分类　　　　　　　　　　副高：熟练掌握　正高：熟练掌握

1. 双卵双胎　即由两个卵子分别受精而形成的双胎妊娠。约占双胎妊娠的 2/3，两个卵子可来源于同一成熟卵泡，或同一卵巢的不同成熟卵泡或两侧卵巢的成熟卵泡。因此，两个胎儿的基因不同，其性别、血型、容貌可相同或不相同。双卵双胎各自形成自己的胎盘和胎囊，二者血液互不相通，有时胎盘紧贴在一起似融合，但两个胎囊之间仍隔有两层羊膜和两层绒毛膜，有时两层绒毛膜可融为一层。

2. 单卵双胎　即由一个卵子受精后分裂而形成的双胎妊娠，约占双胎妊娠的 1/3。因此，两个胎儿的基因相同，其性别、血型一致，容貌相似。单卵双胎的每个胎儿均有 1 根脐带，其胎盘和胎囊则根据受精卵分裂时间而有差异。①若分裂发生在桑葚期（早期囊胚），即在受精的 72 小时内分裂形成两个受精卵，两个羊膜囊和两个绒毛膜，则独立着床形成各自胎盘，与双卵双胎类似，占单卵双胎的 18%～36%。②若分裂发生在受精后第 4～8 天（晚期囊胚），则形成双羊膜囊、单绒毛膜的单卵双胎妊娠，共同拥有一个胎盘及绒毛膜，其中隔有两层羊膜。此类占单卵双胎的 2/3。③若分裂发生在受精后 9～13 天，胚胎在羊膜囊形成后分裂则各自发育成胎儿，两个胎儿共用一个胎盘，共存于一个羊膜腔内，称单羊膜囊双胎妊娠，较罕见，所占比例不足 1%，且围生儿死亡率甚高。④若分裂发生在受精 13 日以后，在原始胚胎形成之后，则可能导致不同程度、不同形式的联体儿，极其罕见。

知识点3：双胎妊娠的临床表现　　　　　　　　　　副高：掌握　正高：掌握

妊娠期早孕反应较重，子宫大于妊娠孕周，尤其是妊娠 24 周以后。因子宫增大明显，使横膈抬高，引起呼吸困难；胃部受压、胀满，食欲下降，摄入量减少，孕妇会感到极度疲劳和腰背部疼痛。孕妇自诉多处有胎动，而非固定于某一处。

知识点4：双胎妊娠的辅助检查　　　　　　　　　　　副高：掌握　正高：掌握

（1）产前检查：有下列情况应考虑双胎妊娠：①子宫比孕周大，羊水量也较多；②孕晚期触及多个小肢体和两胎头；③胎头较小，与子宫大小不成比例；④在不同部位听到两个频率不同的胎心，同时计数1分钟，胎心率相差10次以上，或两胎心音之间隔有无音区；⑤孕中晚期体重增加过快，不能用水肿及肥胖进行解释者。

（2）B型超声检查：可以早期诊断双胎、畸胎，能提高双胎妊娠的孕期监护质量。B型超声在孕7~8周时见到两个妊娠囊，孕13周后清楚显示两个胎头光环及各自拥有的脊柱、躯干、肢体等，B型超声对中晚期的双胎诊断率几乎达100%。

（3）多普勒胎心仪：应用多普勒胎心仪在妊娠12周后听到两个频率不同的胎心音。

知识点5：双胎妊娠的治疗要点　　　　　　　　　　　副高：掌握　正高：掌握

（1）妊娠期：及早诊断出双胎妊娠者，增加其产前检查次数，注意休息，加强营养，注意预防贫血、妊娠期高血压疾病的发生，防止早产、羊水过多、产后出血等。

（2）分娩期：观察产程和胎心变化，如发现有宫缩乏力或产程延长，应及时处理。正确助产，必要时采用阴道助产术，并注意防止胎头交锁导致难产。

（3）产褥期：第二个胎儿娩出后应立即肌注或静滴缩宫素，腹部放置沙袋，防止腹压骤降引起休克，同时预防发生产后出血，尤其是产后2~4小时内的迟缓性出血。必要时使用抗生素预防感染。

知识点6：双胎妊娠的护理评估　　　　　　　　　　副高：熟练掌握　正高：熟练掌握

（1）健康史：询问家族中有无多胎史，孕妇的年龄、胎次，孕前是否使用促排卵药；了解本次妊娠经过及产前检查情况等。

（2）身体状况：评估孕妇的早孕反应程度，食欲、呼吸情况，以及下肢水肿、静脉曲张程度。孕妇经常主诉感到多处胎动而非某一固定部位。

（3）心理-社会状况：双胎妊娠的孕妇在孕期必须适应两次角色转变，首先是接受妊娠，其次当被告知是双胎妊娠时，必须适应第二次角色转变，即成为两个孩子的母亲。双胎妊娠属于高危妊娠，孕妇既兴奋又常常担心母儿的安危，尤其是担心胎儿的存活率。

知识点7：双胎妊娠的护理诊断　　　　　　　　　　副高：熟练掌握　正高：熟练掌握

（1）有受伤的危险：与双胎妊娠引起早产有关。
（2）潜在并发症：早产、脐带脱垂或胎盘早剥。

知识点 8：双胎妊娠的护理措施　　　　　副高：熟练掌握　　正高：熟练掌握

（1）一般护理

1）增加产前检查的次数，每次监测宫高、腹围和体重。

2）注意多休息，尤其是妊娠最后 2~3 个月，要求卧床休息，防止跌伤意外。卧床时最好取左侧卧位，增加子宫、胎盘的血供，减少早产的机会。

3）加强营养，尤其是注意补充铁、钙、叶酸等，以满足妊娠的需要。

（2）病情观察：双胎妊娠孕妇易伴发妊娠期高血压疾病、羊水过多、前置胎盘、贫血等并发症，因此，应加强病情观察，及时发现并处理。

（3）症状护理：双胎妊娠的孕妇胃区受压致食欲减退，因此应鼓励孕妇少量多餐，满足孕期需要，必要时给予饮食指导，如增加铁、叶酸、维生素的供给。因双胎妊娠的孕妇腰背部疼痛症状较明显，应注意休息，可指导其做骨盆倾斜运动，局部热敷也可缓解症状。采取措施预防静脉曲张的发生。

（4）心理护理：帮助双胎妊娠的孕妇完成两次角色转变，接受成为两个孩子母亲的事实。告知双胎妊娠虽属于高危妊娠，但孕妇不必过分担心母儿的安危，说明保持心情愉快，积极配合治疗的重要性。指导家属准备双份新生儿用物。

（5）治疗配合

1）严密观察产程和胎心率变化，如发现有宫缩乏力或产程延长，及时处理。按医嘱使用抗生素。

2）第一个胎儿娩出后，立即断脐，协助扶正第二个胎儿的胎位，以保持纵产式，通常在等待 20 分钟左右，第二个胎儿自然娩出。如等待 15 分钟仍无宫缩，则可协助人工破膜或遵医嘱静脉滴注缩宫素（催产素）促进宫缩。产程过程中应严密观察，及时发现脐带脱垂或胎盘早剥等并发症。

3）为预防产后出血的发生，产程中开放静脉通道，做好输液、输血准备；第二个胎儿娩出后应立即肌内注射或静脉滴注缩宫素，腹部放置沙袋，并以腹带紧裹腹部，防止腹压骤降引起休克。产后严密观察子宫收缩及阴道流血情况，发现异常及时配合处理。

4）双胎妊娠者如系早产，产后应加强对早产儿的观察和护理。

知识点 9：双胎妊娠的健康指导　　　　　副高：掌握　　正高：熟练掌握

护士应指导孕妇注意休息，加强营养，注意阴道流血量和子宫复旧情况，及早识别产后出血、感染等异常情况。并指导产妇正确进行母乳喂养，选择有效的避孕措施。

第五节 胎盘早剥

知识点1: 胎盘早剥的概念　　　　　　　　副高: 熟练掌握　　正高: 熟练掌握

妊娠20周以后或分娩期，正常位置的胎盘在胎儿娩出前，部分或全部从子宫壁剥离，称为胎盘早剥。胎盘早剥是妊娠晚期的严重并发症，具有起病急、发展快的特点。如果处理不及时可危及母儿生命。胎盘早剥的发病率，国外报道为1%~2%，国内报道为0.46%~2.1%。

知识点2: 胎盘早剥的病因及发病机制　　　　副高: 熟练掌握　　正高: 熟练掌握

病因目前尚不十分清楚，其发病可能与以下因素有关。

（1）血管病变：妊娠期高血压疾病、慢性高血压、慢性肾脏疾病或全身血管病变的患者常并发胎盘早剥。其原因是妊娠合并上述疾病时，底蜕膜螺旋小动脉痉挛或硬化，引起远端毛细血管缺血坏死以致破裂出血，血液流至底蜕膜层形成血肿，导致胎盘自子宫壁剥离。

（2）机械性因素：当腹部受撞击、挤压、摔伤或行外倒转术纠正胎位时动作粗暴等，均可造成血管破裂而发生胎盘早剥。此外，脐带过短或因脐带绕颈、绕体等相对较短时，分娩过程中胎儿下降牵拉脐带也能造成胎盘早剥。

（3）子宫静脉压突然升高：妊娠晚期或临产后，孕妇长时间取仰卧位时，可发生仰卧位低血压综合征。此时由于巨大的妊娠子宫压迫下腔静脉，回心血量减少，血压下降，而子宫静脉淤血，静脉压升高，导致蜕膜静脉床淤血或破裂，部分或全部胎盘自子宫壁剥离。

（4）子宫内压力突然下降：羊水过多时无论是在自然或人工破膜时，如果羊水流出过快或双胎分娩第一个胎儿娩出后，均可使子宫收缩致宫腔缩小而发生胎盘错位引起剥离。

（5）其他：其他一些高危因素包括吸烟、营养不良、吸毒（如吸可卡因）、孕妇有血栓形成倾向、子宫肌瘤（尤其是胎盘附着部位肌瘤）等与发生胎盘早剥有关。另外，有胎盘早剥史者再次发生的可能性增加。

知识点3: 胎盘早剥的病理生理　　　　　　　副高: 熟练掌握　　正高: 熟练掌握

胎盘早剥的主要病理变化是底蜕膜出血并形成血肿，使胎盘自附着处剥离。如果剥离面小，血液很快凝固，临床可无明显症状；如果剥离面大，继续出血，形成胎盘后血肿。胎盘后血肿可使胎盘剥离面不断扩大，出血越来越多，当血液冲开了胎盘边缘及胎膜，沿胎膜与宫壁间经宫颈向外流出，即为显性出血或外出血。如果胎盘边缘仍附着于子宫壁上，或胎膜与子宫壁未剥离，血液不向外流而积聚在胎盘与子宫壁之间，为隐性出血或内出血。当内出血过多时，血液也可冲开胎盘边缘与胎膜，向宫颈口外流出，形成混合性出血。偶尔情况下，出血穿破羊膜流入羊水中，形成血性羊水。

大量内出血时，血液积聚于胎盘与子宫壁之间，局部压力不断增大，使血液向子宫肌层内浸润，引起肌纤维分离、断裂、变性，当血液浸入子宫浆膜层时，子宫表面出现紫蓝色淤斑，在胎盘附着处更为明显，称为子宫胎盘卒中，又称库弗莱尔子宫。

严重的胎盘早剥者，从剥离处的胎盘绒毛和蜕膜中释放大量的组织凝血活酶进入母体循环，激活凝血系统而发生弥散性血管内凝血（DIC），最终导致凝血功能障碍。

知识点 4：胎盘早剥的临床表现　　　　　　　副高：掌握　　正高：掌握

根据病情严重程度，将胎盘早剥分为 3 度。

（1）Ⅰ度：多见于分娩期，胎盘剥离面积小，患者常无腹痛或腹痛轻微，贫血体征不明显。腹部检查见子宫软，大小与妊娠周数相符，胎位清楚，胎心率正常。产后检查见胎盘母体面有凝血块及压迹即可诊断。

（2）Ⅱ度：胎盘剥离面为胎盘面积 1/3 左右。主要症状为孕妇突然发生持续性腹痛、腰酸或腰背痛，疼痛程度与胎盘后积血量成正比。无阴道出血或出血量不多，贫血程度与阴道出血量不相符。腹部检查见子宫大于妊娠周数，子宫底随胎盘后血肿增大而升高。胎盘附着处压痛明显（胎盘位于后壁则不明显），宫缩有间歇，胎位可被扪及，胎儿存活。

（3）Ⅲ度：患者可出现恶心、呕吐、面色苍白、四肢湿冷、脉搏细数、血压下降等休克症状，且休克程度大多与阴道出血量不成正比。腹部检查见子宫硬如板，于宫缩间歇时不能松弛，胎位扪不清，胎心消失。若患者无凝血功能障碍属Ⅲa，有凝血功能障碍属Ⅲb。

知识点 5：胎盘早剥的辅助检查　　　　　　　副高：掌握　　正高：掌握

（1）产科检查：通过四步触诊判定胎方位、胎心情况、宫高变化、腹部压痛范围和程度等。

（2）B 型超声检查：正常位置的胎盘 B 型超声图像应紧贴子宫体部后壁、前壁或侧壁，若胎盘与子宫壁之间有血肿时，在胎盘后方出现液性低回声区，暗区常不止一个，并见胎盘增厚。若胎盘后血肿较大时，能见到胎盘胎儿面凸向羊膜腔，甚至能使子宫内的胎儿偏向对侧。若血液渗入羊水中，见羊水回声增强、增多，系羊水混浊所致。当胎盘边缘已与子宫壁分离时，未形成胎盘后血肿，见不到上述图像，故 B 型超声诊断胎盘早剥有一定的局限性。重型胎盘早剥时常伴胎心、胎动消失。

（3）实验室检查：主要了解患者贫血程度及凝血功能。重型胎盘早剥患者应检查肾功能与二氧化碳结合力。若并发 DIC 时进行筛选试验（血小板计数、凝血酶原时间、纤维蛋白原测定），结果可疑者可做纤溶确诊试验（凝血酶时间、优球蛋白溶解时间、血浆鱼精蛋白副凝试验）。

知识点 6：胎盘早剥的治疗要点　　　　　　　　副高：掌握　　正高：掌握

胎盘早剥的处理原则是纠正休克，及时终止妊娠。孕妇入院时，若处于休克状态，首先积极补充血容量，及时输入新鲜血液，尽快改善孕妇状况。胎盘早剥一经确诊，必须及时终止妊娠。终止妊娠的方法根据胎次、早剥的严重程度、胎儿宫内状况及宫口开大等情况而定，同时处理并发症，如弥散性血管内凝血、急性肾衰竭、产后出血等。

知识点 7：胎盘早剥的护理评估　　　　　　　副高：熟练掌握　　正高：熟练掌握

（1）健康史：妊娠晚期或临产时突然发生腹部剧痛，有急性贫血或休克现象应引起高度重视。护理人员需结合有无妊娠期高血压疾病、原发性高血压病史、胎盘早剥史、慢性肾炎史、仰卧位低血压综合征史及外伤史等进行综合评估。

（2）身体状况：胎盘早剥孕妇内出血较多时，常表现为急性贫血和休克症状，仅有少量阴道出血或无阴道出血。因此应重点评估孕妇腹痛的程度、性质、生命体征和一般情况。通过 B 超和胎心监测了解胎儿宫内情况，B 超还可显示胎盘早剥的典型声像图，并可与前置胎盘相鉴别。如果实验室检查出现血小板降低、血浆凝血酶原时间延长、血浆纤维蛋白原减少则提示 DIC。

（3）心理-社会状况：此类孕妇入院时，常常情况危急，母儿生命均危在旦夕，孕妇及其家属均感到高度紧张和恐惧。如果已确定胎死宫内，产妇常有内疚、失落、悲痛情绪。

知识点 8：胎盘早剥的护理诊断　　　　　　　副高：熟练掌握　　正高：熟练掌握

（1）潜在并发症：DIC、产后出血、急性肾衰竭、羊水栓塞等。
（2）恐惧：与母儿生命受到威胁有关。
（3）预感性悲哀：与担心切除子宫不能再生育有关。
（4）有胎儿受伤的危险：与胎盘血供减少或中断有关。

知识点 9：胎盘早剥的护理措施　　　　　　　副高：熟练掌握　　正高：熟练掌握

（1）病情观察：严密观察产妇的生命体征、面色及腹痛情况，注意有无休克的征象。
（2）急救护理：对处于休克状态的危重患者，应立即取头低足高位，保暖，开放两条静脉通路，迅速补充血容量，改善血液循环，遵医嘱送检标本，配合辅助检查，做好术前准备。密切监测胎儿状况。
（3）积极配合治疗，协助终止妊娠
1）经阴道分娩的轻症患者，应先行人工破膜，缓慢流出羊水，缩小子宫容积，并用腹带包扎，压迫局部使胎盘不再继续剥离。产程中继续监测产妇生命体征、宫底高度、子宫局部压痛、阴道出血和胎心变化。

2）估计在短时间内不能经阴道结束分娩者，或产程无进展、有胎儿宫内窘迫者，应迅速施行剖宫产术，并做好产妇及新生儿的抢救工作。

3）发生子宫胎盘卒中并经治疗无效者，应做好子宫全切的手术准备工作。

（4）预防产后并发症：做好产后大出血的抢救准备，开通静脉通路，分娩后及时使用子宫收缩剂，配合按摩子宫，防止出血。防止凝血功能障碍的发生，分娩后注意有无全身出血倾向，有无出血不凝的现象。对出血较多的产妇，产后应关注尿量，防止发生肾功能损害。

（5）提供心理支持：告知患者胎盘早剥的相关知识，如病因、治疗和预后等，以及目前的情况对母儿的影响。鼓励患者说出自己内心的感受和担忧，并提供心理支持。在分娩期间多用鼓励性语言，给患者提供动力和信心。

（6）产褥期护理：饮食上注意增加营养，多吃富含蛋白质、维生素、矿物质及丰富膳食纤维的食物，多食水果和蔬菜。适当增加补血食物的摄入，如动物肝脏、黑木耳等。勤换卫生巾，每天会阴擦洗2次，保持会阴清洁，预防感染。根据产妇情况给予合理的母乳喂养和乳房护理的指导。

知识点10：胎盘早剥的健康指导　　　　副高：掌握　正高：熟练掌握

（1）产后饮食指导：产妇应进食富含蛋白质、维生素、微量元素的食物及新鲜蔬菜和水果，特别是含铁丰富的食物，如瘦肉、猪肝、大枣等，有利于纠正贫血，避免生冷、辛辣食品。

（2）卫生指导：勤换会阴垫，保持外阴清洁，42天内禁止盆浴及性生活。

（3）心理调适指导：与产妇及家属共同讨论此次发病及抢救经过。如果胎儿已死亡，建议家属多给予产妇心理支持，鼓励产妇休产假期间，多与家人和朋友交流，参加力所能及的社会活动。

（4）乳房护理指导：如果胎儿存活，根据产妇身体情况指导母乳喂养，保持乳汁通畅。如死产者需及时给予退乳措施。

（5）复诊指导：嘱产妇42天后来医院复查，如有阴道出血增多、腹部切口红肿等异常情况，随时复诊。

第六节　前置胎盘

知识点1：前置胎盘的概念　　　　副高：熟练掌握　正高：熟练掌握

正常妊娠时，胎盘附着于子宫体的前壁、后壁或侧壁，妊娠28周后，胎盘附着于子宫下段，甚至胎盘下缘达到或覆盖宫颈内口，其位置低于胎先露部，称为前置胎盘。前置胎盘是妊娠晚期的严重并发症，也是妊娠晚期出血最常见的原因，其发病率国外报道为0.5%，国内报道为0.24%~1.57%。

知识点2：前置胎盘的病因及发病机制	副高：掌握　正高：掌握

目前尚不明确，可能与以下原因有关。

（1）子宫内膜发育不良：当子宫内膜有过损伤或瘢痕（如产褥感染、多产、剖宫产或多次刮宫、子宫内膜炎），都可引起子宫内膜发育不良，使子宫蜕膜血管生长不良、营养不足，致使胎盘为摄取足够的营养而扩大面积，伸展到子宫下段，形成前置胎盘。

（2）胎盘面积过大或胎盘形状异常：由于多胎妊娠或巨大儿形成过大面积的胎盘，伸展至子宫下段或遮盖了子宫颈内口；或有副胎盘延伸至子宫下段。

（3）受精卵发育迟缓：当受精卵到达宫腔时，因其尚未达到植入条件而继续下移植入子宫下段，在该处生长发育而形成前置胎盘。

（4）宫腔形态异常：当子宫畸形或子宫肌瘤等原因使宫腔的形态改变致胎盘附着在子宫下段。

（5）其他原因：有报道吸烟、吸毒者可引起胎盘的血流减少，缺氧使胎盘代偿性增大，从而增加前置胎盘的危险性。

知识点3：前置胎盘的临床表现	副高：掌握　正高：掌握

（1）症状：妊娠晚期或临产时，发生无诱因、无痛性的反复阴道出血是前置胎盘的典型症状。出血是由于妊娠晚期或临产后子宫下段逐渐伸展，宫颈管消失，宫颈扩张，但附着于子宫下段或宫颈内口的胎盘不能相应地伸展，从而导致前置部分的胎盘自其附着处剥离，血窦破裂出血。初次发生阴道出血的时间、出血量的多少、反复发作的次数与前置胎盘的类型有关。完全性前置胎盘，初次出血的时间早，在妊娠28周左右，称为"警戒性出血"，反复出血的次数频繁，出血量较多，有时一次大量出血可使患者休克。边缘性前置胎盘者，初次出血时间较晚，多于妊娠37~40周或临产后，量较少。部分性前置胎盘的出血量和初次出血时间介于二者之间。

（2）体征：患者情况与出血量有关，大量出血呈面色苍白、脉搏增快且微弱、血压下降等休克表现。腹部检查：子宫软，无压痛，大小与停经月份一致。由于子宫下段有胎盘占据，影响胎先露部入盆，故胎先露高浮，易并发胎位异常。前置胎盘位于子宫下段前壁时，可于耻骨联合上方听到胎盘血管杂音。若已临产，宫缩为阵发性，宫缩间歇期子宫肌肉可以完全放松。

知识点4：前置胎盘的辅助检查　　　　　　　副高：掌握　正高：掌握

（1）产前检查：子宫大小与停经月份一致，胎方位清楚，先露高浮，胎心可以正常，也可因孕妇失血过多致胎心异常或消失。前置胎盘位于子宫下段前壁者，可于耻骨联合上方听到血管杂音。临产后检查，宫缩为阵发性，间歇期子宫肌肉可以完全放松。

（2）超声波检查：B型超声断层像可清楚看到子宫壁、胎头、宫颈和胎盘的位置，胎盘定位率达95%以上，可反复检查，是目前最安全最有效的首选方法。

（3）阴道检查：目前一般不主张应用。只有在近预产期出血不多时，终止妊娠前为排除其他出血原因或明确诊断决定分娩方式前考虑采用，要求阴道检查操作必须在输血、输液和做好手术准备的情况下方可进行。怀疑前置胎盘者，切忌肛查。

（4）产后检查：胎盘的前置部分可见陈旧性血块附着呈黑紫色或暗红色，如这些改变位于胎盘的边缘，而且胎膜破口处距胎盘边缘<7cm，则为前置胎盘。如行剖宫产术，术中可直接了解胎盘附着的部位可确立诊断。

知识点5：前置胎盘的治疗要点　　　　　　　副高：掌握　正高：掌握

抑制宫缩、止血、纠正贫血和预防感染。根据阴道出血量、有无休克、妊娠周数、产次、胎位、胎儿是否存活、是否临产及前置胎盘类型等做出决定，制订具体方案。

（1）期待疗法：其目的是在保证孕妇安全的前提下使胎儿能达到或更接近足月，从而提高围生儿成活率。这种方案适用于妊娠37周以前或估计胎儿体重<2300g，阴道出血不多，孕妇全身情况良好，胎儿存活者。住院期间严密观察病情变化，为孕妇提供全面优质护理是期待疗法的关键措施。

（2）终止妊娠：适用于入院时出血性休克者，或期待疗法中发生大出血或出血量虽少，但妊娠已近足月或已临产者，应采取积极措施选择最佳方式终止妊娠。其中剖宫产术能迅速结束分娩，既能提高胎儿存活率又能迅速减少或制止出血，是处理前置胎盘的主要手段。阴道分娩适用于边缘性前置胎盘、胎先露为头位、临产后产程进展顺利并估计能在短时间内结束分娩者。

知识点6：前置胎盘的护理评估　　　　　　　副高：熟练掌握　正高：熟练掌握

（1）健康史：除个人健康史外，在孕产史中尤其注意识别有无剖宫产史、人工流产史及子宫内膜炎等前置胎盘的易发因素；此次妊娠过程中，特别是孕28周后是否出现无痛性、无诱因、反复阴道出血症状，并详细记录具体治疗经过。

（2）身体状况：产科检查可见：子宫软，无压痛，大小与妊娠周数相符，胎先露部高浮，胎心音可以正常，也可因孕妇失血过多致胎心音异常或消失。前置胎盘位于子宫下段前壁时，可于耻骨联合上方听到胎盘血管杂音。临产后，宫缩为阵发性，间歇期子宫肌肉可以完全放松。

（3）心理-社会状况：患者的一般情况与出血量的多少密切相关。大量出血时可出现面色苍白、脉搏细弱、血压下降等休克症状。孕妇及其家属可因突然阴道出血而感到恐惧或焦虑，既担心孕妇的健康，又担心胎儿的安危，导致恐惧紧张、手足无措等情绪。

知识点 7：前置胎盘的护理诊断　　　　　　副高：熟练掌握　正高：熟练掌握

（1）组织灌流改变：与前置胎盘所致出血有关。

（2）胎儿有受伤的危险：与出血导致胎盘供血不足有关。

（3）有感染的危险：与大出血导致机体抵抗力下降及胎盘剥离面靠近子宫颈口，细菌易经阴道上行感染有关。

（4）焦虑：与担心自身及胎儿的安危有关。

知识点 8：前置胎盘的护理措施　　　　　　副高：熟练掌握　正高：熟练掌握

（1）病情观察：严密观察阴道出血量和性质，保留会阴垫，便于估计出血量。观察宫缩频率及强度，听胎心或行胎心监护，监测孕妇血压、脉搏、呼吸、体温、尿量、意识变化，及时发现休克征象。禁止肛检和阴道检查。

（2）抗休克护理：取平卧或头低位，给予氧气吸入，同时注意保暖。建立静脉通道，抽血、配血、输液，先给予平衡液或遵医嘱输入羟乙基淀粉。

（3）终止妊娠的护理：行术前准备，交待产妇禁食禁水，备皮，导尿，做好母婴急救准备。

（4）预防产后出血和感染的护理：胎儿娩出后，尽早使用缩宫药，以预防产后大出血。产妇回病房休息时严密观察产妇的生命体征、阴道出血情况，发现异常及时报告医生，以防止或减少产后出血；及时更换会阴垫，以保持会阴部清洁、干燥。

（5）期待疗法的护理

1）抑制宫缩药物的护理：抑制宫缩能有效减少前置胎盘的出血，延长孕周。目前常用的药物有盐酸利托君和硫酸镁，盐酸利托君会使心率增快，硫酸镁使用过量会出现镁中毒症状。因此，需严密观察药物的不良反应。

2）一般护理：绝对卧床休息，尤以左侧卧位为适宜，止血后方可轻微活动；定时吸氧，每日 2 次；使用消毒会阴垫并保留，以便估计出血量。保持外阴清洁，保持大便通畅。

3）纠正贫血：除口服补血药物、输血等措施外，需加强饮食指导，建议孕妇多食用高蛋白质以及含铁丰富的食物。

4）胎儿监测：听胎心每日 6 次，NST 每日 1~2 次。

5）严密观察病情变化：阴道出血量增多，立即报告医生，配合处理。有休克体征时，应积极抗休克，及时终止妊娠。

6）心理护理：多与孕妇交流，增加孕妇的信任感、安全感。根据孕妇爱好，选择听轻音乐、看书、看电视等活动分散精力，提供积极的心理支持，减轻焦虑和恐惧感。

知识点9：前置胎盘的健康指导　　　　副高：掌握　正高：熟练掌握

（1）自我监护指导：向孕妇讲解前置胎盘的出血特点，教会孕妇自数胎动的方法，告诉孕妇如出现阴道出血、胎动异常、规律宫缩、阴道流水等情况应立即报告医护人员。

（2）活动指导：左侧卧位休息，吸氧20分钟，每日2次，避免诱发宫缩的活动，如抬举重物、性生活，保持排便通畅，避免便秘而诱发阴道出血。指导孕妇主动活动双下肢，建议使用抗血栓压力带，预防下肢血栓的形成。

（3）用药指导：讲解在非手术治疗期间，如使用盐酸利托君时出现心慌症状是正常现象，在孕妇能耐受的情况下需坚持用药。如使用硫酸镁静脉滴注，要告诉孕妇监测呼吸、膝反射和尿量的意义，配合护士观察病情。

（4）饮食指导：指导孕妇进食富含蛋白质、维生素、微量元素的食物，多食用富含粗纤维的新鲜蔬菜和水果，多饮水，在保证母儿营养的同时要防止便秘。

第七节　胎儿窘迫

知识点1：胎儿窘迫的概念　　　　副高：熟练掌握　正高：熟练掌握

胎儿窘迫是指胎儿在宫内有缺氧征象，危及胎儿健康和生命。胎儿窘迫是一种综合症状，主要发生在临产过程，也可发生在妊娠后期。发生在临产过程者，可以是发生在妊娠后期的延续和加重。

知识点2：胎儿窘迫的病因及发病机制　　　　副高：熟练掌握　正高：熟练掌握

母体血液含氧量不足、母儿间血氧运输或交换障碍及胎儿自身异常因素等均可导致胎儿窘迫。其基本病理生理变化是缺血、缺氧引起的一系列变化。

（1）母亲因素：母亲患有高血压、慢性肾炎、妊娠期高血压疾病、重度贫血、心脏病、心力衰竭、肺心病、产前出血性疾病、创伤和急产或子宫不协调性收缩、缩宫素使用不当、产程延长、子宫过度膨胀、胎膜早破等。

（2）胎儿因素：胎儿有心血管系统疾病（如严重的先天性心血管疾病）、呼吸系统疾病、颅内出血、胎儿畸形、母儿血型不合及胎儿宫内感染等。

（3）脐带、胎盘因素：脐带和胎盘功能障碍影响胎儿不能获得所需氧气和营养物质，如脐带长度异常、缠绕、打结；胎盘因素有植入异常、形状异常、发育障碍和循环障碍等。

知识点 3：胎儿窘迫的病理生理　　　　　　　　　　　副高：掌握　正高：掌握

胎儿窘迫的基本病生理变化是缺血缺氧引起的一系列变化。缺氧早期或者一过性缺氧，机体主要通过减少胎盘和自身耗氧量代偿，胎儿则通过减少对肾与下肢血供等方式来保证心脑血流量，不产生严重的代偿障碍及器官损害。重度缺氧则可引起严重并发症。缺氧初期通过自主神经反射，兴奋交感神经，肾上腺儿茶酚胺及皮质醇分泌增多，血压上升及心率加快。胎儿的大脑、肾上腺、心脏及胎盘血流增加，而肾、肺、消化系统等血流减少，出现羊水减少、胎儿发育迟缓等。若缺氧继续加重，则转为兴奋迷走神经，血管扩张，有效循环血量减少，主要脏器的功能由于血流不能保证而受损，于是胎心率减慢。缺氧继续发展下去，可引起严重的脏器功能损害，尤其可以引起缺血缺氧性脑病，甚至胎死宫内。此过程基本是低氧血症至缺氧，然后至代谢性酸中毒，主要表现为胎动减少，羊水少，胎心监护基线变异差，出现晚期减速，甚至出现呼吸抑制。由于缺氧时肠蠕动加快，肛门括约肌松弛引起胎粪排出。此过程可以形成恶性循环，更加重母儿的危险。不同原因引起的胎儿窘迫表现过程可以不完全一致，所以应加强监护，积极评价，及时发现高危征象并积极处理。

知识点 4：胎儿窘迫的临床表现　　　　　　　　　　　副高：掌握　正高：掌握

胎儿窘迫的主要表现为胎心音改变、胎动异常及羊水胎粪污染或羊水过少，严重者胎动消失。根据其临床表现，可以分为急性胎儿窘迫和慢性胎儿窘迫。急性胎儿窘迫多发生在分娩期，主要表现为胎心率加快或减慢，CST 或者 OCT 等出现频繁的晚期减速或变异减速；羊水胎粪污染和胎儿头皮血 pH 下降，出现酸中毒。羊水胎粪污染可以分为 3 度：Ⅰ度为浅绿色，Ⅱ度为黄绿色并混浊，Ⅲ度为棕黄色，稠厚。慢性胎儿窘迫常发生在妊娠末期，往往延续至临产并加重，主要表现为胎动减少或消失，NST 基线平直，胎儿生长受限，胎盘功能减退，羊水胎粪污染等。

知识点 5：胎儿窘迫的辅助检查　　　　　　　　　　　副高：掌握　正高：掌握

（1）胎盘功能检查：出现胎儿窘迫的孕妇一般 24 小时尿雌三醇（E_3）<10mg 或连续监测急剧减少 >30%，或于妊娠末期连续多次测定在 10mg/24h 以下。

（2）胎心监测：胎动时胎心率加速不明显，基线变异率 <3 次/分，出现晚期减速、变异减速等。

（3）胎儿头皮血血气分析：诊断胎儿窘迫 pH < 7.2（正常值 7.25 ~ 7.35），PO_2 <10mmHg，PCO_2 >60mmHg，可诊断为代谢性酸中毒。

知识点 6：胎儿窘迫的治疗要点　　　　　副高：掌握　正高：掌握

（1）改变孕妇体位：建议孕妇左侧卧位，避免平卧。

（2）吸氧：高流量吸氧，持续 30 分钟，观察胎心变化。

（3）降低宫缩的频率和强度：如因缩宫素使宫缩过强造成胎心率减慢者，应立即停止静脉滴注，必要时使用宫缩抑制药。

（4）改善孕妇的血液循环：如孕妇有脱水、血容量不足的情况，应予补液、补血，纠正低血压状态。

（5）纠正酸中毒和电解质紊乱。

（6）急性胎儿窘迫者，如宫口开全，胎先露部已达坐骨棘平面以下 3cm 者，应尽快阴道助产娩出胎儿；宫颈未完全扩张，胎儿窘迫情况不严重者，给予吸氧，嘱孕妇左侧卧位，观察 10 分钟，如胎心率变为正常，可继续观察。病情紧迫或经上述处理无效者，立即剖宫产结束分娩。

知识点 7：胎儿窘迫的护理评估　　　　　副高：熟练掌握　正高：熟练掌握

（1）健康史：了解孕妇的年龄、生育史、内科疾病史如高血压、慢性肾炎、心脏病等；本次妊娠经过如妊娠期高血压疾病、胎膜早破、子宫过度膨胀（如羊水过多和多胎妊娠）；分娩经过如产程延长（特别是第二产程延长）、缩宫素使用不当。了解有无胎儿畸形、胎盘功能的情况。

（2）身体状况：胎儿窘迫时，孕妇自感胎动增加或停止。在窘迫的早期可表现为胎动过频，>20 次/天，如缺氧未纠正或加重则胎动转弱且次数减少，进而消失。胎儿轻微或慢性缺氧时，胎心率加快，>160 次/分；如长时间或严重缺氧，则会使胎心率减慢。胎心率若 <100 次/分，提示胎儿危险。胎儿窘迫时主要评估羊水量和性状。

（3）心理-社会状况：孕产妇夫妇因为胎儿的生命遭遇危险而产生焦虑，对需要手术结束分娩产生犹豫、无助感。对于胎儿不幸死亡的孕产夫妇，感情上受到强烈的创伤，通常会经历否认、愤怒、抑郁、接受的过程。

知识点 8：胎儿窘迫的护理诊断　　　　　副高：熟练掌握　正高：熟练掌握

（1）气体交换受损（胎儿）：与胎盘子宫的血流改变、血流中断（脐带受压）或血流速度减慢（子宫-胎盘功能不良）有关。

（2）焦虑：与胎儿宫内窘迫状态有关。

（3）预期性悲哀：与胎儿可能死亡有关。

知识点 9：胎儿窘迫的护理措施　　　　　　副高：熟练掌握　正高：熟练掌握

（1）孕妇左侧卧位，间断吸氧。严密监测胎心变化，一般每 15 分钟听 1 次胎心或进行胎心监护，注意胎心变化型态。

（2）为手术者做好术前准备，如宫口开全、胎先露部已达坐骨棘平面以下 3cm 者，应尽快手术助产娩出胎儿。

（3）做好新生儿抢救和复苏的准备。

（4）心理护理

1）一般心理护理：向孕产妇夫妇提供相关信息，将真实情况告知，有助于孕产夫妇减轻焦虑，也可帮助他们面对现实。必要时陪伴他们，对他们的疑虑给予适当的解释。

2）胎儿死亡的父母亲的心理护理：护士可安排一个远离其他婴儿和产妇的单人房间，陪伴他们或安排家人陪伴他们，勿让他们独处。鼓励他们诉说悲伤，接纳其哭泣及抑郁的情绪，陪伴在旁提供支持及关怀。如果他们愿意，可让他们看看死婴并同意他们为死产婴儿做一些事情，包括沐浴、更衣、命名、拍照或举行丧礼。但事先应向他们描述死婴的情况，使之有心理准备。解除"否认"的态度而进入下一个阶段。提供足印卡、床头卡等作纪念。帮助他们使用适合自己的压力应对技巧和方法。

知识点 10：胎儿窘迫的健康指导　　　　　　副高：掌握　正高：熟练掌握

（1）休息：注意休息，避免重体力劳动。

（2）饮食：进食营养丰富、易消化吸收食物；饮食多样化、粗粮细粮搭配。

（3）卫生：穿棉质衣物，勤换内衣、内裤；剖宫产术后 2 周、顺产后 24 小时可淋浴；产褥期内禁止性生活、盆浴。

（4）避孕：顺产后避孕半年，剖宫产后避孕 2 年；母乳喂养者采取工具避孕。

（5）复查：如切口红肿、渗血、渗液或阴道出血超过月经量及时来院复查；如阴道流血及切口无异常，42 天返院复查。

第八节　胎膜早破

知识点 1：胎膜早破的概念　　　　　　副高：熟练掌握　正高：熟练掌握

胎膜早破（premature rupture of membrane，PROM）是指临产前胎膜破裂，是妊娠晚期常见的并发症。临床上，及时诊断并有效处理该并发症非常必要。妊娠 37 周后的胎膜早破的发生率为 10%，妊娠不满 37 周的胎膜早破发生率为 2.0%~3.5%。PROM 可导致早产、脐带脱垂及母婴感染等，若破膜时间超过 24 小时，感染率可增加 5~10 倍，且孕周越小，危害越大。

| 知识点 2：胎膜早破的病因及发病机制 | 副高：熟练掌握　正高：熟练掌握 |

（1）下生殖道感染：可由细菌、病毒或弓形虫上行感染引起胎膜炎，使胎膜局部张力下降而破裂。

（2）胎膜受力不均：胎先露部高浮、头盆不称、胎位异常可使胎膜受压不均导致破裂。

（3）羊膜腔内压力升高：常见于多胎妊娠、羊水过多等。

（4）营养因素：缺乏维生素 C、锌及铜，可使胎膜张力下降而破裂。

（5）宫颈内口松弛：由于先天性或创伤使宫颈内口松弛、前羊水囊楔入、受力不均及胎膜发育不良而发生胎膜早破。

（6）细胞因子 IL-1、IL-6、IL-8、TNF-α 升高，可激活溶酶体酶破坏羊膜组织导致胎膜早破。

（7）机械性刺激：创伤或妊娠后期性交也可导致胎膜早破。

| 知识点 3：胎膜早破的临床表现 | 副高：掌握　正高：掌握 |

孕妇突感有较多液体从阴道流出，有时可混有胎脂及胎粪，继而少量间断性排出，无腹痛等其他产兆。肛诊时将胎先露部上推，可见阴道流液量增加。阴道窥器检查见阴道后穹隆有羊水积聚或有羊水自宫口流出，即可确诊胎膜早破。伴羊膜腔感染时，阴道流液有臭味，并有发热，母儿心率增快，子宫压痛，白细胞计数增高、C 反应蛋白升高。隐匿性羊膜腔感染时，无明显发热，但常出现母儿心率增快。

| 知识点 4：胎膜早破的辅助检查 | 副高：掌握　正高：掌握 |

（1）阴道液酸碱度检查：正常阴道液呈酸性，pH 为 4.5~5.5；羊水的 pH 为 7.0~7.5；尿液的 pH 为 5.5~6.5。用 pH 试纸检查，若流出液 pH > 6.5 时，视为阳性，准确率可达 90%。要注意受血液、尿液、宫颈黏液、精液及细菌污染时出现的假阳性。

（2）阴道液涂片检查：阴道液干燥片检查有羊齿植物叶状结晶出现为羊水，准确率达 95%。

（3）羊膜镜检查：可直视胎先露部，看不到前羊膜囊，即可确诊为胎膜早破。

（4）胎儿纤维结合蛋白（fFN）测定：fFN 是胎膜分泌的细胞外基质蛋白。当宫颈及阴道分泌物内 fFN 含量 > 0.05mg/L 时，胎膜抗张能力下降，易发生胎膜早破。

（5）羊膜腔感染监测：①羊水细菌培养；②羊水涂片革兰染色检查细菌；③羊水白介

素 6 的测定：IL-6≥7.9ng/ml，提示羊膜腔感染；④血 C-反应蛋白 >8mg/L，提示羊膜腔感染。

知识点 5：胎膜早破的治疗要点　　　　　　　　　　副高：掌握　正高：掌握

（1）期待疗法：适用于妊娠 28~35 周、无感染征象、羊水池深度≥3cm 者。

1）一般处理：绝对卧床，保持外阴清洁，避免不必要的肛诊及阴道检查，密切观察产妇的体温、宫缩、阴道流液的性状和血白细胞计数。

2）预防感染：破膜超过 12 小时，预防性应用抗生素。

3）抑制宫缩：有宫缩者，给予宫缩抑制剂，如利托君、硫酸镁等。

4）促胎肺成熟：妊娠 35 周前，应用地塞米松或倍他米松。

（2）终止妊娠

1）阴道分娩：适用于胎肺成熟、妊娠满 35 周、宫颈成熟者。

2）剖宫产：适用于胎肺成熟、胎头高浮、胎位异常、宫颈不成熟、有感染征象，伴胎儿宫内窘迫者。

知识点 6：胎膜早破的护理评估　　　　　　　　副高：熟练掌握　正高：熟练掌握

（1）健康史：在收集一般病史时，尤其要仔细询问产妇阴道流液发生的时间。了解与阴道流液相关的病史，如宫颈手术史、阴道及宫颈慢性炎症史。破膜前有无过度劳累、外伤史，有无性交史。既往孕产史。本次妊娠中，有无异常病史，如胎位异常、双胎或多胎、羊水过多等。有无维生素缺乏的症状和体征等。

（2）身体状况：观察孕妇阴道液体流出的色、量，有无异味，在腹压增加的情况下有无液体流出或流出量增加，监测体温、脉搏、呼吸、血常规，监测胎心音的变化，以判断有无感染、脐带脱垂、胎儿窘迫的存在。注意评估有无子宫收缩及阴道血性分泌物流出等先兆早产的征象。

（3）心理-社会状况：注意孕妇及家属因突然发生不可自控的阴道排液而可能产生惊慌情绪及心理状况，了解其是否因对病情及胎儿的担心而产生焦虑、恐惧等。

知识点 7：胎膜早破的护理诊断　　　　　　　　副高：熟练掌握　正高：熟练掌握

（1）有胎儿受伤的危险：与脐带脱垂和早产儿肺部不成熟有关。

（2）躯体移动障碍：与绝对卧床有关。

（3）有感染的危险：与胎膜早破有关。

（4）焦虑：与环境改变、知识缺乏有关。

| 知识点 8：胎膜早破的护理措施 | 副高：熟练掌握　正高：熟练掌握 |

（1）观察

1）记录破膜时间，及时监听胎心。

2）观察羊水的色、质、量并记录。

3）无宫缩时每小时听取胎心，若胎心出现异常时，及时报告医生，并用胎心电子监护仪连续监护。

4）每天测量产妇体温 2 次，如体温 >37.5℃，每 4 小时测量 1 次，并报告医生，及时遵医嘱留取血常规标本送检。

（2）对症护理

1）保持会阴清洁，勤换消毒会阴垫，每日会阴护理 2 次。

2）对破膜 >12 小时者应预防性使用抗生素。

3）对胎先露未入盆或胎位异常者，应抬高孕妇臀部，绝对卧床休息。

4）胎儿出生后，遵医嘱使用抗生素预防感染。如早产不可避免时，应做好新生儿的抢救准备工作。

| 知识点 9：胎膜早破的健康指导 | 副高：掌握　正高：熟练掌握 |

（1）加强孕期卫生宣教，积极预防和治疗下生殖道感染。妊娠晚期避免性生活，避免重体力劳动和活动。

（2）加强产前检查，发现异常胎位者，应及时纠正。不能纠正或有头盆不称者，在接近临产时，应卧床休息，减少活动，减少不必要的阴道检查。

（3）孕妇若宫颈内口松弛，应卧床休息，并于妊娠 14~16 周行宫颈环扎术。

（4）加强孕期营养，避免维生素及微量元素的缺乏。

（5）一旦发生突然性阴道流液，应及时就诊。阴道流液量大时，取臀高卧位，及时送医。

第九节　羊水异常

一、羊水过多

| 知识点 1：羊水过多的概念 | 副高：熟练掌握　正高：熟练掌握 |

凡在妊娠任何时期内羊水量超过 2000ml 者，称为羊水过多。羊水的外观和性状与正常

无异样，多数孕妇羊水增多缓慢，在较长时间内形成，称为慢性羊水过多；少数孕妇可在数日内羊水急剧增加，称为急性羊水过多。其发生率为 0.5%~1%，妊娠合并糖尿病者可达20%。

知识点2：羊水过多的病因及发病机制　　　　副高：熟练掌握　　正高：熟练掌握

正常妊娠时，羊水量随着孕周的增加而增多，妊娠最后 2~4 周开始逐渐减少，足月时羊水量约 1000ml。对羊水过多的确切原因目前还不十分清楚，临床常见于以下几种情况。

（1）多胎妊娠：多胎妊娠并发羊水过多者是单胎的 10 倍，尤以单卵双胎居多。因为单卵双胎之间血液循环相互沟通，占优势的胎儿（其中体重较重的一个胎儿）循环血量较多，尿量增加，以致羊水增多。

（2）胎儿畸形：羊水过多孕妇中，约25%合并胎儿畸形，其中以中枢神经系统和上消化道畸形最为常见。如无脑儿、脊柱裂胎儿，因为脑脊膜裸露，脉络膜组织增殖，渗出液增加，导致羊水过多；严重脑积水胎儿、无脑儿，由于缺乏中枢吞咽功能、无吞咽反射及缺乏抗利尿激素致尿量增多而引起羊水过多；食管或小肠闭锁时不能吞咽羊水而导致羊水过多。

（3）孕妇患病：糖尿病孕妇的胎儿血糖也增高，胎儿多尿而排入羊水中。ABO 或 Rh 血型不合的孕妇，由于血型不合时胎儿免疫性水肿、胎盘绒毛水肿影响液体交换，导致羊水过多。文献报道，胎盘重量超过 800g 时，40% 的孕妇合并羊水过多。此外，妊娠期高血压疾病、急性肝炎、孕妇严重贫血等均可致羊水过多。

（4）胎盘脐带病变：胎盘绒毛血管瘤直径 >1cm、脐带帆状附着等有时也可引起羊水过多。

（5）特发性羊水过多：其原因不明。约有 30% 羊水过多者，未发现孕妇、胎儿或胎盘有任何异常。

知识点3：羊水过多的临床表现　　　　　　　　副高：掌握　　正高：掌握

（1）急性羊水过多：较少见，多发生在妊娠20~24周。羊水急速增多，子宫于数日内明显增大，产生一系列压迫症状。患者感腹部胀痛，行为不便，表情痛苦，因横膈抬高，出现呼吸困难，甚至发绀，不能平卧。检查见腹壁皮肤紧绷发亮，严重者皮肤变薄，皮下静脉清晰可见。巨大子宫压迫下腔静脉，影响静脉回流，出现下肢及外阴部水肿、静脉曲张。子宫明显大于妊娠月份，胎位不清，胎心遥远或听不清。

（2）慢性羊水过多：较多见，多发生于妊娠晚期。羊水可在数周内逐渐增多，症状较缓和，孕妇多能适应，仅感腹部增大较快，临床上无明显不适或仅出现轻微压迫症状。测量子宫长度及腹围大于同期妊娠。腹壁皮肤发亮、变薄，检查时感子宫张力大，有液体震颤感，胎位不清，胎心遥远。

羊水过多孕妇容易并发妊娠期高血压疾病、胎位不正、早产等。破膜后因子宫突然缩小，引起胎盘早剥。产后可引起子宫收缩乏力而致产后出血。羊水过多导致胎位异常增多；破膜时多量羊水流出可引起脐带脱垂、胎儿宫内窘迫及早产。

知识点4：羊水过多的辅助检查　　　　　　　　　　副高：掌握　正高：掌握

（1）B超：是羊水过多的重要辅助检查方法。B超诊断羊水过多的标准有两个：①测量羊水最大暗区垂直深度（AFV）>7cm即可考虑为羊水过多，有学者认为AFV>8cm才能诊断为羊水过多；②计算羊水指数（AFI），将孕妇腹部经脐横线与腹白线作为标志线，分为4个区，4个区羊水最大暗区垂直深度之和，即为羊水指数。国内资料>18cm为羊水过多。

（2）甲胎蛋白（alpha fetoprotein，AFP）测定：母血、羊水中AFP值明显增高提示胎儿畸形。胎儿神经管畸形（无脑儿、脊柱裂）、上消化道闭锁等羊水AFP呈进行性增加。羊水AFP平均值超过同期正常妊娠平均值3个标准差以上；孕妇血清AFP平均值超过同期正常妊娠平均值2个标准差以上，有助于临床诊断。

（3）孕妇血型及血糖检查：检查孕妇Rh、ABO血型，排除母儿血型不合。必要时行葡萄糖耐量试验，以排除妊娠期糖尿病。

（4）胎儿染色体检查：需排除胎儿染色体异常时，可做羊水细胞培养，或采集胎儿血培养，做染色体核型分析，了解染色体数目、结构有无异常。

知识点5：羊水过多的治疗要点　　　　　　　　　　副高：掌握　正高：掌握

（1）羊水过多合并胎儿畸形：处理原则为及时终止妊娠。

1）慢性羊水过多孕妇的一般情况尚好，无明显心肺压迫症状，经腹羊膜腔穿刺放出适量羊水后注入依沙吖啶50~100mg引产。

2）采用高位破膜器，自宫颈口沿胎膜向上送15~16cm刺破胎膜，使羊水以每小时500ml的速度缓慢流出，以免宫腔内压力骤减引起胎盘早剥。破膜放羊水过程中注意血压、脉搏及阴道出血情况。放羊水后，腹部放置沙袋或加压包扎防止休克。破膜后12小时仍无宫缩，需用抗生素并适当应用硫酸普拉酮钠促宫颈成熟，或用缩宫素、前列腺素引产。

3）先经腹部穿刺放出部分羊水，使压力减低后再做人工破膜，可避免胎盘早剥。

（2）羊水过多合并正常胎儿：应根据羊水过多的程度与胎龄而决定处理方法。

1）症状严重孕妇无法忍受（胎龄不足37周），应穿刺放羊水，用15~18号腰椎穿刺针行羊膜腔穿刺，以每小时500ml的速度放羊水，一次不超过1500ml，以症状缓解为度。放出羊水过多可引起早产。放羊水应在B型超声监测下进行，防止损伤胎盘及胎儿。严格消毒防止感染，酌情用镇静保胎药以防早产。3~4周后可重复以减低宫腔内压力。

2）前列腺素抑制药治疗：吲哚美辛（消炎痛）有抗利尿的作用，可抑制胎儿排尿治疗羊水过多。具体用量为2.0~2.2mg/（kg·d），用药时间1~4周，羊水再次增加可重复应用。用药期间，每周做1次B型超声进行监测。妊娠晚期羊水主要由胎尿形成，孕妇服用吲哚美辛后 15 分钟即可在胎血中检出。鉴于吲哚美辛有使动脉导管闭合的不良反应，故不宜广泛应用。

3）妊娠已近 37 周，在确定胎儿已成熟的情况下，行人工破膜，终止妊娠。

4）症状较轻可以继续妊娠，注意休息，低盐饮食，酌情用镇静药，严密观察羊水量的变化。

无论选用何种方式放羊水，均应从腹部固定胎儿为纵产式，严密观察宫缩，注意胎盘早剥症状与脐带脱垂的发生，预防产后出血。

知识点6：羊水过多的护理评估　　　　副高：熟练掌握　正高：熟练掌握

（1）健康史：详细询问病史，了解孕妇年龄、有无妊娠并发症、有无先天畸形家族史及生育史。

（2）身体状况：测量孕妇腹围、宫高、体重，了解孕妇有无因羊水过多引发的症状，例如呼吸困难、腹痛、食欲不振等不适。

（3）心理-社会状况：孕妇因子宫迅速异常增大，压迫症状严重、活动受限而烦躁不安。担心胎儿可能会有某种畸形，产生焦虑情绪。

知识点7：羊水过多的护理诊断　　　　副高：熟练掌握　正高：熟练掌握

（1）潜在并发症：早产、胎盘早剥、产后出血。
（2）焦虑：与胎儿畸形有关。
（3）低效性呼吸型态：与腹部过度膨胀，膈肌上升，胸腔体积减小有关。

知识点8：羊水过多的护理措施　　　　副高：熟练掌握　正高：熟练掌握

（1）一般护理：向孕妇及其家属介绍羊水过多的原因及注意事项。包括指导孕妇摄取低钠饮食，防止便秘。减少增加腹压的活动以防胎膜早破。

（2）病情观察：观察孕妇的生命体征，定期测量宫高、腹围和体重，判断病情进展，并及时发现并发症。观察胎心、胎动及宫缩，及早发现胎儿宫内窘迫及早产的征象。人工破膜时应密切观察胎心和宫缩，及时发现胎盘早剥和脐带脱垂的征象。产后应密切观察子宫收缩及阴道流血情况，防止产后出血。

（3）配合治疗：腹腔穿刺放羊水时应防止速度过快、量过多，一次放羊水量不超过 1500ml，放羊水后腹部放置沙袋或加腹带包扎以防血压骤降发生休克。腹腔穿刺放羊水注意无菌操作，防止发生感染，同时按医嘱给予抗感染药物。

（4）随访及预防：确诊的患者应定期随访，每 1~2 周 B 超监测羊水情况，每 2 周一次 NST。在多数情况下尚缺乏有效预防羊水过多的措施，但羊水过多又是一种相对常见的产科并发症，所以应该严密监测病程，尽可能及早明确病因，及时处理以减少不良妊娠结局。

知识点9：羊水过多的健康指导　　　　副高：掌握　　正高：熟练掌握

（1）低盐饮食，除饮食中少放食用盐外，还应考虑食物中含钠的海产品、味精、调味品等食物的含钠量。

（2）饮食以高蛋白、高热量、高维生素及富含矿物质为宜，少食多餐，保证胎儿生长发育所需的营养素。

（3）适当减少水的摄入，饮食中减少汤类及饮料。

（4）适当卧床休息，左侧卧位。尽量避免增加腹压的体力劳动或便秘、咳嗽等，以免发生羊水早破。

（5）向孕妇解释羊水过多对胎儿的影响，帮助其减轻焦虑、恐惧心理。

二、羊水过少

知识点1：羊水过少的概念　　　　副高：熟练掌握　　正高：熟练掌握

羊水过少是指妊娠晚期羊水量少于300ml者。羊水过少严重影响围产儿预后，羊水量少于50ml，围产儿病死率高达88%。羊水过少的发生率为0.4%~4%。羊水过少时严重影响围产儿预后，胎儿畸形、死亡率均增高。

知识点2：羊水过少的病因及发病机制　　　　副高：熟练掌握　　正高：熟练掌握

（1）胎儿畸形：许多先天畸形特别是泌尿系统畸形与羊水过少有关，如先天性肾缺如、肾发育不良、多囊肾和尿道狭窄或闭锁等。

（2）胎盘功能不全：胎盘功能降低可以导致胎儿血容量下降，胎儿肾脏血供下降，最后导致胎尿生成减少。

（3）羊膜病变：某些原因不明的羊水过少与羊膜本身病变可能有关。

（4）胎膜早破：羊水外漏的速度大于再产生速度，常出现继发性羊水过少。

（5）孕妇因素：孕妇脱水、血容量不足时，可引起羊水过少。此外，孕妇服用某些药物（如利尿剂、吲哚美辛等），也能引起羊水过少。

知识点3：羊水过少的临床表现　　　　副高：掌握　　正高：掌握

羊水过少的临床症状多不典型。孕妇于胎动时感到腹痛，胎盘功能减退时常有胎动减少。检查发现腹围、宫高均较同期妊娠者小，子宫敏感性高，轻微刺激可引起宫缩，临产后阵痛剧烈，宫缩多不协调，宫口扩张缓慢，产程延长。若羊水过少发生在妊娠早期，胎膜可与胎体粘连，造成胎儿畸形，甚至肢体短缺。若发生在妊娠中晚期，子宫四周的压力直接作用于胎儿，容易引起肌肉骨骼畸形，如斜颈、曲背、手足畸形。现已证实，妊娠时吸入少量羊水有助于胎肺的膨胀和发育，羊水过少可致肺发育不全。也有学者提出对过期妊娠、胎儿宫内发育迟缓、妊娠期高血压疾病的孕妇，在正式临产前已有胎心变化，应考虑有羊水过少的可能。羊水过少容易发生胎儿窘迫与新生儿窒息，增加围生儿病死率。

知识点4：羊水过少的辅助检查　　　　　副高：掌握　正高：掌握

（1）产科检查：羊水过少者宫高、腹围增长缓慢，胎心监护发现宫缩时可以出现晚期减速图形。

（2）B超检查：测量羊水最大暗区垂直深度，≤2cm为羊水过少；≤1cm为严重羊水过少。若用羊水指数法，则≤8cm为诊断羊水过少的临界值，以≤5cm作为诊断羊水过少的绝对值。除羊水测量外，B超还可判断胎儿有无畸形，羊水与胎儿的交界情况等。

（3）羊水直接测量：若破膜时羊水量少于300ml即可诊断。羊水过少者羊水性质黏稠、浑浊、暗绿色。另外，在羊膜表面可见多个圆形或卵圆形结节，直径2~4mm，淡灰黄色、不透明。

（4）胎心电子监护仪检查：羊水过少的主要威胁是脐带及胎盘受压，使胎儿储备力减低，NST呈无反应型，一旦子宫收缩脐带受压加重，则出现胎心变异减速和晚期减速。

知识点5：羊水过少的治疗要点　　　　　副高：掌握　正高：掌握

根据胎儿有无畸形及孕周大小选择治疗方案。羊水过少合并胎儿畸形应尽早终止妊娠。羊水过少合并胎儿正常者，寻找并去除病因；增加补液量，改善胎盘功能，抗感染；严密监测胎儿宫内情况。对妊娠已足月、胎儿可宫外存活者，应及时终止妊娠。对妊娠未足月、胎肺未成熟者，可行增加羊水量期待治疗，延长妊娠期。

知识点6：羊水过少的护理评估　　　　　副高：熟练掌握　正高：熟练掌握

（1）健康史：详细询问病史，了解孕妇月经生育史、用药史、有无妊娠并发症、有无先天畸形家族史等，同时了解孕妇感觉到的胎动情况。

（2）身体状况：评估产妇生命体征，产科检查评估宫高、腹围、胎心、胎儿贮备情况，胎膜已破的患者评估羊水的性状及量。

（3）心理-社会状况：评估患者及家属对羊水过少相关知识的了解程度，当胎儿发生宫内窘迫时，评估患者及家属的焦虑程度。

知识点 7：羊水过少的护理诊断　　　　　　　副高：熟练掌握　　正高：熟练掌握

（1）有感染的危险：与机体抵抗力下降有关。

（2）有胎儿受伤的危险：羊水过少使胎儿内环境受损，有发生胎儿宫内窘迫的可能。

（3）焦虑：与担心自身与胎儿的安全有关。

知识点 8：羊水过少的护理措施　　　　　　　副高：熟练掌握　　正高：熟练掌握

（1）一般护理：向孕妇及家属介绍羊水过少的相关知识；指导孕妇休息时取左侧卧位，改善胎盘血供；教会孕妇自我检测胎儿宫内情况的方法；积极预防胎膜早破。

（2）病情观察：观察孕妇的生命体征，定期测量宫高、腹围和体重，及时判断病情进展。依据胎盘功能测定结果，结合胎动、胎心监测和宫缩情况，及时发现并发症。密切关注B超动态监测羊水量，并注意观察有无胎儿畸形。胎儿出生后应认真全面评估、识别畸形。

（3）协助相关检查：羊水过少者宫高、腹围增长缓慢。通过 B 超测定羊水最大暗区垂直深度（AFV）≤2cm 为羊水过少，≤1cm 为严重羊水过少；羊水指数（AFI）≤5cm 为羊水过少，≤8cm 为羊水偏少。检测有无胎儿畸形。破膜时直接测量羊水量少于 300ml 即可诊断。胎儿电子监护可观察胎盘储备功能。羊水细胞或胎儿脐带血细胞培养、PCR 等可检测胎儿染色体是否异常。

（4）治疗护理：若合并胎盘功能不良、胎儿窘迫或破膜时羊水少且胎粪污染严重者，估计短时间内不能结束分娩时，做好剖宫产准备。无明显宫内缺氧、人工破膜羊水清亮者，可以阴道试产，需密切观察产程进展，连续监测胎心变化，有异常及时报告医师处理。增加羊水量期待治疗者，若采用羊膜腔灌注液体法，应注意严格无菌操作，防止发生感染，同时按医嘱给予抗感染治疗。

知识点 9：羊水过少的健康指导　　　　　　　副高：掌握　　正高：熟练掌握

（1）适当增加水的摄入，饮食中注意汤类及食物中的含水量，尽量减少干性食物。

（2）适当卧床休息，左侧卧位。避免外力作用于腹部，特别注意不宜到人多拥挤的地方。

（3）向孕妇解释羊水过少对胎儿的影响，帮助其减轻焦虑、恐惧心理。

（4）多食水果、蔬菜以增加维生素及矿物质的摄入。

（5）减少引起宫缩的食物，如桂圆、荔枝、山楂、人参等。

第五章 妊娠特有疾病妇女的护理

第一节 妊娠期高血压疾病

知识点1: 妊娠期高血压疾病的概念　　　　副高: 熟练掌握　　正高: 熟练掌握

妊娠期高血压疾病是妊娠期特有的疾病, 包括妊娠期高血压、子痫前期、子痫、慢性高血压并发子痫前期以及妊娠合并慢性高血压。其中妊娠期高血压、子痫前期和子痫既往统称为妊娠高血压综合征。我国发病率为9.4%~10.4%, 国外报道7%~12%。本病命名强调生育年龄妇女发生高血压、蛋白尿症状和妊娠之间的因果关系。多数病例在妊娠期出现一过性高血压、蛋白尿症状, 分娩后随即消失。该病严重影响母婴健康, 是孕产妇及围生儿病率及死亡率的主要原因之一。

知识点2: 妊娠期高血压疾病的病因及发病机制　　　　副高: 熟练掌握　　正高: 熟练掌握

(1) 异常滋养层细胞侵入子宫肌层: 研究认为, 子痫前期患者胎盘有不完整的滋养层细胞侵入子宫动脉, 蜕膜血管与血管内滋养母细胞并存, 子宫螺旋动脉发生血管内皮损伤、组成血管壁的原生质不足、肌内膜细胞增殖及脂类聚集的变化, 最终发展为动脉粥样硬化, 进而导致动脉瘤性扩张和螺旋动脉腔狭窄、闭锁, 引起胎盘血流量灌注减少, 引发妊娠期高血压疾病一系列症状。

(2) 神经内分泌机制: 肾素-血管紧张素-前列腺素系统的平衡失调可能与本病的发生有一定关系。研究证实, 妊娠期高血压疾病患者对肾素、血管紧张素Ⅱ敏感性增高, 从而使血管收缩, 血压升高。近年又发现有两种前列腺素类似物, 即前列环素 (PGI_2) 和血栓素A_2 (TXA_2) 对妊娠期高血压的发病可能更具有重要意义。PGI_2具有抑制血小板凝集及增强血管扩张的作用; 而TXA_2则具有诱发血小板凝集及增强血管收缩作用。正常妊娠时二者处于平衡状态。妊娠期高血压时, PGI_2明显下降, 而TXA_2却增高, 从而使血管收缩, 血压升高, 并可引起凝血功能障碍。

(3) 免疫机制: 妊娠是成功的自然同种异体移植。正常妊娠的维持有赖于母胎之间免疫平衡的建立和稳定。免疫学观点认为: 妊娠期高血压疾病的发生是由于胎盘某些抗原物质免疫反应的变态反应。

(4) 遗传因素: 研究发现血管紧张素原基因变异T_{235}的妇女妊娠期高血压疾病的发生率较高。也有发现妇女纯合子基因突变有异常滋养细胞浸润。遗传性血栓形成可能发生子痫前期。

（5）营养缺乏：已发现低清蛋白血症，钙、镁、锌、硒等缺乏与子痫前期发生发展有关。研究发现妊娠期高血压疾病患者细胞内钙离子升高，血清钙下降，导致血管平滑肌细胞收缩，血压上升。对有高危因素的孕妇自孕 20 周起每日补钙 2g 可降低妊娠期高血压疾病的发生率。若自孕 16 周开始每日补充维生素 E 400U 和维生素 C 100mg 可使妊娠期高血压疾病的发生率下降 18%。

（6）胰岛素抵抗：研究发现妊娠期高血压疾病患者存在胰岛素抵抗，高胰岛素血症可导致 NO 合成下降及脂质代谢紊乱，影响前列腺素 E_2 的合成，增加外周血管的阻力，升高血压。

知识点 3：妊娠期高血压疾病的病理生理　　　　　　副高：熟练掌握　正高：熟练掌握

本病的基本病理生理变化是全身小动脉痉挛。由于小动脉痉挛，造成管腔狭窄，周围阻力增大，内皮细胞损伤，通透性增加，体液和蛋白质渗漏，表现为血压上升、蛋白尿、水肿和血液浓缩等。全身各组织器官因缺血、缺氧而受到不同程度损害，严重时脑、心、肝、肾及胎盘等的病理生理变化可导致抽搐、昏迷、脑水肿、脑出血、心肾衰竭、肺水肿、肝细胞坏死及被膜下出血，胎盘绒毛退行性变、出血和梗死，胎盘早期剥离以及凝血功能障碍而导致 DIC 等。

知识点 4：妊娠期高血压疾病的临床表现　　　　　　　　副高：掌握　正高：掌握

（1）妊娠期高血压：妊娠期首次出现 BP≥140/90mmHg，并于产后 12 周内恢复正常；尿蛋白（−）；患者可伴有上腹部不适或血小板减少。产后方可确诊。

（2）子痫前期：轻度：妊娠 20 周后出现 BP≥140/90mmHg；尿蛋白≥0.3g/24h 或随机尿蛋白（＋）；可伴有上腹部不适、头痛、视物模糊等症状。重度：BP≥160/110mmHg；尿蛋白≥2.0g/24h 或随机尿蛋白≥（＋＋）；血清肌酐 >106μmol/L，血小板 <100×10^9/L；出现微血管溶血（LDH 升高）；血清 ALT 或 AST 升高；持续性头痛或其他脑神经或视觉障碍；持续性上腹不适。

（3）子痫

1）先表现为眼球固定，瞳孔散大，头扭向一侧，牙关紧闭，继而口角及面部肌肉颤动，数秒后全身及四肢肌肉强直（背侧强于腹侧），双手紧握，双臂伸直，发生强烈的抽动。抽搐时呼吸暂停，面色青紫。

2）持续 1 分钟左右，抽搐强度减弱，全身肌肉松弛，随即深长吸气而恢复呼吸。抽搐期间患者神志丧失。

3）病情转轻时，抽搐次数减少，抽搐后很快苏醒，但有时抽搐频繁且持续时间较长，患者可陷入深昏迷状态。

4）抽搐过程中易发生唇舌咬伤、摔伤甚至骨折等多种创伤，昏迷时呕吐可造成窒息或吸入性肺炎。

（4）慢性高血压并发子痫前期　高血压孕妇于妊娠 20 周以前无蛋白尿，若孕 20 周后出现尿蛋白≥0.3g/24h；或妊娠 20 周后突然出现尿蛋白增加、血压进一步升高，或血小板减少（<100×10^9/L）。

（5）妊娠合并慢性高血压　妊娠前或妊娠 20 周前血压≥140/90mmHg，但妊娠期无明显加重；或妊娠 20 周后首次诊断高血压并持续到产后 12 周以后。

知识点 5：妊娠期高血压疾病的辅助检查　　　　副高：掌握　正高：掌握

（1）尿常规检查：根据蛋白定量确定病情严重程度；根据镜检出现管型判断肾功能受损情况。

（2）血液检查：测定血红蛋白、血细胞比容、血浆黏度、全血黏度以了解血液浓缩程度；重症患者应测定血小板计数、凝血时间，必要时测定凝血酶原时间、纤维蛋白原和鱼精蛋白副凝试验（3P 试验）等，以了解有无凝血功能异常。测定血电解质及二氧化碳结合力，以及时了解有无电解质紊乱及酸中毒。

（3）肝、肾功能测定：如进行丙氨酸氨基转移酶、血尿素氮、肌酐及尿酸等测定。

（4）眼底检查：可见眼底小动脉痉挛，动静脉管径比例可由正常的 2∶3 变为 1∶2，甚至 1∶4，或出现视网膜水肿、渗出、出血，甚至视网膜剥离，一时性失明。

（5）其他：如心电图、超声心动图、胎盘功能、胎儿成熟度检查等，可视病情而定。

知识点 6：妊娠期高血压疾病的治疗要点　　　　副高：掌握　正高：掌握

妊娠期高血压疾病的基本处理原则是镇静、解痉、降压、利尿，适时终止妊娠以达到预防子痫发生，降低孕产妇及围生儿病率、病死率及严重后遗症的目的。

（1）轻症加强孕期检查，密切观察病情变化，注意休息、调节饮食、采取左侧卧位，以防发展为重症。

（2）子痫前期需住院治疗，积极处理，防治发生子痫及并发症。治疗原则为解痉、降压、镇静，合理扩容及利尿，适时终止妊娠。

1）解痉药物：首选硫酸镁。硫酸镁有预防子痫和控制子痫发作的作用，适用于先兆子痫和子痫。

2）镇静药物：镇静剂兼有镇静和抗惊厥作用，常用地西泮和冬眠合剂，可用于硫酸镁有禁忌或疗效不明显者，分娩期应慎用，以免药物通过胎盘抑制胎儿的神经系统。

3）降压药物：不作为常规，仅用于血压过高，特别是舒张压≥110mmHg 或平均动脉压≥140mmHg 者，以及原发性高血压妊娠前已用降血压药者。选用的药物以不影响心排出量、肾血流量及子宫胎盘灌注量为宜。常用药物有肼屈嗪、卡托普利等。

4）扩容药物：一般不主张扩容治疗，仅用于低蛋白血症、贫血的患者。采用扩容治疗应严格掌握其适应证和禁忌证，并应严密观察患者的脉搏、呼吸、血压及尿量，防止肺水肿和心力衰竭的发生。常用的扩容剂有：人血清蛋白、全血、平衡液和低分子右旋糖酐。

5）利尿药物：一般不主张应用，仅用于全身性水肿、急性心力衰竭、肺水肿、脑水肿或血容量过多且伴有潜在性脑水肿者。用药过程中应严密监测患者的水和电解质平衡情况以及药物的不良反应。常用药物有呋塞米、甘露醇。

6）适时终止妊娠：是彻底治疗妊娠期高血压疾病的重要手段。其指征包括：重度子痫前期孕妇经积极治疗 24~48 小时无明显好转者；②重度子痫前期孕妇的孕龄 <34 周，但胎盘功能减退，胎儿估计已成熟者；③重度子痫前期孕妇的孕龄 >34 周，经治疗好转者；④子痫控制后 2 小时可考虑终止妊娠。终止妊娠的方式，根据具体情况选择剖宫产或阴道分娩。

（3）子痫患者的处理：子痫是本疾病最严重的阶段，直接关系到母儿安危，应积极处理。处理原则为：控制抽搐，纠正缺氧和酸中毒，在控制血压、抽搐的基础上终止妊娠。

知识点 7：妊娠期高血压疾病的护理评估　　　　　副高：熟练掌握　　正高：熟练掌握

（1）健康史：详细询问患者于孕前及妊娠 20 周前有无高血压、蛋白尿和（或）水肿及抽搐等征象。既往病史中有无原发性高血压、慢性肾炎及糖尿病等；有无家族史。此次妊娠经过出现异常现象的时间及治疗经过。特别应注意有无头痛、视力改变、上腹不适等症状。

（2）身体状况：初测血压有升高者，需休息 1 小时后再测。同时不要忽略测得血压与其基础血压的比较。而且也可经过翻身试验（ROT）进行判断。留取 24 小时尿进行尿蛋白检查。凡 24 小时尿蛋白定量≥0.3g 者为异常。水肿的轻重并不一定反映病情的严重程度。但是水肿不明显者，也有可能迅速发展为子痫，应引起重视。此外，还应注意水肿不明显，但体重于 1 周内增加超过 0.5kg 的隐性水肿。孕妇出现头痛、眼花、胸闷、恶心、呕吐等自觉症状时提示病情的进一步发展，即进入子痫前期阶段，护士应高度重视。抽搐与昏迷是最严重的表现，护士应特别注意发作状态、频率、持续时间、间隔时间，神志情况以及有无唇舌咬伤、摔伤甚至骨折、窒息或吸入性肺炎等。

（3）心理-社会状况：孕妇及其家属误认为是高血压或肾病而没有对妊娠期高血压疾病给予足够的重视。有些孕妇对自身及胎儿预后过分担忧和恐惧而终日心神不宁。有些孕妇则产生否认、愤怒、自责、悲观、失望等情绪。

知识点 8：妊娠期高血压疾病的护理诊断　　　　　副高：熟练掌握　　正高：熟练掌握

（1）体液过多：与下腔静脉受增大子宫压迫使血液回流受阻或营养不良性低蛋白血症有关。

（2）有受伤的危险：与发生抽搐有关。

（3）潜在并发症：有并发胎盘早期剥离、肾衰竭的可能。

（4）焦虑：与担心自身与胎儿安危有关。

知识点 9：妊娠期高血压疾病的护理措施　　　　副高：熟练掌握　　正高：熟练掌握

（1）妊娠期高血压疾病的预防指导

1）加强孕期教育：护士应重视孕期健康教育工作，使孕妇及家属了解妊娠期高血压疾病的知识及其对母儿的危害，从而促使孕妇自觉于妊娠早期开始接受产前检查，并且主动坚持定期检查，以便及时发现异常，及时得到治疗和指导。

2）休息及饮食：采取左侧卧位休息，同时保持心情愉快。减少过量脂肪和盐的摄入，增加蛋白质、维生素以及富含铁、钙、锌的食物。可从妊娠 20 周开始，每天补充钙剂 1～2g。

（2）一般护理

1）密切监护母儿状态：护士应询问孕妇是否出现头痛、视力改变、上腹不适等症状。每日测体重及血压，每日或隔日复查尿蛋白。定期监测血压、胎儿发育状况和胎盘功能。

2）保证休息：轻度妊娠期高血压疾病孕妇可住院也可在家休息，但建议子痫前期患者住院治疗。确保充分的睡眠，每日休息不少于 10 小时。在休息和睡眠时，以左侧卧位为宜。

3）间断吸氧：可增加血氧含量，改善全身主要脏器和胎盘的氧供。

4）调整饮食：轻度妊娠期高血压孕妇需摄入足够的蛋白质、蔬菜，补充维生素、铁和钙剂。食盐不必严格限制，但全身水肿的孕妇应限制食盐入量。

（3）用药护理：硫酸镁为目前治疗子痫前期和子痫的首选解痉药物。

1）用药方法：①肌内注射：25% 硫酸镁溶液 20ml（5g），臀部深部肌内注射，每日 1～2 次。通常于用药 2 小时后血药浓度达高峰，且体内浓度下降缓慢，作用时间长，但局部刺激性强，注射时应使用长针头行深部肌内注射，也可加利多卡因于硫酸镁溶液中。注射后用无菌棉球或创可贴覆盖针孔，必要时可行局部按揉或热敷，促进肌肉组织对药物的吸收。②静脉给药：25% 硫酸镁溶液 20ml + 10% 葡萄糖 20ml，静脉注射，5～10 分钟内推注；或 25% 硫酸镁溶液 20ml + 5% 葡萄糖 200ml，静脉注射（1～2g/h），1 日 4 次。静脉用药后可使血中浓度迅速达到有效水平，用药后约 1 小时血药浓度可达高峰，停药后血浓度下降较快，但可避免肌内注射引起的不适。

2）毒性反应：通常主张硫酸镁的滴注速度以 1g/h 为宜，不超过 2g/h。每天用量 15～20g。硫酸镁过量会使呼吸及心肌收缩功能受到抑制甚至危及生命。中毒现象首先表现为膝反射减弱或消失，随着血镁浓度的增加可出现全身肌张力减退及呼吸抑制，严重者心跳可突然停止。

3）注意事项：在用药前及用药过程中均应监测孕妇血压；膝腱反射必须存在；呼吸不少于 16 次/分；尿量每 24 小时不少于 600ml，或每小时不少于 25ml；随时备好 10% 的葡萄糖酸钙注射液，以便出现毒性反应时及时予以解毒；10% 的葡萄糖酸钙 10ml 在静脉推注时宜在 3 分钟以上推完，必要时可每小时重复 1 次，直至呼吸、排尿和神经抑制恢复正常，但 24 小时内不超过 8 次。

（4）子痫患者的护理

1）控制抽搐：患者一旦发生抽搐，应尽快控制。硫酸镁为首选药物，必要时可加用强有力的镇静药物。

2）专人护理：子痫发生后，应保持呼吸道通畅，立即给氧，用开口器或于上、下磨牙间放置一缠好纱布的压舌板。患者取头低侧卧位。必要时，用吸引器吸出喉部黏液或呕吐物。在患者昏迷或未完全清醒时，禁止给予饮食和口服药。

3）减少刺激：患者应安置于单人暗室，保持绝对安静；一切治疗活动和护理操作尽量轻柔且相对集中，避免干扰患者。

4）严密监护：密切注意血压、脉搏、呼吸、体温及尿量、记出入量。及时进行必要的血、尿化验和特殊检查，及早发现脑出血、肺水肿、急性肾衰竭等并发症。

5）为终止妊娠做好准备：子痫发作后多自然临产，应严密观察及时发现产兆，并做好母子抢救准备。如果经治疗病情得以控制仍未临产者，应在孕妇清醒后 24~48 小时内引产，或子痫患者经药物控制后 6~12 小时，考虑终止妊娠。护士应做好终止妊娠的准备。

（5）妊娠期高血压孕妇的产时及产后护理

1）产程护理：在第一产程中，应密切监测患者的血压、脉搏、尿量、胎心及子宫收缩情况以及有无自觉症状；血压升高时应及时与医师联系。在第二产程中，应尽量缩短产程，避免产妇用力，初产妇可行会阴侧切并用产钳或胎吸助产。在第三产程中，必须预防产后出血，在胎儿娩出前肩后立即静推缩宫素，禁用麦角新碱，及时娩出胎盘并按摩宫底，观察血压变化，重视患者的主诉。

2）开放静脉，测量血压：病情较重者于分娩开始即开放静脉。胎儿娩出后测血压，病情稳定后方可送回病房。在产褥期仍需继续监测血压，产后 48 小时内应至少每 4 小时观察 1 次血压。

3）加强用药护理：重症患者产后应继续硫酸镁治疗 1~2 天。使用大量硫酸镁的孕妇，产后易发生子宫收缩乏力，恶露较常人多，因此应严密观察子宫复旧情况，严防产后出血。

知识点 10：妊娠期高血压疾病的健康指导　　　　　　　副高：掌握　正高：熟练掌握

（1）告知指导

1）告知孕妇和家属妊娠、分娩、产褥期的一般常识；详细说明妊娠期高血压疾病发生、发展、转归以及对孕妇和胎儿的影响。

2）孕妇做 B 超、心电图、胎儿监护、眼底检查等之前，护士均要说明该项检查的目的、意义和注意事项。患者应如何配合，并由专人将孕妇送到检查科室，以消除紧张心理。

（2）自我观察的指导

1）休息：保证充足睡眠，每晚不少于 8~9 小时，且保证每日有 1~2 小时的午休时间。

中度高血压以上者卧床休息，减少刺激，切忌情绪激动，活动量过大。重度者应安置暗室，避免声光刺激。

2）左侧卧位：告知孕妇休息及睡眠取左侧卧位，可纠正右旋子宫，减轻下腔静脉受压，增加回心血量，改善子宫胎盘血液循环。

3）自数胎动：嘱孕妇早、中、晚自数胎动1小时，正常为每小时3~5次，3次胎动次数相加乘以4即为12小时胎动次数，不少于30次为正常。

4）饮食：低盐饮食（每日盐的摄入量不超过6g，减轻水钠潴留），注意摄入足够蛋白质、蔬菜、水果、补充铁和钙剂。

5）体重：每周测1次，每次要穿基本上相同重量的衣服；若每周增长大于0.5kg，说明体内有水分的潴留，应增加测体重次数，隔日或每周测2次体重，了解水肿程度。

6）留取尿标本：留尿前清洁外阴，防止阴道分泌物混入尿中，影响检查结果。

（3）特殊用药指导

1）妊娠期高血压疾病的治疗原则是解痉、降压、镇静、利尿、适时终止妊娠。硫酸镁为首选药物，肌注和静滴能扩张血管、解痉、降压，能有效预防和控制子痫发作。

2）硫酸镁静滴时可出现皮肤潮红、发热、恶心、四肢麻木等。为了减少其毒性，速度不宜过快，滴速应控制在15~30滴/分，不要随便调快静滴速度。硫酸镁深部肌注后，可做局部热敷，加快药物吸收，减轻药物对局部的刺激。

3）告知孕妇及家属硫酸镁的中毒反应及注意事项，定时检查膝腱反射、呼吸及尿量。如出现四肢无力、呼吸减慢<16次/分、尿量<600ml/24h，应及时告知医生协同处理。

4）长时间使用利尿、脱水剂，要注意有无乏力、腹胀、肌张力减弱等低血钾、脱水的情况，出现上述症状要告诉医生协同及时处理。

（4）加强产前、产时、产后的监护，防止子痫发生

1）严密监测血压、脉搏、呼吸、尿量、宫缩及胎心情况。子痫前期重度患者应置于单间暗室，保持室内空气流通，尽量减少声光刺激，保持安静，治疗和护理操作相对集中，避免干扰，防止受伤和坠床。

2）当患者出现规律宫缩，腹部阵痛、阴道流血等临产征兆时，护士要做好心理护理。解除其紧张、恐惧心理，密切观察生命体征、神志及尿量。宫口开全后尽量不让产妇用力，应手术助产尽快结束分娩。第三产程注意宫缩及阴道流血情况，重视患者的主诉。

（5）产后指导：产后绝对卧床休息，待血压稳定在正常范围，体力恢复后才能逐渐下床活动和哺乳。

第二节　妊娠期肝内胆汁淤积症

知识点1：妊娠期肝内胆汁淤积症的概念	副高：熟练掌握　正高：熟练掌握

妊娠期肝内胆汁淤积症（intrahepatic cholestasis of pregnancy，ICP）是妊娠期特有的并

发症，主要发生在妊娠晚期，少数发生在妊娠中期，以皮肤瘙痒和黄疸为特征，主要危害胎儿及新生儿，可引起胎膜早破、自发性早产、胎儿生长受限、胎儿宫内窒息、新生儿颅内出血及神经系统后遗症等，使围生儿发病率和死亡率明显增高。

ICP仅为孕妇发生，产后迅速消失，发病率冬季高于夏季，且有明显的家族倾向。发病原因目前尚不清楚，可能与高雌激素水平或肝脏对雌激素高敏感性、遗传因素、环境因素、应用某些药物有关。其中，遗传因素决定患者的易感性，非遗传因素决定ICP的严重程度。

知识点2：妊娠期肝内胆汁淤积症的病因　　　　副高：熟练掌握　正高：熟练掌握

目前尚不清楚，可能与女性激素、遗传及环境等因素有关。

（1）激素作用：妊娠期胎盘合成雌激素，孕妇体内雌激素水平大幅增加，雌激素可使Na^+-K^+-ATP酶活性下降，能量提供减少，导致胆酸代谢障碍；雌激素使肝细胞膜中胆固醇与磷脂比例上升，流动性降低，影响对胆酸的通透性，使胆汁流出受阻；雌激素作用于肝细胞表面的雌激素受体，改变肝细胞蛋白质合成，导致胆汁回流增加。上述因素综合作用可导致ICP的发生。

（2）遗传和环境因素：流行病学研究发现，ICP发病率与季节有关，冬季高于夏季。在母亲或姐妹中有ICP病史的妇女中ICP的发生率明显增高，其完全外显及母婴垂直传播的特性符合孟德尔优势遗传规律。

（3）药物：一些减少胆小管转运胆汁的药物，如肾移植后服用的硫唑嘌呤可引起ICP。

总之，ICP可能是多因素引起的，其中遗传因素决定患者的易患性，而非遗传性因素决定ICP的严重程度。

知识点3：妊娠期肝内胆汁淤积症的临床表现　　　　副高：掌握　正高：掌握

（1）瘙痒：孕晚期无皮肤损伤的瘙痒为本病的首发症状，一般先从手掌和脚掌开始，然后逐渐向肢体近端延伸甚至可发展到面部，有昼轻夜重现象，分娩后很快消失。

（2）黄疸：黄疸多发生在瘙痒发生数日至数周内出现，部分病例黄疸与瘙痒同时发生，于分娩后数日内消退。

（3）其他症状：严重瘙痒时引起失眠和疲劳、恶心、呕吐、食欲缺乏。

知识点4：妊娠期肝内胆汁淤积症的辅助检查　　　　副高：掌握　正高：掌握

（1）血清胆酸测定：肝内胆汁淤积症患者血清胆酸较正常可增加10~100倍，并持续至产后下降，5~8周可恢复正常。因血清胆酸升高是肝内胆汁淤积症最特异的指标，并且与胎儿预后关系密切，其水平越高，则病情越重。因此，动态地监测孕妇血清胆酸值是判断病情严重程度和胎儿预后的最敏感指标。

（2）肝功能测定：多数患者门冬氨酸转氨酶（AST），丙氨酸转氨酶（ALT）表现为轻至中度升高，高于正常值 2~10 倍。肝内胆汁淤积症患者的 ALT 较 AST 更为敏感；部分患者血清胆红素轻中度升高，一般不超过 85.5μmol/L，其中直接胆红素占 50% 以上。

（3）病理检查：ICP 患者肝组织活检见肝细胞无明显炎症或变性表现，仅肝小叶中央区胆红素轻度淤积，毛细胆管胆汁淤积及胆栓形成。电镜切片发现毛细胆管扩张合并微绒毛水肿或消失。

| 知识点5：妊娠期肝内胆汁淤积症的治疗要点 | 副高：掌握　正高：掌握 |

（1）一般处理：适当卧床休息，取左侧卧位以增加胎盘血流量，给予吸氧、高渗葡萄糖、维生素类及能量。定期复检肝功能、血胆酸了解病情。

（2）药物治疗：减轻孕妇临床症状，改善胆汁淤积的生化指标和围生儿预后。常用药物有：①腺苷蛋氨酸：为治疗 ICP 的首选药物。该药对雌激素代谢物起灭活作用，防止雌激素升高所引起的胆汁淤积，保护肝脏，改善症状，延缓病情发展。②熊去氧胆酸：抑制肠道对疏水性胆酸重吸收，降低胆酸，改善胎儿环境从而延长胎龄。③地塞米松：可减少胎儿肾上腺脱氢表雄酮的分泌，降低雌激素的产生减轻胆汁淤积。能促进胎肺成熟，避免早产儿发生呼吸窘迫综合征，可使瘙痒症状缓解甚至消失。④苯巴比妥：增加胆汁流量，改善瘙痒症状，但生化参数变化不明显。

（3）产科处理

1）产前监护：从孕 34 周开始每周行无激惹试验（NST），必要时行胎儿生物物理评分，以便及早发现隐性胎儿缺氧。NST 基线胎心率变异消失可作为预测 ICP 胎儿缺氧的指标。

2）适时终止妊娠：孕妇出现黄疸，胎龄已达 36 周；无黄疸、妊娠已足月或胎肺已成熟者；有胎盘功能明显减退或胎儿窘迫者应及时行剖宫产终止妊娠。

| 知识点6：妊娠期肝内胆汁淤积症的护理评估 | 副高：熟练掌握　正高：熟练掌握 |

（1）健康史：评估既往有无不良孕产史，如流产、早产、死胎、死产、围生儿死亡及低体重儿等；既往妊娠或家庭中有无类似病史；口服避孕药后有无胆汁淤积病史等。

（2）身体状况：重点评估瘙痒发生的时间、程度、有无黄疸、尿色加深、粪色变浅等症状；同时重点评估胎儿宫内发育情况，有无胎儿生长受限、宫内缺氧及早产征象等。

（3）心理-社会状况：因严重瘙痒可引起失眠和情绪变化，因此，应评估孕妇的心理耐受程度，有无焦虑感以及孕妇及家属对疾病的认知程度。

| 知识点7：妊娠期肝内胆汁淤积症的护理诊断 | 副高：熟练掌握　正高：熟练掌握 |

（1）有胎儿受损的危险：与 ICP 致胎儿宫内缺氧、早产有关。

（2）有产后出血的危险：与凝血因子不足有关。

（3）有皮肤完整性受损的危险：与瘙痒有关。

（4）知识缺乏：缺乏疾病相关知识。

（5）焦虑：与担心胎儿安全有关。

知识点 8：妊娠期肝内胆汁淤积症的护理措施   副高：熟练掌握   正高：熟练掌握

（1）一般护理

1）保持病室安静、舒适、温湿度适宜，床铺整洁。指导孕妇选择宽松、舒适、透气性及吸水性良好的纯棉内衣裤、袜，并保持良好的卫生习惯。

2）避免挠抓加重瘙痒和皮肤损伤，可压、拍局部以减轻痒感，保持手部清洁。禁用过热的水洗浴，勿使用肥皂擦洗。

3）有计划安排好护理活动，减少对孕妇睡眠的影响。如因瘙痒严重影响睡眠时，可遵医嘱给予抗组胺类或镇静催眠类药物，并观察疗效。

4）指导孕妇饮食宜清淡，禁食辛辣刺激性食物及蛋白含量高的食物，多食水果和蔬菜，补充各种维生素及微量元素。

（2）医护治疗配合

1）加强母儿监护，预防并发症发生：①增加产前检查的次数，定期测定孕妇血中胆酸、转氨酶及胆红素水平，动态了解病情变化。孕 34 周后每周行 NST 检查，并将基线胎心率变异消失作为预测 ICP 胎儿宫内窘迫的指标。结合胎动必要时胎儿生物物理评分法，用以早期发现隐性胎儿宫内窘迫。对于在 32 周内发病的 ICP 患者，伴有黄疸、妊娠期高血压疾病或双胎妊娠或既往有死胎、死产等不良孕产史者，应立即住院监护，每日吸氧 2 次，每次 30~60 分钟。适当增加休息时间，取左侧卧位，改善胎盘循环。同时遵医嘱给予高渗葡萄糖、维生素及能量合剂，既达到保肝作用又可提高胎儿对缺氧的耐受性，从而改善妊娠结局。②出现黄疸的孕妇，胎龄达 36 周；无黄疸、妊娠足月或胎肺已成熟者；胎盘功能减退或胎儿宫内窘迫者应及时终止妊娠，降低围生儿病死率。因阴道分娩会加重胎儿缺氧，以剖宫产为宜，以减少母儿并发症。于分娩前遵医嘱补充维生素 K_1，防止产后出血。③在分娩期和产后，由于产妇维生素 K 的吸收量较少，所以应注意缩短第二产程，胎儿娩出后积极按医嘱给孕妇注射止血药物，预防产后出血的发生。

2）药物治疗的护理：药物可改善孕妇瘙痒症状和围生儿预后，减轻胆汁淤积。临床中常用药物有考来烯胺、苯巴比妥、地塞米松、熊去氧胆酸等。①因考来烯胺影响脂溶性维生素 A、维生素 D、维生素 K 及脂肪的吸收，用药时注意补充维生素；②苯巴比妥可增加新生儿呼吸抑制的危险，因此临近产前不宜应用；③地塞米松遵医嘱每日 12mg 连用 1 周，在后 3 日内应逐渐减量至停药，以防止不良反应的发生。

（3）心理护理：孕妇常因瘙痒影响休息而心情烦躁，担心胎儿及新生儿预后而焦虑。护理人员应耐心倾听孕妇的叙述和提问，评估瘙痒程度及睡眠质量，详细讲解疾病的相关知识，及时提供其所需的信息，帮助孕妇及家人认识疾病并保持良好心态，积极配合治疗。同时发挥家庭支持系统作用，减轻其心理应激，增加孕妇的心理耐受性和舒适感，使其顺利地度过妊娠期和分娩期。

知识点9：妊娠期肝内胆汁淤积症的健康指导　　　　副高：掌握　正高：熟练掌握

（1）疾病知识指导：向产妇讲解妊娠期胆汁淤积的基本知识，使孕妇及家属了解本病的特点，积极配合治疗。

（2）饮食指导：孕妇宜清淡饮食，避免辛辣刺激性强的食物，以免加重瘙痒的症状。

（3）卫生指导：勤换内衣，保持局部清洁，增加舒适感。清洗局部，水温不可过高。告诉孕妇不可留长指甲，避免抓破皮肤。

（4）自我监护指导：教会孕妇自数胎动的方法，发现胎动过多、过少都应及时报告医护人员。

第六章　妊娠合并症妇女的护理

第一节　妊娠合并心脏病

妊娠期、分娩期及产褥期都可能使心脏病患者的心脏负荷加重而诱发心力衰竭，是孕产妇死亡的重要原因之一。在我国，孕产妇死因在顺位中心脏病高居第 2 位，占非直接死亡的首位。该病在我国的发病率为 1%，病死率为 0.73%。在妊娠合并心脏病患者中，先天性心脏病占 35%~50%，位居第一。

（1）妊娠、分娩对心脏病的影响

1）妊娠期：随着妊娠的进展，胎盘循环的建立，母体在血容量和血流动力学方面均发生变化。自妊娠第 6 周开始，孕妇血容量开始增加，妊娠 32~34 周达到高峰，此后维持在较高水平，较妊娠前增加 30%~45%，于产后 2~6 周恢复正常。血容量增加可引起心排出量增加和心率加快。心排出量受孕妇体位影响，5% 的孕妇可因体位改变导致心排出量减少，出现"仰卧位低血压综合征"。分娩前 1~2 个月孕妇心率每分钟增加 10 次左右，以适应血容量增多。加之妊娠晚期增大的子宫引起膈肌上升，心脏向左上方移位，导致出入心脏的大血管扭曲，机械性地加重了心脏的负担，此期血流限制性损害的心脏病患者，如肥厚性心肌病、二尖瓣狭窄等可能会出现明显的症状甚至发生心力衰竭。

2）分娩期：此时期是心脏负担最重的时期，第一产程时每次宫缩心排血量约增加 24%，且有 250~500ml 的血液被挤入体循环，使血容量增加。第二产程中腹肌、膈肌同时参与收缩，回心血量和外周阻力进一步增加，加之产妇屏气用力增加了肺循环的阻力，故第二产程是心脏负担最重的时期。第三产程胎儿、胎盘娩出后，子宫突然缩小，胎盘循环中止，腹内压力骤然下降，大量血液向内脏灌注，回心血量急剧下降，而宫缩时大量血液进入体循环，回心血量又迅速增加，造成血流动力学的急剧变化，患心脏病的孕妇此时极易发生心力衰竭。

3）产褥期：产后 72 小时内仍是心脏负担较重的时期，除了宫缩导致部分血液进入体循环外，组织间液也开始回流入体循环，心脏病患者此期仍应警惕心力衰竭的发生。

（2）心脏病对妊娠的影响

1）先天性心脏病：占妊娠合并心脏病患者的35%~50%，位居第一。无发绀型心脏病如房间隔缺损、室间隔缺损、动脉导管未闭等，除个别症状严重外，一般均能安全度过妊娠、分娩和产褥期。发绀型心脏病如法洛四联症、艾森曼格综合征等，对妊娠期血流量增加和血流动力学改变的耐受性极差，妊娠时母亲和胎儿的死亡率可高达30%~50%，若发绀严重，自然流产率可高达80%，所以这类心脏病妇女不宜妊娠，如已妊娠应该尽早终止。经手术治疗后心功能为Ⅰ~Ⅱ级者，可在严密观察下继续妊娠。

2）风湿性心脏病：①二尖瓣狭窄最多见，占风湿性心脏病的2/3~3/4。由于血流从左心房流入左心室受阻，妊娠期血容量增加和心率加快，舒张期左室充盈时间缩短，可发生肺淤血和肺水肿。无明显的血流动力学改变的轻症患者，可在严密的监护下妊娠。二尖瓣狭窄越严重，妊娠的危险性越大，能否妊娠应根据心功能情况慎重考虑。②二尖瓣关闭不全，由于妊娠期外周阻力下降，使二尖瓣反流程度减轻，故一般能较好耐受妊娠及分娩。③主动脉瓣狭窄及关闭不全，妊娠期外周阻力降低可使主动脉反流减轻，一般可以耐受妊娠。主动脉瓣狭窄增加左心射血阻力，严重者应手术矫正后再考虑妊娠。

3）妊娠期高血压疾病性心脏病：既往无心脏病史和体征的妊娠期高血压疾病孕妇，突然发生以左心衰竭为主的全心衰竭者称妊娠期高血压疾病性心脏病，系因冠状动脉痉挛、心肌缺血、周围小动脉阻力增加、水钠潴留及血黏稠度增加等因素加重了心脏负担而诱发急性心力衰竭。合并中、重度贫血时，更易发生心肌受累。这种心脏病在发生心力衰竭之前，常有干咳，夜间明显，易误认为上呼吸道感染或支气管炎而延误诊疗时机。若诊断及时，经积极治疗，大多数能度过妊娠和分娩期，产后随着病因消除，病情会逐渐缓解。

4）围生期心脏病：围生期心脏病是发生于妊娠期后3个月至产后6个月内的扩张型心肌病。确切病因不清，可能与病毒感染、免疫、高血压、肥胖、营养不良及遗传因素有关。发生于妊娠晚期占10%，产褥期及产后3个月内最多，约占80%，产后3个月以后占10%。其特征为既往无心血管疾病史的孕妇，出现心肌收缩功能障碍和充血性心力衰竭。主要表现为呼吸困难、心悸、咯血、胸痛、肝大、水肿等心力衰竭的症状，结合胸片、超声心动图、心电图，诊断并不困难。初次心衰经早期治疗后，1/3~1/2患者可完全康复，再次妊娠可能复发。曾患围生期心脏病心力衰竭且遗留心脏扩大者，应避免再次妊娠。

5）心肌炎：为心肌本身局灶性或弥漫性炎性病变。可发生于妊娠任何阶段，病因主要认为是病毒感染及细菌、真菌、原虫、药物、毒性反应或中毒引起。急慢性心肌炎临床表现差异较大，诊断较困难。主要表现为既往无心瓣膜病、冠心病或先天性心脏病，在病毒感染后1~3周内出现发热、咽痛、咳嗽、恶心、呕吐、乏力、心悸、呼吸困难和心前区不适。急性心肌炎病情控制良好者，可在密切监护下继续妊娠。

（3）妊娠合并心脏病对胎儿的影响：不宜妊娠的心脏病患者一旦妊娠，或妊娠后心功能恶化者，流产、早产、死胎、胎儿宫内发育迟缓、胎儿窘迫及新生儿窒息的发生率均明显增高。围生儿死亡率是正常妊娠的2~3倍。某些治疗心脏病的药物对胎儿也存在潜在的毒性反应，如地高辛可以通过胎盘到达胎儿体内。多数先天性心脏病为多基因遗传，国外报道，双亲中任何一方患有先天性心脏病，其后代先天性心脏病及其他畸形的发生机会较对照组增加5倍，如室间隔缺损、肥厚性心肌病、马方综合征等均具有较高的遗传性。

知识点 3：妊娠合并心脏病的临床表现	副高：掌握　正高：掌握

（1）早期心力衰竭的临床表现

1）轻微活动后即有胸闷、心悸、气短。

2）休息时心率 >110 次/分。

3）夜间常因胸闷而需坐起，或需到窗口呼吸新鲜空气。

4）肺底部出现少量持续性湿啰音，咳嗽后不消失。

（2）左心衰竭的临床表现

1）不同程度的呼吸困难。

2）急性肺水肿：咳嗽、咳粉红色泡沫痰、咯血。

3）疲倦、乏力、头晕、心慌。

4）少尿及肾功能损害症状。

5）体征：心率快，左室扩张，心尖部收缩期杂音、舒张期奔马律、双肺底湿啰音，发绀，交替脉。

（3）右心衰竭的临床表现

1）体循环静脉压升高：颈静脉怒张，肝大、压痛，双下肢水肿，胸腔积液、晚期腹水，发绀。

2）体征：心率上升，胸骨右缘3~4肋间舒张期奔马律，右心显著扩大者可在心尖部闻及收缩期杂音，吸气时加强。

（4）全心衰竭的临床表现　右心衰竭继发于左心衰竭而形成全心衰，右心衰竭后阵发性呼吸困难等肺淤血症状有所减轻。而左心衰竭以心排血量减少的相关症状和体征为主，如疲劳、无力、头晕。

（5）纽约心脏病协会（NYHA）依据患者生活能力状况，将心脏病孕妇心功能分为四级。

Ⅰ级：一般体力活动不受限制。

Ⅱ级：一般体力活动轻度受限制，活动后心悸、轻度气短，休息时无症状。

Ⅲ级：一般体力活动明显受限制，休息时无不适，轻微日常工作即感不适、心悸、呼吸困难，或既往有心力衰竭史者。

Ⅳ级：一般体力活动严重受限制，不能进行任何体力活动，休息时有心悸、呼吸困难等心力衰竭表现。

知识点4：妊娠合并心脏病的辅助检查 副高：掌握 正高：掌握

（1）心电图检查：可见心房颤动、心房扑动、房室传导阻滞、ST 段改变和 T 波异常等。

（2）X 线检查：严重患者可见不同情况的心房、心室扩大，左右心缘、主动脉及肺动脉影像改变，部分患者可出现肺影像异常。

（3）超声心动图：通过实时观察心脏和大血管结构、各心腔大小的变化以及心瓣膜结构及功能情况，了解心脏病变。

（4）胎儿电子监护：胎儿基线率改变、NST 及 OCT 结果异常提示胎儿窘迫。

知识点5：妊娠合并心脏病的治疗要点 副高：掌握 正高：掌握

心脏病变较轻，心脏代偿功能 I～II 级，无心力衰竭病史，无其他并发症者，可以妊娠。妊娠后须加强监护。心脏病变较重，心功能 III～IV 级、既往有心力衰竭病史、肺动脉高压、严重心律失常、风湿热活动期、急性心肌炎和发绀型先天性心脏病等，不宜妊娠。不宜妊娠者一旦受孕，则应尽早终止妊娠。若妊娠到中期再行引产术，其危险性不亚于继续妊娠。

（1）妊娠期

1）加强孕期保健，发现异常均应及时住院治疗。

2）减轻心脏负担，及时去除心衰诱因。

3）积极控制心衰。

4）于预产期前 1～2 周入院待产。

（2）分娩期：提前选择适宜的分娩方式，心功能 I～II 级无产科手术指征者，可在严密监护下经阴道分娩，其余可选择剖宫产。

（3）产褥期

1）产后 1 周内，尤其是产后 3 日内，应卧床休息并严密观察。

2）心功能 III 级及 IV 级者，不宜哺乳，应及时退奶。

3）预防控制感染。

知识点6：妊娠合并心脏病的护理评估 副高：熟练掌握 正高：熟练掌握

（1）健康史：孕妇就诊时应详细、全面地了解产科病史和既往病史。判断有无诱发心力衰竭的潜在因素。

（2）身体状况

1）确定孕产妇的心功能。

2）评估呼吸状况、心率快慢有无早期心力衰竭症状：①妊娠期：评估胎儿宫内健康状况，孕妇睡眠、活动、休息、饮食、出入量的情况；②分娩期：评估宫缩及产程进展情况；

③产褥期：评估母体适应情况、产后症状及体征，注意识别心衰先兆。

（3）心理-社会状况：因担心不能承受妊娠与分娩的压力，担心自身与胎儿的生命安全而焦虑。

知识点 7：妊娠合并心脏病的护理诊断　　　副高：熟练掌握　　正高：熟练掌握

（1）活动无耐力：与活动时血流加快、心脏负担加重有关。

（2）自理能力缺陷：与心功能Ⅲ级，须卧床休息及严格限制活动有关。

（3）知识缺乏：缺乏心脏病的保健知识。

（4）焦虑：与疾病对日常生活的干扰，对治疗、预后缺乏了解，害怕死亡，担心胎儿受伤，无法承受手术有关。

（5）母乳喂养中断：与疾病致新生儿窒息，新生儿转儿科治疗，以致母婴分离有关。

（6）有心力衰竭的危险：与心脏负荷过重有关。

（7）体液过多：与心脏功能不良有关。

知识点 8：妊娠合并心脏病的护理措施　　　副高：熟练掌握　　正高：熟练掌握

（1）非孕期：对不宜妊娠者，应指导其采取严格的避孕措施。

（2）妊娠期

1）加强孕期保健：心脏病患者应从确定妊娠时即开始进行产前检查，检查的次数及间隔时间与普通孕妇有所不同。妊娠 <20 周时每 2 周 1 次，>20 周时每周 1 次，检查时除一般产科检查外，还需重点检查心脏功能情况，尤其是 32 周后。预产期前 2 周或心功能Ⅲ~Ⅳ级者，应提前住院待产。

2）保证休息：保证孕妇每天至少 8~10 小时睡眠。保持生活规律，根据心脏功能情况，减轻工作量甚至停止工作，限制活动，避免过度劳累及精神压力，休息时宜取半卧位或左侧卧位。

3）合理营养：摄入高蛋白、高维生素、低盐、低脂肪饮食，整个孕期体重增加不超过 10kg。自妊娠 4 个月开始限盐，盐的摄入每天不超过 4~5g。少食多餐，注意纤维素的摄入，预防便秘发生。

4）积极预防和控制诱发心力衰竭的潜在因素：常见诱发心力衰竭的因素有情绪激动、上呼吸道感染、心律失常、贫血等。所以，合并心脏病的孕妇应努力保持良好的情绪，注意保暖，保持良好的卫生习惯，尽可能避免出入公共场所，增强机体抵抗力，积极治疗贫血等。

5）指导孕妇及家属掌握自我监护技巧：如每天测心率和呼吸、称体重、记出入液量及计胎动数等。向孕妇和家属介绍妊娠合并心脏病的相关知识及注意事项，识别早期心力衰竭的症状，便于及时就医；告之预防心力衰竭的方法以及发生心力衰竭后的急救措施，以减轻其紧张及恐惧心理。

6）根据心脏功能情况住院治疗：心脏功能Ⅲ级及以上者应立即住院治疗，心功能Ⅰ~Ⅱ级者应提前1~2周住院待产。

（3）分娩期

1）第一产程：安慰鼓励产妇进食，消除紧张情绪。必要时遵医嘱给予地西泮（安定）、哌替啶（度冷丁）等镇静剂。半卧位、高浓度面罩吸氧。预防感染，进行治疗护理操作时严格按无菌操作规程进行，防止医源性感染，按医嘱使用抗生素至产后1周。严密观察产妇和胎儿状况，心电监护，观察产妇的心率、脉搏、呼吸、血压等生命体征变化；询问产妇有无胸闷、气急等不适；观察产程进展情况。

2）第二产程：密切观察母儿情况，严密观察产妇的生命体征、自觉症状以及胎心变化。宫口开全时避免屏气增加腹压，及时行会阴侧切术，必要时可用产钳助产，以缩短第二产程，减轻产妇心脏负担。胎儿娩出后，立即在产妇腹部放置1kg重的沙袋持续24小时，防止腹压骤减而诱发心力衰竭。做好新生儿抢救的准备工作。

3）第三产程：防止产后出血，胎儿娩出后应立即给产妇肌内注射或静脉滴注缩宫素，但禁用麦角新碱，防止静脉压增高而发生心力衰竭；及时娩出胎盘并按摩子宫以促进子宫收缩。输血、输液时应及时调整滴速，随时评估心脏功能。密切观察产妇的生命体征，测血压、脉搏。肌内注射吗啡或哌替啶，保证产妇得到休息。产后2小时内尽量不要搬动产妇。心功能Ⅲ~Ⅳ级者在产房观察6小时，待情况稳定后送休养室。

（4）产褥期：产妇需充分休息，心电监护，密切观察心率、呼吸、血压、体温改变，取半卧位。在心脏功能允许的情况下，鼓励下床适度活动。饮食宜清淡，易消化，少食多餐，防止便秘，以免因用力排便引起心力衰竭或血栓脱落。注意避免发生洋地黄中毒。输液量不超过每天1500ml，滴速不超过30滴/分或遵医嘱。提供心理支持，稳定其情绪，必要时使用小剂量镇静剂，继续抗生素预防感染。心功能Ⅰ~Ⅱ级者及此次分娩未发生心力衰竭者，可以母乳喂养；Ⅲ级以上者应及时回奶。采取适宜的避孕方式。口服地高辛者服药前测脉搏1分钟，如脉搏在60次/分以下，应报告医生并停药。用药期间应注意有无恶心、呕吐、黄视等中毒症状。

知识点9：妊娠合并心脏病的健康指导　　　　　　　副高：掌握　正高：熟练掌握

（1）用药指导

1）如需服用洋地黄制剂如地高辛者，在使用前要数脉搏，如脉搏<60次/分，应停药。当发现有恶心、呕吐、腹痛、黄视等毒性反应时，应及时报告医生并停药。

2）使用利尿剂如螺内酯、氢氯噻嗪等，应注意补钾。

3）服用抗凝剂如华法林、阿司匹林等，预防血栓栓塞时，应注意出血倾向，如出现皮肤淤斑、鼻出血及牙龈出血及时告诉医护人员。

4）静脉输液时，速度不宜过快，以每分钟不超过30滴为宜，不要随意调整输液速度，防止诱发心衰。

（2）心理指导：让孕妇了解妊娠、分娩、产褥期的一般常识。详细说明疾病发生、发展对孕妇和胎儿的影响。保持良好心态，克服焦虑、恐惧等情绪，因精神紧张、情绪激动、焦虑不安等不良心理状态，可使体内儿茶酚胺释放增加，心率加快，心脏负担加重，诱发和加重病情。

（3）临产分娩指导：患者出现有规则的子宫收缩，腹部阵痛、阴道流血，多为临产，应按临产分娩知识指导患者。

（4）产后指导

1）同产褥期护理。

2）产后 3 天绝对卧床休息。遵医嘱预防性应用抗生素至产后 1 周左右。

3）心功能Ⅰ、Ⅱ级可以考虑哺乳，Ⅲ、Ⅳ级不宜哺乳。

4）产褥期宣教知识指导患者。不宜再妊娠者，嘱其严格避孕或采取绝育措施。

（5）饮食指导

1）低盐饮食 2~3g/d。

2）少食多餐，以减少心脏负担。

3）使用利尿剂如螺内酯、氢氯噻嗪等，应注意补钾，多食含钾高的食物如橘子、香蕉、韭菜等。保证摄入充足的营养，增加机体抵抗力。

4）为保持大便通畅，可进适量的蔬菜、水果等粗纤维食物，因粗纤维可促进肠蠕动起到预防便秘的作用。

（6）休息活动指导：保证充足的睡眠，每晚睡眠不少于 8 小时，且保证每日有 1~2 小时午休时间。采取左侧卧位或半卧位。病室环境要安静，告诉家属减少探视人员、次数。心功能Ⅰ、Ⅱ级可适当活动。心功能Ⅲ、Ⅳ级绝对卧床休息。

第二节　妊娠合并糖尿病

知识点 1：妊娠合并糖尿病的概念　　　　　副高：熟练掌握　正高：熟练掌握

妊娠期间的糖尿病包括以下两种情况：①糖尿病合并妊娠：是指在原有糖尿病（diabetes，DM）的基础上合并妊娠者，或者非妊娠期为隐性糖尿病，妊娠后发展为临床糖尿病，即出现糖尿病表现在先，妊娠在后；②妊娠期糖尿病（gestational diabetes mellitus，GDM）：是指妊娠期首次发现或发病的糖尿病，即妊娠在先，出现糖尿病表现在后。

知识点 2：妊娠对糖尿病的影响　　　　　　　　副高：掌握　正高：掌握

（1）妊娠期：正常妊娠时，孕妇本身代谢增强，加之胎儿从母体摄取葡萄糖增加，使葡萄糖需要量较非孕时增加；妊娠早期，由于妊娠反应，进食减少，严重者甚至导致饥饿性酮症酸中毒，或低血糖昏迷，孕妇体内雌、孕激素可增加母体对葡萄糖的利用；同时，妊娠期肾血流量及肾小球滤过率增加，造成肾糖阈降低，致使尿糖不能够正确反映血糖水平。

（2）分娩期：分娩过程中，子宫收缩消耗大量糖原，产妇进食量减少，易发生低血糖。若未及时调整胰岛素使用剂量，则易导致产妇低血糖症状的发生。另外，临产后孕妇紧张及疼痛又可能引起血糖发生较大波动，使得胰岛素用量不易掌握，因此在产程中应严密观察血糖变化，根据孕妇血糖水平调整胰岛素用量。

（3）产褥期：胎盘娩出后，胎盘所产生的具有拮抗胰岛素作用的激素和细胞因子迅速消失，全身内分泌变化逐渐恢复到非孕水平，若不及时调整胰岛素用量，极易发生低血糖。

知识点 3：糖尿病对孕妇的影响　　　　　　副高：掌握　正高：掌握

（1）高血糖可使胚胎发育异常甚至死亡，流产发病率高，可达 15%~30%，糖尿病患者宜在血糖控制正常后再妊娠。

（2）妊娠期高血压疾病发生率高，为正常孕妇的 2~4 倍，GDM 并发妊娠高血压疾病可能与存在严重胰岛素抵抗状态及高胰岛素血症有关。糖尿病孕妇因糖尿病导致广泛血管病变，使小血管内皮细胞增厚及管腔变窄，组织供血不足。糖尿病合并肾血管病变时，妊娠期高血压疾病的发病率可高达 50%。糖尿病孕妇一旦并发高血压，病情较难控制，对母儿极不利。

（3）感染是糖尿病的主要并发症。糖尿病时白细胞有多种功能缺陷，趋化性、吞噬作用、杀菌作用均显著降低，未能很好控制血糖的孕妇易发生感染。感染亦可增加糖尿病代谢紊乱，甚至诱发酮症酸中毒等急性并发症。与妊娠期糖尿病有关的感染有：外阴阴道假丝酵母菌病、肾盂肾炎、无症状菌尿症、产褥感染及乳腺炎等。

（4）羊水过多的发生率较非糖尿病孕妇高 10 倍左右。原因可能与羊水中含糖量过高，刺激羊膜分泌有关，也可能与胎儿高糖、高渗性利尿致胎儿尿量增多有关。

（5）因巨大儿发生率明显增高，难产、产道损伤、手术产概率增高，产程延长易发生产后出血。

（6）易发生糖尿病酮症酸中毒。糖尿病酮症酸中毒对母儿危害大，不仅是糖尿病孕妇死亡的主要原因，发生在孕早期还有致畸作用，发生在妊娠中晚期易导致胎儿窘迫及胎死宫内。

（7）GDM 孕妇再次妊娠时，复发率高达 33%~69%。远期患糖尿病概率增加，17%~63% 将发展为 2 型糖尿病。心血管系统疾病的发生率也高。

知识点 4：糖尿病对胎儿及新生儿的影响　　　　　副高：掌握　正高：掌握

（1）巨大儿发生率可高达 25%~42%。其原因为孕妇血糖高，血糖可通过胎盘，而胰岛素不能通过胎盘，使胎儿长期处于高血糖状态，刺激胎儿胰岛 B 细胞增生，产生大量胰岛素，活化氨基酸转移系统，促进蛋白、脂肪合成和抑制脂肪脂解作用，导致躯干过度发育。GDM 孕妇过胖或体质指数过大是发生巨大儿的重要危险因素。

（2）胎儿畸形率高于正常孕妇，严重畸形发生率为正常妊娠的 7~10 倍，与早孕时血糖过高或治疗糖尿病的药物有关。以神经系统和心血管系统的畸形最常见。

（3）胎儿生长受限发生率为 21%，妊娠早期高血糖有抑制胚胎发育的作用，导致孕早期胚胎发育落后。糖尿病合并微血管病变者，胎盘血管常出现异常，影响胎儿发育。

（4）早产发生率为 10%~25%。原因有羊水过多、妊娠期高血压疾病、胎儿窘迫以及其他严重并发症，常需提前终止妊娠。

（5）死胎及新生儿死亡率高。糖尿病常伴有严重的血管病变或产科并发症，影响胎盘血供，引起死胎、死产。新生儿主要由于母体血糖供应中断而高胰岛素血症仍存在，如不及时补充糖，易发生低血糖，严重可导致新生儿死亡。另外，高胰岛素血症具有拮抗糖皮质激素促进肺泡Ⅱ型细胞表面活性物质合成及释放的作用，使胎儿肺表面活性物质产生及分泌减少，胎儿肺成熟延迟，导致新生儿呼吸窘迫综合征发生率增加，增加了新生儿的死亡率。

知识点 5：妊娠合并糖尿病的临床表现	副高：掌握　正高：掌握

（1）妊娠期体重可骤增、明显肥胖，或出现"三多一少"的症状。
（2）部分患者也可出现外阴瘙痒、阴道及外阴假丝酵母菌感染等。
（3）重症时可出现酮症酸中毒伴昏迷，甚至危及生命。

知识点 6：妊娠合并糖尿病的辅助检查	副高：掌握　正高：掌握

（1）血糖测定：两次或两次以上空腹血糖测定 ≥5.8mmol/L，可诊断为糖尿病。

（2）糖筛查试验：妊娠 24~28 周进行。50g 葡萄糖粉溶于 200ml 水中，5 分钟内服完，服后 1 小时血糖 ≥7.8mmol/L 为糖筛查阳性。阳性者应行空腹血糖测定。空腹血糖正常者则考虑行葡萄糖耐量试验。

（3）葡萄糖耐量试验（OGTT）：我国多采用口服 75g 葡萄糖耐量试验。禁食 12 小时后，口服葡萄 75g，其正常上限值为：空腹 5.6mmol/L，1 小时 10.3mmol/L，2 小时 8.6mmol/L，3 小时 6.7mmol/L，其中任何两项或两项以上达到或超过正常值，即可诊断为妊娠期糖尿病。一项异常则诊断为糖耐量异常。

（4）糖化血红蛋白检查：一般认为糖化血红蛋白测定可以反映前 8~12 周的血糖水平，它可以用来弥补空腹血糖只反映瞬时血糖值的不足，监测病情的控制情况。糖化血红蛋白与血糖控制的关系为：糖化血红蛋白 4%~6% 时血糖正常，6%~7% 时为比较理想，7%~8% 时控制一般，8%~9% 时为不理想。

（5）其他：肝肾功能、尿蛋白检查、眼底检查、B 超及胎儿电子监护等。

知识点7：妊娠合并糖尿病的治疗要点　　　　　副高：掌握　正高：掌握

（1）期待疗法

1）孕期检查：包括了解胎儿生长，孕36周起行胎儿电子监护、B超生物物理评分、多普勒测定胎儿脐血流等。

2）饮食治疗：严格执行和长期坚持饮食控制。

3）药物治疗：使用胰岛素控制血糖。

（2）终止妊娠

1）糖尿病经治疗后不能有效控制，或伴有先兆子痫、羊水过多、眼底动脉硬化、肾功能减退时，应考虑中止妊娠。

2）38周左右终止妊娠对胎儿有利。

知识点8：妊娠合并糖尿病的护理评估　　　　副高：熟练掌握　正高：熟练掌握

（1）健康史：询问过去有无糖尿病病史及糖尿病家族史；有无不良孕产史，如习惯性流产、死胎、死产、胎儿畸形、新生儿死亡等；本次妊娠的经过情况、临床表现及其出现的时间等。

（2）身体状况

1）症状与体征：是否出现代谢紊乱及产科并发症，如"三多一少"症状（即多饮、多食、多尿、体重减轻）、皮肤瘙痒尤其是外阴瘙痒，有无视物模糊现象等。

妊娠期：评估孕妇有无糖尿病及产科并发症，如低血糖、酮症酸中毒、妊娠期高血压疾病、羊水过多、感染等。评估胎儿的宫内健康情况。

分娩期：主要评估产妇有无低血糖发生，如孕妇出现面色苍白、心悸、出汗、颤抖、饥饿感、视物模糊甚至昏迷等，需及时给予处理。

产褥期：因体内激素的迅速变化，主要评估产妇有无高血糖或低血糖的症状，控制输入液体的含糖量，监测血糖的变化。注意评估产妇有无与感染有关的征象。

2）妊娠合并糖尿病的分期：目前普遍使用 White 分类法，根据糖尿病的发病年龄、病程、是否存在血管合并症等进行分类，有助于估计病情的严重程度及预后。

A级：妊娠期出现或发现的糖尿病。

B级：显性糖尿病，20岁以后发病，病程<10年。

C级：发病年龄10~19岁，或病程为10~19年。

D级：10岁以前发病，或病程≥20年，或合并单纯性视网膜病变。

F级：糖尿病肾病。

R级：眼底有增生性视网膜病变或玻璃体积血。

H级：冠状动脉粥样硬化性心脏病。

T级：有肾移植史。

（3）心理-社会状况：评估孕产妇及家属对疾病的认识程度，对妊娠合并糖尿病知识的掌握情况，是否积极配合检查和治疗，是否存在焦虑等不良情绪以及社会支持情况等。

| 知识点 9：妊娠合并糖尿病的护理诊断 | 副高：掌握　正高：掌握 |

（1）营养失调—低于或高于机体需要量：与糖代谢异常有关。
（2）有感染的危险：与孕妇对感染的抵抗力下降有关。
（3）有胎儿受伤的危险：与糖尿病引起巨大胎儿、胎儿畸形、死胎、死产有关。
（4）知识缺乏：缺乏糖尿病饮食控制的相关知识。

| 知识点 10：妊娠合并糖尿病的护理措施 | 副高：掌握　正高：掌握 |

（1）妊娠期

1）加强孕期检查：妊娠 20 周后，遵医嘱 B 超检查胎儿有无畸形，必要时配合医师检查孕妇的血、尿及羊水，监测胎儿发育、胎盘功能、胎儿成熟度。妊娠 30 周后进行胎动计数、胎心监护。

2）控制血糖：纠正营养失调，控制饮食。摄入足够的热量和蛋白质，维持血糖在正常水平。补充维生素、钙及铁剂，适当限制食盐的摄入量。以使空腹血糖控制在 5.8mmol/L 以下，而孕妇又没有饥饿感为宜，否则需辅以降糖药物（胰岛素）治疗。

3）加强母儿监护：妊娠 35 周后应住院严密监护，注意胎心、体重及病情变化，如糖尿病有合并症或并发症宜提早入院。

4）自我监护：指导孕妇正确自测血糖。如不能达标，及时报告医生。

5）适度活动：避免孕妇体重增长过快。运动方式可选择散步、中速步行等，一般每天至少 1 次，每次 20~40 分钟，于餐后 1 小时进行。

（2）分娩期

1）分娩时机的选择：①不需要胰岛素治疗的 GDM 孕妇，无母儿并发症的情况下，39 周左右收入院，严密监测至预产期，未自然临产者采取措施终止妊娠。②妊娠前糖尿病及需用胰岛素治疗的 GDM 者，如血糖控制良好，妊娠 37~38 周收入院，在严密监测下，妊娠 38~39 周终止妊娠；血糖控制不满意者及时收入院。③有母儿合并症者，血糖控制不满意，伴血管病变、合并重度子痫前期、严重感染、胎儿生长受限、胎儿窘迫，及时收入院，在严密监护下，适时终止妊娠，必要时抽羊水，了解胎肺成熟情况，完成促胎肺成熟。

2）糖尿病不是剖宫产的指征：糖尿病伴血管病变及其他产科指征，如怀疑巨大胎儿、胎盘功能不良、胎位异常等产科指征者。妊娠期血糖控制不好，胎儿偏大或者既往有死胎、死产史者。糖尿病病程 >10 年，伴有视网膜病变及肾功能损害者。

3）阴道分娩：临产后注意休息、镇静、给予适当饮食、严密观察血糖、尿糖及酮体变化，一般应停用皮下注射胰岛素。产程中应密切监测宫缩、胎心变化，产程应控制在 12 小时内。

4）剖宫产：在手术前一天停用晚餐前精蛋白锌胰岛素，手术日停用皮下胰岛素，通常在早晨监测血糖及尿酮体。输液一般按 3~4g 葡萄糖加 1U 胰岛素，并按每小时静脉输入 2~3U 胰岛素速度静滴，每 1~2 小时测血糖 1 次，尽可能使术中血糖维持在 6.67~10.0mmol/L。术后每 2~4 小时测血糖 1 次，直至饮食恢复。

5）分娩时做好新生儿抢救准备：新生儿出生后留脐血检查血糖，新生儿无论体重大小均按早产儿处理，注意保暖、吸氧，尽早进行早吸吮工作。密切观察新生儿，防止发生低血糖、呼吸窘迫综合征。

6）预防产后出血：产后及时注射子宫收缩剂。

（3）产褥期

1）密切观察：①观察产妇有无低血糖表现；②保持皮肤和会阴部清洁，注意保暖，防止感染发生；③密切观察有无感染发生，如发热、恶露异常、子宫压痛等；④如无其他特殊情况，鼓励母亲进行母乳喂养，增加新生儿抵抗力；⑤继续监测血糖变化，根据血糖值调整胰岛素用量；⑥产后定期接受内科和产科复查。

2）加强新生儿观察和护理：新生儿无论体重大小均按早产儿护理。新生儿娩出后送新生儿室观察，娩出 30 分钟后开始每小时滴喂 25% 葡萄糖 10ml，每次喂糖水前测外周血血糖，直到血糖 >2.2mmol/L 后再观察 2 小时，无异常情况可送回母亲病房。

（4）心理支持：鼓励孕妇说出内心感受，保持乐观情绪。向孕妇及家属介绍有关知识，如妊娠合并糖尿病对母儿的影响取决于糖尿病病情及血糖控制水平，只要病情稳定，血糖水平控制良好，不会对母儿造成较大危害。鼓励孕妇及家属以积极的心态面对压力，帮助纠正其错误的观念和行为。

知识点 11：妊娠合并糖尿病的健康指导　　　　　副高：掌握　正高：熟练掌握

（1）疾病知识指导：向孕妇讲解妊娠合并糖尿病的特点及危害，提高其配合治疗的积极性。

（2）饮食、运动指导：强调饮食与运动对控制血糖的意义，为产妇制订明确的运动方案，确保产妇掌握饮食与运动的具体方法。

（3）自我监测指导：教会产妇自我监测血糖的方法，掌握各时段血糖的正常值，发现异常要及时与医生取得联系。教会孕妇自数胎动，3 次/天，每次 1 小时，将 3 次的胎动计数相加再乘以 4，即为 12 小时胎动数，若胎动数 >30 次为正常，<10 次，或胎动数减少超过原来胎动数的 50% 而不能恢复时，表示胎儿有宫内缺氧，应及时就诊。

（4）用药指导：对需要使用胰岛素的孕妇，要教会孕妇正确使用和保存胰岛素的方法。

（5）卫生指导：保持个人卫生，尤其是口腔、皮肤、会阴部卫生，勤换内衣裤，如有皮肤瘙痒，勿抓挠，以免感染。注意保暖，避免上呼吸道感染。

（6）出院指导：产妇定期接受产科及内科复查，产后 1 周复查空腹血糖，最迟不应超过6周，如为异常，则应诊断为孕前糖尿病。如空腹正常，应在产后6~12周进行口服葡萄糖耐量试验，异常则为漏诊的孕前糖尿病，正常者应1~3年检测1次血糖，以尽早发现非胰岛素依赖型糖尿病。鼓励母乳喂养，产后坚持长期避孕，但不宜用药物及宫内避孕器。产后42天常规复查。

第三节　妊娠合并贫血

知识点1：妊娠合并贫血的概念　　　　副高：熟练掌握　正高：熟练掌握

贫血是妊娠期最常见的合并症，属高危妊娠的范畴。因为妊娠期血容量增加，而其中血浆的增加比红细胞增加相对更多，所以血液被稀释，产生"生理性贫血"。贫血在妊娠各期对母儿都可造成一定危害，在贫血严重的国家和地区，是孕产妇死亡的主要原因之一。在妊娠期各种类型贫血中，缺铁性贫血最常见，占妊娠期贫血的95%。

知识点2：妊娠合并贫血的病因及发病机制　　　　副高：熟练掌握　正高：熟练掌握

（1）缺铁性贫血：妊娠期铁的需要量增加是孕妇缺铁的主要原因。孕期需铁约1000mg，每日需铁至少4mg，但早孕常因胃肠功能失调致恶心、呕吐、食欲缺乏或腹泻而影响铁的摄入和吸收。每日饮食中含铁10~15mg，吸收利用率仅为10%，即1~1.5mg，妊娠后半期铁的最大吸收率可达40%，仍不能满足需求，若不给予铁剂治疗，容易耗尽体内储存铁造成贫血。

（2）巨幼细胞性贫血：妊娠期本病95%是叶酸缺乏，少数因缺乏维生素 B_{12} 而发病。引起叶酸或维生素 B_{12} 缺乏的原因有：来源缺乏或吸收不良；妊娠期需要量增加；叶酸排泄增多。

（3）再生障碍性贫血：因骨髓造血干细胞数量减少和质量的缺陷导致造血障碍，引起外周全血细胞减少为主要表现的一组综合征。

知识点3：妊娠合并贫血的影响　　　　副高：掌握　正高：掌握

妊娠期合并贫血，即使是轻度贫血，也可增加女性妊娠和分娩期间的风险。贫血时机体抵抗力低下，对分娩、手术和麻醉的耐受能力低。重度贫血可导致贫血性心脏病、妊娠期高血压疾病性心脏病、产后出血、失血性休克及产褥感染等并发症，危及孕产妇生命。孕妇骨髓和胎儿在竞争摄取孕妇血清铁的过程中，胎儿组织占优势，加之铁通过胎盘由孕妇运至胎儿的运输是单向性的，一般情况下，胎儿缺铁程度不会太严重。孕妇发生严重缺铁时，贫血导致胎盘供氧和营养物质供给不足，可导致胎儿生长受限、胎儿窘迫、早产、死胎或死产等不良后果。

知识点 4：妊娠合并贫血的临床表现　　　　　　　副高：掌握　正高：掌握

（1）缺铁性贫血：轻者无明显症状，或只有皮肤、口唇黏膜和睑结膜稍苍白；重者可有乏力、头晕、耳鸣、心悸、气短、食欲不振、腹胀、腹泻、皮肤黏膜苍白，可有口腔炎、舌炎、皮肤毛发干燥、脱发、指甲脆薄等。

（2）巨幼细胞贫血：①贫血多为中、重度。表现为乏力、头晕、心悸、气短；②消化道症状：食欲缺乏、恶心、呕吐、腹泻、舌炎等；③周围神经炎症状：手足麻木、针刺或冰冷等感觉异常，行走困难；④其他：低热、水肿、脾大、表情淡漠。

（3）再生障碍性贫血：主要表现为进行性贫血、皮肤及内脏出血及反复感染。

知识点 5：妊娠合并贫血的辅助检查　　　　　　　副高：了解　正高：掌握

（1）外周血象：为小细胞低血红蛋白性贫血，血红蛋白 $< 100g/L$，血细胞比容 < 0.30 或红细胞 $< 3.5 \times 10^{12}/L$，即可诊断为贫血，白细胞计数及血小板计数均在正常范围。

（2）血清铁测定：血清铁 $< 5.37\mu mol/L$（正常 $8.95 \sim 26.9\mu mol/L$），总铁结合力 $> 64.44\mu mol/L$（正常 $54.1\mu mol/L \pm 5.4\mu mol/L$），血清铁下降可以出现在血红蛋白下降以前，是缺铁性贫血的早期表现。

（3）骨髓检查：诊断困难时可做骨髓检查，骨髓象为红细胞系统增生活跃，中、晚幼红细胞增多。

知识点 6：妊娠合并贫血的治疗要点　　　　　　　副高：掌握　正高：掌握

（1）病因治疗：尽可能去除导致缺铁的病因。如改善饮食，积极治疗消化系统疾病。

（2）补铁治疗：治疗性铁剂有无机铁和有机铁两类。前者中以硫酸亚铁最常用。右旋糖酐铁、葡萄糖酸亚铁、山梨醇铁、富马酸亚铁及琥珀酸亚铁等。铁剂补充首选口服铁剂。如硫酸亚铁 0.3g，每日 3 次，可同时服维生素 C 0.3g 及 10% 稀盐酸 0.5~2ml，以促进铁的吸收。口服铁剂不能耐受或胃肠铁吸收存在障碍时，可采用铁剂肌内注射。右旋糖酐铁肌注最为常用，其用法：第 1 日，首先注射 0.5ml 行过敏试验，观察 1 小时无过敏反应者，给予 50mg，以后每日或隔日 100mg，直至总需量。注射用铁的总需量（mg）=（需要达到的血红蛋白浓度 - 患者的血红蛋白浓度）×0.33×患者体重（kg）。

知识点 7：妊娠合并贫血的护理评估　　　　　　　副高：熟练掌握　正高：熟练掌握

（1）健康史：询问有无慢性失血性疾病如月经过多、寄生虫病或消化系统疾病史，有无长期偏食、胃肠道功能紊乱导致的营养不良病史。

（2）身体状况：轻度贫血者多无明显症状，严重贫血者可有乏力、头晕、心悸、气短、食欲缺乏、腹胀、水肿等表现。检查可见皮肤黏膜苍白、皮肤毛发干燥、脱发、指甲脆薄等，并可伴发口腔炎、舌炎。

（3）心理-社会状况：评估孕妇对妊娠合并贫血的了解程度，对妊娠合并贫血注意事项的了解程度以及对药物的用法、作用和不良反应的了解程度；评估焦虑的程度，贫血对母儿可造成不利影响，孕妇及家属多有焦虑不安等心理。

知识点8：妊娠合并贫血的护理诊断　　　　副高：熟练掌握　　正高：熟练掌握

（1）活动无耐力：与贫血导致的疲倦有关。

（2）有胎儿受伤的危险：与母亲贫血、早产有关。

（3）知识缺乏：缺乏妊娠合并贫血的保健知识及对孕期服用铁剂的重要性的了解。

（4）有感染的危险：与贫血导致机体抵抗力降低有关。

（5）焦虑：与担心胎儿安危有关。

知识点9：妊娠合并贫血的护理措施　　　　副高：熟练掌握　　正高：熟练掌握

（1）生活护理：加强休息，增加营养，纠正偏食及挑食不良饮食习惯，建议孕妇摄取高铁、高蛋白质及高维生素C食物，如动物肝脏、瘦肉、蛋类、葡萄干以及深色蔬菜。注意饮食搭配，避免蔬菜、谷类、茶叶中的磷酸盐和鞣酸等影响铁的吸收。

（2）补铁护理：指导孕妇遵医嘱正确补充铁剂。注意观察有无不良反应，口服铁剂对胃黏膜有刺激作用，可引起恶心、呕吐、胃部不适等症状，应指导孕妇饭后或餐中服用铁剂。此外，铁与肠内硫化氢作用可形成黑色便，护士应予以解释。注射法补充铁剂应行深部肌内注射法。

（3）分娩期护理：在临产前给予止血药维生素 K_1、卡巴克洛（安络血）、维生素C等药物，并配新鲜血备用，必要时可考虑输血。产前输血以浓缩红细胞为最好，输血不可过多过快。严密观察产程，加强胎心监护，第二产程酌情给予阴道助产，减少产妇的体力消耗；胎儿前肩娩出时，立即遵医嘱肌内注射或静脉注射宫缩剂，加强宫缩，预防产后出血。

（4）产褥期护理：产后密切观察子宫收缩及阴道流血，遵医嘱使用缩宫素促进子宫收缩，防止产后出血；加强会阴部护理同时给予抗生素防治感染。产前贫血未纠正者应继续补铁治疗贫血；严重贫血或有严重并发症者，不宜哺乳，指导产妇退奶；加强新生儿监护，吸氧，注意保暖，降低围生儿的死亡率。

（5）心理护理：加强护患沟通，耐心倾听患者主诉，缓解孕产妇紧张情绪，告知医疗和护理计划，增加孕产妇的安全感和自信心。及时向孕妇家属通报病情，减轻家庭成员的焦虑，取得其配合。

知识点 10：妊娠合并贫血的健康指导 副高：掌握 正高：熟练掌握

（1）休息：注意休息，避免重体力劳动。

（2）避孕：顺产后避孕半年，剖宫产后避孕 2 年；母乳喂养者采取工具避孕。

（3）卫生：穿棉质衣物，勤换内衣、内裤；产褥期内禁止性生活、盆浴。

（4）复查：如切口红肿、渗血、渗液或阴道出血超过月经量及时来院复查；如阴道流血及切口无异常，42 天返院复查。

（5）饮食：注意加强营养。多摄入高蛋白、高热量饮食；多进富含蛋白、维生素及铁的食物，纠正贫血。

第四节 妊娠合并急性病毒性肝炎

知识点 1：妊娠合并急性病毒性肝炎的概念 副高：熟练掌握 正高：熟练掌握

孕妇并发的最常见的肝脏疾病是病毒性肝炎，妊娠期感染可严重地危害孕妇及胎儿，病原发病率为非妊娠期女性的 6~9 倍，急性重型肝炎发生率为非孕期女性的 65.5 倍。常见的病原体有甲型（HAV）、乙型（HBV）、丙型（HCV）、丁型（HDV）和戊型（HEV）五种病毒。这些病毒在一定条件下都可造成严重肝功能损害甚至肝衰竭。其中以乙型肝炎最常见，可发生在妊娠各期，以妊娠晚期发生率最高，是孕产妇死亡的主要原因之一。

知识点 2：妊娠合并急性病毒性肝炎的影响 副高：掌握 正高：掌握

（1）妊娠和分娩对病毒性肝炎的影响

1）妊娠期孕妇免疫功能改变，孕妇易感染肝炎病毒。

2）妊娠期新陈代谢增加，肝内糖原储备降低，大量雌孕激素等需在肝内灭活，同时胎儿代谢产物需在母体肝脏内解毒，导致肝脏负担增加，加重原有的肝炎病情，甚至发展为重症肝炎。

3）分娩时体力消耗、出血及手术等加重了对肝脏的损害，易发生急性肝坏死。

（2）病毒性肝炎对妊娠、分娩的影响

1）对母体的影响：妊娠早期合并病毒性肝炎，可使早孕反应加重，甚至出现妊娠剧吐，而出现的水电解质紊乱，导致肝脏损伤；妊娠晚期则易并发妊娠高血压疾病，可能与体内因肝功能下降，醛固酮的灭活能力下降有关；分娩期因肝功能受损，凝血因子合成减少，产妇易发生产后出血。

2）对胎儿和新生儿的影响：肝炎病毒可通过胎盘进入胎儿体内，妊娠早期合并病毒性肝炎，胎儿畸形发生率约为正常的 2 倍；胚胎及胎儿感染后则易导致流产、早产、死胎、死产及新生儿感染，使围生儿死亡率明显增高；妊娠期胎儿垂直传播而感染肝炎病毒者，以乙型病毒为多见。

知识点3：妊娠合并急性病毒性肝炎的病理生理　　副高：熟练掌握　正高：熟练掌握

妊娠期肝组织结构无明显改变，大小形态亦无改变，肝血流量不增多，肝糖原稍有增加。孕晚期肝功能检查：因血液稀释，约50%孕妇的血清总蛋白值低于60g/L。清蛋白降低，球蛋白轻度升高，清蛋白与球蛋白的比例下降。球蛋白增多系网状内皮系统功能亢进所致。血清丙氨酸转氨酶（ALT）和门冬氨酸转氨酶（AST）多在正常范围内，少数在妊娠晚期略有升高。碱性磷酸酶（ALP）升高，可能主要来自胎盘。血浆纤维蛋白原及部分凝血因子增加，凝血酶原时间正常。妊娠期雌激素水平升高，部分孕妇出现"肝掌""蜘蛛痣"，并随妊娠进展加重，分娩后4~6周消失。

知识点4：妊娠合并急性病毒性肝炎的临床表现　　　　　副高：掌握　正高：掌握

（1）孕妇常出现不明原因的食欲减退、恶心、呕吐、腹胀、厌油腻、乏力、肝区叩击痛等消化系统症状。

（2）重症肝炎多见于妊娠末期，起病急，病情重，表现为畏寒发热，皮肤巩膜黄染，尿色深黄，食欲极度减退，频繁呕吐，腹胀，腹水，肝臭气味，肝脏进行性缩小，急性肾衰竭及不同程度的肝性脑病症状，例如嗜睡、烦躁、神志不清甚至昏迷。

知识点5：妊娠合并急性病毒性肝炎的辅助检查　　　　　副高：掌握　正高：掌握

（1）肝功能检查：血清ALT增高，如能除外其他原因，特别是数值很高（大于正常10倍以上）、持续时间较长、对病毒性肝炎有诊断价值。血清胆红素在17μmol/L（1mg/dl）以上，尿胆红素阳性、凝血酶原时间的测定等，均有助于肝炎的诊断。

（2）血清病原学检测

1）甲型肝炎：急性期患者血清中抗HAV-IgM在发病第1周即可阳性，1~2个月抗体滴度和阳性率下降，于3~6个月后消失，对早期诊断十分重要，特异性高。

2）乙型肝炎：①HBsAg阳性是HBV感染的特异性标志。②抗-HBs阳性提示有过HBV感染，是保护性抗体，表示机体有免疫力。③HBeAg是核心抗原的亚成分，其阳性和滴度反映HBV复制及传染性的强弱。急性乙型肝炎时HBeAg短暂阳性，如持续阳性提示转为慢性。在慢性HBV感染时，HBeAg阳性表示肝细胞内有HBV活动性复制。当HBeAg转阴伴有抗-HBe出现时，表示HBV复制停止。④HBcAg为乙肝病毒的核心抗原，阳性关于HBV在体内复制。

3）丙型肝炎：血清中出现抗-HCV抗体可诊断为HCV感染。PCR技术检测HCV-RNA

阳性是病毒血症的直接证据。

4）丁型肝炎：急性感染时抗-HDV IgM 出现阳性，一般持续 2~4 周，随后抗-HDV IgG 阳性。慢性感染时抗-HDV IgM 持续阳性。

5）戊型肝炎：急性期血清内可检测出高滴度的抗-HEV IgM，恢复期血清内可检测出低水平的抗-HEV IgG。

知识点 6：妊娠合并急性病毒性肝炎的治疗要点　　　　　副高：掌握　正高：掌握

肝炎患者原则上不宜妊娠。妊娠合并肝炎的患者与非孕期的肝炎患者处理原则相同：注意休息，加强营养，给予高蛋白质、高维生素、足量糖类和低脂肪饮食。积极采用中西医结合治疗方案，注意保护肝功能，避免使用损害肝脏的药物，预防感染和产后出血。有黄疸者应住院治疗，按重症肝炎处理。

对重症肝炎患者，应预防并治疗肝性脑病，如限制蛋白质摄入、保持排便通畅、应用保肝降氨药物和制剂，积极预防并治疗 DIC，因 DIC 是妊娠期重症肝炎的主要死因，故应进行凝血功能检查。积极防治肝肾综合征。

分娩期准备好新鲜血液，宫口开全后可行胎头吸引术助产，缩短第二产程，注意新生儿隔离和特殊处理。产褥期选用对肝脏损害小的广谱抗生素控制感染，以防肝炎病情恶化。不宜哺乳，可口服生麦芽、敷芒硝退奶。新生儿出生后立即注射乙型肝炎免疫球蛋白，24 小时内接种乙肝疫苗，防止发病。

知识点 7：妊娠合并急性病毒性肝炎的护理评估　　　副高：熟练掌握　正高：熟练掌握

（1）健康史：评估有无与肝炎患者密切接触史或半年内曾输血、注射血制品史，有无肝炎病家族史及当地流行病史等。重症肝炎需评估其诱发因素，同时评估患者的治疗用药情况及家属对肝炎相关知识的知晓程度。

（2）身体状况

1）观察全身皮肤、巩膜有无黄染，检查肝脏大小，有无触痛、叩击痛等。

2）监测胎心、子宫收缩、产妇的生命体征，以了解产程进展并及早发现异常情况，评估产妇出血倾向。

3）产褥期评估子宫收缩及阴道出血情况，及早发现因凝血机制障碍引起的产后出血，注意观察生命体征、恶露量等。

（3）心理-社会状况：评估孕妇及家人对疾病的认知程度及家庭社会支持系统是否完善。由于担心感染胎儿，孕妇会产生焦虑、矛盾及自卑心理，应重点评估。

知识点 8：妊娠合并急性病毒性肝炎的护理诊断　　　副高：熟练掌握　正高：熟练掌握

（1）预感性悲哀：与肝炎病毒感染造成的后果有关。

（2）潜在并发症：肝性脑病、产后出血。

（3）知识缺乏：缺乏有关病毒性肝炎感染途径、传播方式、母儿危害及预防保健等知识。

知识点9：妊娠合并急性病毒性肝炎的护理措施　　副高：熟练掌握　　正高：熟练掌握

（1）加强卫生宣教，普及防病知识

1）重视高危人群，婴幼儿疫苗接种，开展以切断传播途径为重点的综合性预防措施。

2）重视围婚期保健，提倡生殖健康，夫妇一方患有肝炎者应使用避孕套以免交叉感染。

3）已患肝炎的育龄妇女应做好避孕。

4）患急性肝炎者应于痊愈后半年，最好2年后在医师指导下妊娠。

（2）妊娠合并轻型肝炎

1）加强营养，增加优质蛋白、高维生素、富含碳水化合物、低脂肪食物的摄入。保持大便通畅。

2）详细讲解疾病的相关知识，取得家属的理解和配合。

3）减缓孕妇的自卑心理，提高自我照顾能力，评估孕妇在妊娠期母亲角色获得情况，并及时给予帮助。

4）医疗机构需开设隔离诊室，所有用物使用2000mg/L含氯制剂浸泡，严格执行传染病防治法中的有关规定。

5）定期进行肝功能、肝炎病毒血清病原学标志物的检查。

6）积极治疗各种妊娠并发症，加强基础护理，预防各种感染。

（3）妊娠合并重症肝炎

1）保护肝脏：遵医嘱给予各种保肝药物，如六合氨基酸，高血糖素-葡萄糖-胰岛素等。严格限制蛋白质的摄入量，每日应<0.5g/kg，增加碳水化合物，每日热量维持7431.2kJ（1800kcal）以上。保持大便通畅，遵医嘱口服新霉素或甲硝唑抑制大肠埃希菌，严禁肥皂水灌肠。严密观察患者有无性格改变，行为异常，扑翼样震颤等肝性脑病前驱症状。

2）预防DIC及肝肾综合征：严密监测生命体征，准确严格限制入液量，记录出入量，每日入液量为前日尿量加500ml液体量。应用肝素治疗时，应注意观察有无出血倾向，且量宜小不宜大。产前4小时及产后12小时内不宜使用肝素治疗。

（4）分娩期

1）密切观察产程进展，促进产妇身心舒适：为产妇及家人提供安全、温馨、舒适的待产分娩环境，注意语言保护，避免各种不良刺激，提供无痛分娩措施。密切观察产程进展，避免并发症发生。

2）监测凝血功能：为预防DIC，于分娩前1周肌注维生素 K_1，每日20~40mg，配备新鲜血液。密切观察产妇有无口鼻、皮肤黏膜出血倾向，监测出血凝血时间及凝血酶原等。

3）正确处理产程，防止母婴传播及产后出血：第二产程给予阴道助产，严格执行操作程序，避免软产道损伤和新生儿产伤等引起的母婴传播。胎儿娩出后，抽脐血做血清病原学检查及肝功能检查。正确应用缩宫素，预防产后出血。

4）预防感染并严格执行消毒隔离制度：产时严格消毒并应用广谱抗生素。凡病毒性肝炎产妇使用过的医疗用品均需用2000mg/L的含氯消毒液浸泡后按相关规定处理。

（5）产褥期

1）预防产后出血：观察子宫收缩及阴道流血，加强基础护理，并继续遵医嘱给予对肝脏损害较小的抗生素预防感染。同时开始评价母亲角色的获得，协助建立良好的亲子关系，提高母亲的自尊心。

2）指导母乳喂养：只要新生儿接受免疫注射，母亲仅HBsAg阳性者可以母乳喂养。对不宜哺乳者，应教会产妇及家人人工喂养的知识和技能。口服生麦芽冲剂或乳房外敷芒硝回乳，雌激素不宜用于回乳。

3）新生儿免疫：新生儿出生后24小时内注射乙型肝炎疫苗30μg，生后1个月、6个月再分别注射10μg。同时，在生后48小时内，肌内注射0.5ml乙肝免疫球蛋白，有效保护率达94%。

4）按医嘱继续为产妇提供保肝治疗指导，加强休息和营养，指导避孕措施，促进产后康复，必要时及时就诊。

知识点10：妊娠合并急性病毒性肝炎的健康指导　　副高：掌握　正高：熟练掌握

（1）休息：注意休息，避免重体力劳动。

（2）饮食：注意加强营养，多摄入高蛋白、高热量饮食；多进食富含蛋白、维生素及铁的食物，纠正贫血。

（3）卫生：穿棉质衣物，勤换内衣、内裤；产褥期内禁止性生活、盆浴。

（4）避孕：顺产后避孕半年，剖宫产后避孕2年；母乳喂养者采取工具避孕。

（5）复查：如切口红肿、渗血、渗液或阴道出血超过月经量及时来院复查；如阴道流血及切口无异常，42天返院复查。

第五节　妊娠合并肺结核

知识点1：妊娠合并肺结核的概念　　副高：熟练掌握　正高：熟练掌握

肺结核是由结核分枝杆菌在肺部引起的急、慢性感染性疾病。

知识点 2：妊娠合并肺结核的病因及发病机制　　　副高：熟练掌握　正高：熟练掌握

（1）结核杆菌主要通过呼吸道传播，首先在肺内引起感染，根据患者的抵抗力及治疗情况，可以呈急性发作或转为慢性。

（2）近年来结核菌耐药及获得性免疫缺陷综合征的增加，使结核感染在世界范围内又呈增多趋势，妊娠合并肺结核时有发生。

知识点 3：妊娠合并肺结核的互相影响　　　　　　副高：掌握　正高：掌握

（1）妊娠对肺结核的影响：看法不一，近年研究调查了解到，妊娠及分娩对肺结核多无不利影响。妊娠一般不改变肺结核的性质，孕期、产后与同龄未孕妇女比较，预后基本相同。

（2）肺结核对妊娠的影响：肺结核患者除非同时有生殖器结核，一般不影响受孕。非活动性结核或病变范围大、肺功能无改变者，对妊娠经过和胎儿发育多无大影响；而活动性肺结核的妇女，妊娠后流产、胎死宫内、早产、低体重儿的可能性增大。肺结核的治疗药物对母儿带来不良作用的可能性存在。孕妇可在产前、产时及产后将结核杆菌传给下一代。有活动性结核未经治疗的母亲，其新生儿在生后第 1 年内感染的可能性为 50%。因此，母亲有活动性肺结核病变，新生儿产后需隔离。

知识点 4：妊娠合并肺结核的辅助检查　　　　　　副高：掌握　正高：掌握

（1）PPD 检查。
（2）胸部 X 线检查。
（3）痰涂片及痰培养。

知识点 5：妊娠合并肺结核的治疗要点　　　　　　副高：掌握　正高：掌握

（1）患肺结核的妇女，在结核活动期应避免妊娠，若已妊娠则应在妊娠 8 周内行人工流产，1~2 年后再考虑妊娠。

（2）妊娠合并活动性肺结核的治疗和处理原则同非妊娠妇女。原则为早期治疗、联合用药、适量用药，完善、规律及全程用药是治疗的关键。首选药物为口服异烟肼、利福平，异烟肼可通过胎盘，但目前尚不能肯定有致畸作用，该药有肝脏毒性，用药期间应定期检查肝功能，当转氨酶高于正常 5 倍时必须停药，用药的同时应服用维生素 B_6 以减轻神经毒性。利福平也可通过胎盘，有引起胎儿低纤维蛋白原血症的报道。

（3）病变广泛的活动性肺结核孕妇，因其呼吸面积减少及血氧分压降低，易致胎儿缺氧，应在预产期前1~2周住院待产。一般以阴道分娩为宜，但分娩过程中应避免屏气用力，以防肺泡破裂、胎儿缺氧，可行阴道助产缩短第二产程。

知识点6：妊娠合并肺结核的护理评估　　副高：熟练掌握　正高：熟练掌握

（1）健康史：需了解孕妇有无结核病史及其治疗情况，有无家族史及与结核患者密切接触史。

（2）身体状况：全身表现及呼吸系统表现。

（3）心理–社会状况：病人对结核病缺乏正确认识，担心患病后影响生活和工作，常出现自卑、多虑。结核病是慢性传染性疾病，由于住院隔离治疗，病人不能与家人和朋友密切接触，加上疾病带来的痛苦，常感到孤独。长期服药进展不大时，易产生悲观情绪，当出现咯血时，病人又因此而感紧张，恐惧。

知识点7：妊娠合并肺结核的护理诊断　　副高：熟练掌握　正高：熟练掌握

（1）活动无耐力：与疾病引起的过度消耗有关。

（2）体温过高：与结核病有关。

（3）焦虑：与担心自身及胎儿的安危有关。

知识点8：妊娠合并肺结核的护理措施　　副高：熟练掌握　正高：熟练掌握

（1）产后护理常规

1）一般护理：①单病房隔离，空气定时消毒，防止交叉感染。手术患者了解麻醉方式及术中情况。②助产分娩患者了解分娩过程。监测生命体征及神志、面色、尿量等；持续吸氧、心电监护；记录24小时出入量。密切观察体温、咳嗽、咳痰情况，有异常随时报告医生。③密切注意子宫收缩及阴道流血情况，有无出血不止等现象。④产妇的用物、痰及分泌物应按感染性医疗废物处理。保持会阴部清洁、干燥。⑤遵医嘱及时、准确应用抗生素。

2）新生儿护理：①新生儿出生时有窒息者转入 NICU 隔离病房观察；②活动性肺结核产妇严禁哺乳，并隔离新生儿，以减少母体消耗和新生儿感染；③新生儿及时接种卡介苗，防止感染。

3）切口护理：①观察会阴部或腹部切口有无红肿、渗血、渗液等；②会阴部有切口者采取健侧卧位；③腹部有切口者敷料覆盖并常规压沙袋6小时，若切口有异常及时通知医生处理。

4）管道护理：①保持输液管通畅，留置针妥善固定，注意观察穿刺部位皮肤；②保留尿管者按照尿管护理常规进行。

5）疼痛护理：①评估患者疼痛情况；②有镇痛泵患者，注意检查管道是否通畅，评价镇痛效果是否满意；③遵医嘱给予镇痛药物；④提供安静、舒适的环境。

6）饮食护理：①产后鼓励产妇多进食富含高蛋白、高能量及富含维生素及铁的食物，多吃蔬菜、水果，忌辛辣刺激性食物；②产褥期加强营养，注意休息；③术后6小时禁饮食，之后进流质、半流质饮食，如汤类、果汁、鸡蛋羹、稀饭等，忌辛辣刺激、产气食物（牛奶、豆浆、甜食等），肛门排气后饮食多样化、营养丰富、粗粮细粮搭配，多摄入高蛋白、高热量饮食。

7）体位与活动：①产后因失血活动无耐力，应多卧床休息；②术后6小时内平卧，头偏向一侧；③咳嗽严重者取半卧位为佳，以便于排痰。

8）基础护理：做好尿管护理、口腔护理、协助翻身、患者清洁卫生等工作。

（2）尿管护理

1）固定：①妥善固定，每班检查；②告知患者安置尿管的重要性，若尿管不慎脱出，应立即通知医护人员。

2）通畅：①勿折叠、扭曲、压迫管道；②及时倾倒尿液。

3）观察：观察尿液的性状、颜色、量；根据医嘱记录尿量，如有异常，及时处理。

4）拔管：术后根据医嘱和病情拔管，一般拔管6小时后能自解小便。

知识点9：妊娠合并肺结核的健康指导　　　　　　　副高：掌握　正高：熟练掌握

（1）休息：注意休息，避免重体力劳动。

（2）饮食：①注意加强营养，多摄入高蛋白、高热量饮食；②减少辛辣、过咸、刺激性食物，减少呼吸道刺激，防止诱发咳嗽。

（3）卫生：①穿棉质衣物，勤换内衣、内裤；②产褥期内禁止性生活、盆浴。

（4）避孕：①顺产后避孕半年，剖宫产后避孕2年；②母乳喂养者采取工具避孕。

（5）复查：遵医嘱定期复查胸片及肝、肾功能，了解治疗效果和病情变化。

第七章　异常分娩妇女的护理

第一节　产力异常

决定分娩的因素包括产力、产道、胎儿及产妇的精神心理因素。其中任何一个或一个以上的因素发生异常，或这些因素之间不能协调、适应而使分娩进展受到阻碍，称为异常分娩，一般称为难产。

产力是分娩的动力，产力包括子宫收缩力、腹肌和膈肌收缩力以及肛提肌收缩力，其中以子宫收缩力为主。在无其他因素影响的作用下，有效的产力能够使宫口扩张，胎先露下降，产程不断进展；相反，若受到来自胎儿、产道或待产妇精神心理因素的影响，即可出现产力异常。

若子宫收缩的节律性、对称性及极性不正常或强度、频率改变，称为子宫收缩力异常，简称产力异常。临床上将子宫收缩力异常分为子宫收缩乏力和子宫收缩过强两类，每类又分为协调性与不协调性两种。

（1）精神因素：多见于初产妇，尤其是35岁以上的高龄初产妇。由于初产妇缺少产前健康教育和分娩经历，对分娩知识不甚了解，因此对分娩有恐惧心理，精神过度紧张，干扰了中枢神经系统正常功能，导致大脑皮质功能紊乱，睡眠减少，加之临产后进食不足以及过多体力消耗，水、电解质紊乱，均可导致原发性子宫收缩乏力。

（2）产道与胎儿因素：临产后，当骨盆异常或胎位异常时，胎儿先露部下降受阻，胎先露不能紧贴子宫下段及子宫颈内口，不能有效刺激子宫阴道神经丛引起有力的反射性子宫收缩，是导致继发性子宫收缩乏力的最常见原因。

（3）子宫因素：子宫壁过度膨胀（如双胎、羊水过多、巨大胎儿妊娠等），可使子宫肌纤维过度伸展，失去正常收缩能力；多次妊娠分娩（经产妇）及子宫的急慢性炎症均可使子宫肌纤维变性、结缔组织增生，影响子宫收缩；子宫肌瘤、子宫发育不良、子宫畸形（如双角子宫）等也均能影响子宫的收缩力。

（4）内分泌失调：临产后，产妇体内雌激素、缩宫素、前列腺素合成及释放减少，一方面使子宫平滑肌间隙连接蛋白数量减少，另一方面缩宫素受体量减少，综合以上各因素均可直接导致子宫收缩乏力；临产后孕激素下降缓慢，使得子宫对乙酰胆碱的敏感性降低，从而影响子宫肌兴奋阈，也是导致子宫收缩乏力的原因之一；子宫平滑肌细胞钙离子浓度的降低、肌浆蛋白轻链激酶及 ATP 酶不足，均可影响肌细胞收缩，导致宫缩乏力。

（5）药物影响：临产后，不适当地使用大剂量镇静剂、镇痛剂及麻醉剂，如吗啡、哌替啶、氯丙嗪、硫酸镁、苯巴比妥钠等，均可不同程度使子宫收缩受到抑制。

（6）其他：营养不良、贫血和一些慢性疾病所致体质虚弱者，临产后进食与睡眠不足、过多的体力消耗、水及电解质紊乱、产妇过度疲劳、膀胱直肠充盈、前置胎盘影响先露下降等均可导致宫缩乏力。

知识点 3：子宫收缩乏力的临床表现　　　　　　　副高：掌握　正高：掌握

临床子宫收缩乏力分为协调性和不协调性两种类型，根据发生时间又分为原发性和继发性。类型不同，其临床表现也不同。

（1）协调性子宫收缩乏力：其特点为子宫收缩具有正常的节律性、对称性和极性，但收缩力弱。宫缩时宫腔内压常 <15mmHg，持续时间短，间歇时间长且不规律，每 10 分钟宫缩 <2 次；宫缩高峰时，宫体隆起不显著，不变硬，用手指按压宫底部肌壁仍可出现凹陷，所以又称为低张性子宫收缩乏力。此种宫缩乏力多属继发性宫缩乏力，即产程开始时子宫收缩正常，产程进行到某一阶段（多在活跃期或第二产程时）宫缩减弱。此类子宫收缩乏力常见于中骨盆与骨盆出口平面狭窄、持续性枕横位或枕后位等，因使胎先露部下降受阻，表现为子宫收缩力较弱、产程进展缓慢，可使产程延长甚至停滞。

（2）不协调性子宫收缩乏力：多见于初产妇，特点为子宫收缩的极性倒置，宫缩的兴奋点不是起自两侧子宫角部，而是来自子宫的一处或多处冲动；子宫收缩波由下向上扩散，收缩波小而不规律、频率高、节律不协调；宫腔内压力达 20mmHg，宫缩时宫底压力不强，而是子宫下段强，宫缩间歇期子宫壁也不完全松弛，所以又称为高张性子宫收缩乏力。这种宫缩不能使宫口如期扩张，胎先露部不能如期下降，属于无效宫缩。此种宫缩乏力多属于原发性宫缩乏力，即产程开始即出现子宫收缩乏力，故需与假临产鉴别。

（3）产程曲线异常：产程进展的标志是宫口扩张和胎先露部下降。临床上对以上两个指标监护和识别的重要手段主要依赖于产程图。分娩过程中，将动态监护宫口扩张及胎先露下降的记录连线所形成的曲线图称为产程曲线。观察产程曲线，可以监护产程和及时识别难产。宫缩乏力导致的产程曲线异常有以下 8 种。

1）潜伏期延长：从临产规律宫缩开始至宫口开大 3cm 称为潜伏期。初产妇潜伏期正常约需 8 小时，最大时限 16 小时，超过 16 小时称为潜伏期延长。

2）活跃期延长：从宫口开大 3cm 开始至宫口开全称为活跃期。初产妇活跃期正常约需 4 小时，最大时限 8 小时，超过 8 小时称为活跃期延长。

3）活跃期停滞：进入活跃期后，宫口不再扩张达 2 小时以上，称为活跃期停滞。

4）第二产程延长：第二产程初产妇超过 2 小时、经产妇超过 1 小时尚未分娩，称为第二产程延长。

5）第二产程停滞：第二产程达 1 小时胎头下降无进展，称为第二产程停滞。

6）胎头下降延缓：活跃期晚期及第二产程，胎头下降速度初产妇每小时小于 1cm，经产妇每小时小于 2cm，称为胎头下降延缓。

7）胎头下降停滞：活跃期晚期胎头停留在原处不下降达 1 小时以上，称为胎头下降停滞。

8）滞产：指总产程超过 24 小时者。

以上 8 种产程进展异常情况，可以单独存在，也可以合并存在。

知识点 4：子宫收缩乏力的辅助检查	副高：掌握　正高：掌握

（1）胎心电子监护：胎儿监护仪不仅可以连续记录胎心率的变化，还可以同时观察胎动、宫缩对胎心率的影响，能较全面、客观地反映宫缩的节律性、强度及频率的变化。根据宫缩变化的特点，胎心电子监护可区别是协调性还是不协调性子宫收缩乏力。

（2）产程图：根据描绘的产程曲线了解产程进展情况，对产程延长者及时查找原因并进行处理。

（3）多普勒胎心听诊仪：多普勒胎心听诊仪可及时发现胎心率的变化。协调性子宫收缩乏力者胎心率变化出现较晚，不协调性子宫收缩乏力者胎心率变化出现较早。

（4）实验室检查：血液生化检查可有血清钾、钠、氯等电解质的改变，甚至二氧化碳结合力降低。尿液检查可出现尿酮体阳性。

知识点 5：子宫收缩乏力的治疗要点	副高：掌握　正高：掌握

（1）协调性子宫收缩乏力：首先要寻找原因，不论是原发性还是继发性子宫收缩乏力，均要针对原因进行恰当处理。

（2）不协调性子宫收缩乏力：原则是首先恢复不协调性子宫收缩的正常节律性和极性，然后按协调性子宫收缩乏力处理。但在子宫收缩恢复协调性之前，严禁应用缩宫素。

（3）第二产程进展缓慢或延长，应及时行阴道检查，胎先露在坐骨棘下 3cm 以下，手转胎头至枕前位，自然分娩或阴道助产。

（4）胎先露位置较高，旋转阻滞，宫缩乏力，除外头盆不称后，慎用缩宫素点滴加强宫缩，严密监测产程进展，如无进展，需剖宫产结束分娩；胎先露高，产瘤大，胎头变形明显，摸不清胎耳，估计产钳助产有困难，应及时行剖宫产。

（5）产程一旦出现停滞，应积极寻找原因，不可盲目使用促宫缩药。寻找原因时应注意首先除外头盆不称，其次是产道有无异常。若产力异常可先行人工破膜，及时了解羊水性状和监测胎儿宫内安危，部分孕妇破膜后，产程进展较快，应避免使用药物促宫缩。人工破膜无明显效果时，可选择缩宫素小剂量静脉点滴。一般破膜后观察 1 小时，若无有效宫缩可使用缩宫素。

知识点6：子宫收缩乏力的护理评估　　　　副高：熟练掌握　　正高：熟练掌握

（1）健康史：通过产前检查评估产妇的一般情况，重点了解产妇的身体发育状况、身高与骨盆测量值、胎儿大小及头盆关系、既往史、妊娠史、分娩史及妊娠合并症。

（2）身体状况：产力方面：评估子宫收缩的节律性（持续时间、间隔时间和强度）、对称性和极性、宫口开大及胎先露下降情况，从而了解产程的进展。产道方面：通过阴道检查评估宫颈条件、宫口扩张情况、尾骨活动度、骶尾关节、坐骨棘等，从而了解是否存在骨产道、软产道的异常。

（3）心理-社会状况：重点评估产妇精神状态及其影响因素，了解产妇是否对分娩高度焦虑、恐惧；家人和产妇的生育观念及对新生儿的看法；产妇对分娩相关知识的了解程度；产妇是否有良好的社会支持系统等。

知识点7：子宫收缩乏力的护理诊断　　　　副高：熟练掌握　　正高：熟练掌握

（1）焦虑：与产程延长、担心自身和胎儿安危有关。
（2）疲乏：与产程延长、体力消耗有关。
（3）有感染的危险：与产程延长、胎膜早破等有关。

知识点8：协调性子宫收缩乏力产妇的护理措施　　　副高：熟练掌握　　正高：熟练掌握

（1）第一产程的护理

1）一般护理：设置安静、舒适的待产及分娩环境。给予产妇情感支持和促进舒适，以消除其精神紧张与恐惧心理。对产程长、产妇过度疲劳或烦躁不安者可遵医嘱给予镇静药，如地西泮10mg缓慢静脉推注或哌替啶100mg肌内注射。鼓励产妇多进食易消化、高热量饮食，对入量不足者遵医嘱静脉补充营养。对有酸中毒者应补充5%碳酸氢钠。对有低钾血症者应给予氯化钾缓慢静脉滴注。补充钙剂。保持膀胱和直肠的空虚状态，自然排尿有困难者先行诱导法，必要时导尿排空膀胱。

2）加强子宫收缩：①刺激乳头：可增强子宫收缩。②针刺穴位：针刺合谷、三阴交、太冲、关元等穴位，强刺激留针20~30分钟。③人工破膜：宫口扩张>3cm、无头盆不称、除外脐带先露、胎头已衔接者，可在宫缩间歇、下次宫缩将开始时进行人工破膜。破膜后胎头直接紧贴子宫下段及宫颈内口，可引起反射性子宫收缩，加速产程进展。④缩宫素静脉滴注。

3）剖宫产准备：经上述处理，产程仍无进展或出现胎儿宫内窘迫征象时，应立即配合医生做好术前准备。

（2）第二产程护理：对于在第二产程期间出现子宫收缩乏力者，若无头盆不称，应加强宫缩，给予缩宫素静脉滴注促进产程进展。密切观察胎心、宫缩与胎先露下降情况，做好阴道助产和抢救新生儿的准备。

（3）第三产程护理：注意预防产后出血及感染。当胎儿前肩娩出时可遵医嘱给予产妇静脉注射麦角新碱 0.2mg 或静脉注射（或肌内注射）缩宫素 10U，并同时静脉滴注缩宫素 10~20U，预防产后出血。对破膜 >12 小时、总产程 >24 小时、直肠指检或阴道检查次数多者，应遵医嘱给予抗生素预防感染；同时密切监测子宫收缩、宫底高度、阴道出血情况及生命体征。注意产后保暖，及时补充易消化、高热量饮食，使产妇得以休息和恢复。

<table>
<tr><td>知识点 9：不协调性子宫收缩乏力产妇的护理措施</td><td>副高：熟练掌握</td><td>正高：熟练掌握</td></tr>
</table>

遵医嘱给予镇静药，地西泮 10mg 缓慢静脉注射或哌替啶 100mg 肌内注射，产妇充分休息后，多能恢复为协调性子宫收缩，使产程得以顺利进展。若宫缩不能恢复为协调性或出现胎儿窘迫、头盆不称等，应及时通知医生并配合处理。

<table>
<tr><td>知识点 10：子宫收缩乏力的健康指导</td><td>副高：掌握</td><td>正高：熟练掌握</td></tr>
</table>

（1）生活指导：指导产妇采取左侧卧位，鼓励进行适当的活动，有利于加强宫缩。

（2）增加营养：告知产妇宫缩乏力与饮食、休息的关系，鼓励产妇增加营养，提高身体素质，以防宫缩乏力。

（3）产程配合：对于子宫收缩乏力的产妇，告知灌肠和及时排空膀胱的目的，有利于加强宫缩；对于已发生产程进展过速的产妇，可指导产妇于每次宫缩时放松，不使用腹压，减缓分娩速度。

（4）预防损伤：有急产史的产妇提前 2 周住院待产，以防院外分娩，造成损伤和意外。

（5）卫生指导：保持外阴清洁，宫缩乏力，产程延长者容易发生产褥感染，应指导产妇每日擦洗外阴，勤换内裤，同时学会观察恶露，发现异常情况及时就诊。

<table>
<tr><td>知识点 11：子宫收缩过强的病因及发病机制</td><td>副高：熟练掌握</td><td>正高：熟练掌握</td></tr>
</table>

子宫收缩过强的病因尚不十分清楚，但可能与下列因素有关。

（1）缩宫素使用不当：如个体对缩宫素过于敏感或缩宫素使用方法不当，剂量过大等。

（2）分娩发生梗阻或胎盘早剥：血液浸润子宫肌层，使子宫强力收缩。

（3）阴道内操作过多或不当：粗暴或多次宫腔内操作均可引起子宫壁某部位肌肉痉挛性收缩，导致不协调性宫缩过强。

（4）其他：如产妇精神过度紧张、经产妇、遗传因素等。

知识点 12：子宫收缩过强的临床表现　　　　　　副高：掌握　正高：掌握

（1）协调性子宫收缩过强：子宫收缩的节律性、对称性和极性均正常，仅子宫收缩力过强（宫腔压力 >50mmHg）、过频。若产道无阻力，无头盆不称及胎位异常情况，宫口迅速开全，分娩在短时间结束，初产妇宫口扩张速度 >5cm/h，经产妇宫口扩张速度 >10cm/h，总产程 <3 小时结束分娩称为急产，经产妇多见。产妇常有痛苦面容、大声喊叫，若有头盆不称、胎位异常或瘢痕子宫，有可能出现病理性缩复环或发生子宫破裂。

（2）不协调性子宫收缩过强

1）强直性子宫收缩：产妇持续性剧烈腹痛，腹部拒按，烦躁不安，大喊大叫，胎方位触诊不清，胎心音听不清；有时可出现先兆子宫破裂的征象。

2）子宫痉挛性狭窄环：指子宫壁局部肌肉呈痉挛性不协调性收缩形成的环形狭窄，持续不放松。狭窄环可发生在宫颈、宫体的任何部分，多在子宫上下段交界处，也可在胎体某一狭窄部，以胎颈、胎腰处常见。此环与病理性缩复环不同，其特点是不随宫缩上升。阴道检查时在宫腔内触及较硬而无弹性的狭窄环。产妇出现持续性腹痛，烦躁不安。因环紧扣胎体，导致宫颈扩张缓慢，胎先露下降停滞，胎心率时快时慢。

知识点 13：子宫收缩过强的辅助检查　　　　　　副高：掌握　正高：掌握

（1）一般检查：检查产妇的生命体征、身体发育情况、骨盆及胎儿大小和头盆关系等。

（2）产科检查：表现为子宫收缩持续时间长、宫内压高、宫体硬、间歇时间短、触诊胎方位不清、听诊胎心音不清。若产道无梗阻，则产程进展快，胎头下降迅速。若产程梗阻，腹部可出现病理性缩复环，子宫局部肌肉强直性收缩时围绕胎颈、胎腰可形成环状狭窄。子宫下段压痛明显，膀胱充盈或有血尿等先兆子宫破裂的征象。

知识点 14：子宫收缩过强的治疗要点　　　　　　副高：掌握　正高：掌握

子宫收缩过强以预防为主，识别导致子宫收缩过强的原因，正确处理产程，预防并发症的发生。

知识点 15：子宫收缩过强的护理评估　　　　　　副高：熟练掌握　正高：熟练掌握

（1）健康史：认真阅读产前检查记录，评估产妇的一般情况，包括骨盆测量值、胎儿情况及妊娠并发症等。重点了解家族或经产妇有无急产史。

（2）身体状况：重点评估临产时间、宫缩频率、强度及胎心、胎动情况。评估临产后是否使用过缩宫素，有无宫腔内操作史。

（3）心理-社会状况：产妇因急产无思想准备或胎先露下降受阻，产程进展缓慢，担心自己及胎儿的安危，情绪极度恐惧和无助。

知识点16：子宫收缩过强的护理诊断　　　副高：熟练掌握　正高：熟练掌握

（1）恐惧：与疼痛及母儿安危受到威胁有关。
（2）疼痛：与子宫收缩过频、过强有关。
（3）有新生儿受伤的危险：与产程过速、急产或手术有关。

知识点17：子宫收缩过强的护理措施　　　副高：熟练掌握　正高：熟练掌握

（1）预防宫缩过强对母儿的损伤：有急产史的妊娠妇女，在预产期前1~2周应提前住院待产。加强巡视，嘱其勿远离病房。严格掌握缩宫素的使用指征及剂量，避免粗暴、多次宫腔内操作。有急产先兆时，如宫缩过强、过频及产程进展快等，要迅速做好接产及抢救新生儿的准备。临产后禁止灌肠，应卧床休息，取左侧卧位；待产妇有便意时，应先了解宫口大小及胎先露下降情况，以防紧急分娩造成意外伤害。

（2）临产期护理：密切观察产程进展及产妇情况，检测宫缩、胎心及产妇的生命体征变化，发现异常及时通知医生，迅速准确执行医嘱。鼓励产妇深呼吸，嘱其不要向下屏气，以减慢分娩过程。一旦确诊为强直性子宫收缩，应遵医嘱及时给予宫缩抑制剂，如25%硫酸镁5g（20ml）加入25%葡萄糖液20ml内缓慢静脉注射，注射时间不少于5分钟。若属梗阻性原因，应立即行剖宫产术。若出现子宫痉挛性狭窄环，应认真寻找原因，及时纠正，停止阴道内操作及注射缩宫素。若无胎儿窘迫征象，可遵医嘱给予镇静药如哌替啶100mg、吗啡10mg肌内注射，也可给予宫缩抑制剂如沙丁胺醇4.8mg口服、静脉注射硫酸镁。当宫缩恢复正常时，可行阴道助产或等待自然分娩。若经处理子宫痉挛性狭窄环不能缓解，宫口未开全，胎先露部高，或伴有胎儿窘迫征象，应立即行剖宫产术。

（3）分娩期及新生儿的护理：对于分娩时急产来不及消毒及新生儿坠地者，应遵医嘱为新生儿肌内注射维生素 K_1 10mg 预防颅内出血，并尽早肌内注射精制破伤风抗毒素1500U。分娩时尽可能行会阴侧切术，以防止会阴撕裂。遇有软产道撕裂伤时，应及时发现并缝合。

（4）产后护理：观察产后宫缩情况、宫底高度、阴道出血量、会阴及阴道有无血肿及生命体征变化。如新生儿出现意外，需协助产妇及家属顺利度过悲伤期。向产妇进行健康教育及出院指导，并提供出院后的避孕指导。

知识点18：子宫收缩过强的健康指导　　　副高：掌握　正高：熟练掌握

有急产史的孕妇，在预产期前1~2周应提前住院待产。告知产妇子宫收缩过强的表现及并发症，让产妇体现做好心理准备，一旦出现产兆，及时告知医护人员。告知孕妇有便意时需先告知医护人员，不可随意如厕，以防分娩在厕所内，造成意外伤害。指导产妇在第二产程宫缩时做深呼吸，不向下屏气，以减慢分娩过程，嘱产妇产后保持外阴清洁，有阴道出血增多、会因切口疼痛、体温升高时应及时就诊。

第二节　产道异常

知识点 1：产道异常的概念　　　　　　　副高：熟练掌握　正高：熟练掌握

产道包括骨产道（骨盆腔）和软产道（子宫下段、宫颈、阴道、外阴），是胎儿经阴道娩出的通道。产道异常可使胎儿娩出受阻，临床上以骨产道异常常见。由于骨盆径线过短或形态异常，致使骨盆腔小于胎先露部可通过的限度，阻碍胎先露部下降，影响产程顺利进展，称为狭窄骨盆。狭窄骨盆可以为一个径线过短或多个径线同时过短，也可以是一个平面狭窄或多个平面同时狭窄。临床上需要结合整个骨盆腔大小与形态进行综合分析，及时处理。

知识点 2：骨产道异常的临床表现　　　　　　副高：掌握　正高：掌握

（1）骨盆入口平面狭窄：常见于扁平骨盆，以骨盆入口平面前后径狭窄为主，其形态呈横扁圆形。①Ⅰ级为临界性狭窄，骶耻外径 18.0cm，入口前后径 10.0cm，绝大多数可以经阴道自然分娩；②Ⅱ级为相对性狭窄，骶耻外径 16.5~17.5cm，入口前后径 8.5~9.5cm，需经试产后才能决定是否可以经阴道分娩；③Ⅲ级为绝对性狭窄，骶耻外径≤16.0cm，入口前后径≤8.0cm，必须以剖宫产结束分娩。扁平骨盆常见的有单纯性扁平骨盆和佝偻病性扁平骨盆两种。若骨盆入口平面狭窄，于妊娠末期胎头衔接受阻，即使已经临产胎头仍不能入盆，检查示胎头入盆不均或胎头跨耻征阳性（胎头骑跨在耻骨联合上方）。常出现胎膜早破，其发生率为正常骨盆的 4~6 倍。若胎头迟迟不入盆，不能紧贴宫颈内口诱发反射性宫缩，常出现继发性宫缩乏力、潜伏期及活跃期延长、宫颈扩张缓慢，甚至导致梗阻性难产，强行经阴道分娩可致子宫破裂。

（2）中骨盆及骨盆出口平面狭窄：①Ⅰ级为临界性狭窄，坐骨棘间径 10.0cm，坐骨结节间径 7.5cm；②Ⅱ级为相对性狭窄，坐骨棘间径 8.5~9.5cm，坐骨结节间径 6.0~7.0cm；③Ⅲ级为绝对性狭窄，坐骨棘间径≤8.0cm，坐骨结节间径≤5.5，常见于漏斗骨盆和横径狭窄骨盆。

1）漏斗骨盆（男型骨盆）：骨盆入口平面各径线正常，两侧骨盆壁向内倾斜，状似漏斗。特点是中骨盆及骨盆出口平面均明显狭窄，使坐骨棘间径、坐骨结节间径缩短，耻骨弓角度 <90°。坐骨结节间径与出口后矢状径之和 <15cm。

2）横径狭窄骨盆（类人猿型骨盆）：骨盆入口、中骨盆及骨盆出口横径均缩短，前后径长，坐骨切迹宽，骶耻外径正常，但髂棘间径及髂嵴间径均缩短。中骨盆及骨盆出口平面狭窄，临产后胎先露部入盆不困难，产程早期无头盆不称征象，潜伏期及活跃早期进展顺利。当胎头下降至中骨盆时，因为内旋转受阻，胎头双顶径被阻于中骨盆狭窄部位之上，形成持续性枕横位或枕后位，引起继发性宫缩乏力、活跃晚期及第二产程延长，甚至第二产程停滞，若单纯出口平面狭窄者，第一产程进展顺利，当胎头达盆底受阻时，常引起第二产程停滞，继发性宫缩乏力，胎头双顶径不能通过出口横径。强行阴道助产可导致软产道、骨盆底肌肉及会阴严重损伤，致使胎儿严重产伤，对产妇及胎儿危害较大。

（3）骨盆3个平面狭窄：骨盆外形属于女型骨盆，形态正常，但骨盆3个平面的各径线均小于正常值2cm或更多，称为均小骨盆。此型多见于身材矮小、体形匀称的女性。若估计胎儿不大、胎位正常、头盆相称、产力好，可以试产。若估计胎儿在中等大小以上经阴道分娩有困难，应尽早行剖宫产术。

（4）畸形骨盆：畸形骨盆是指骨盆失去正常形态，见于骨软化症骨盆和偏斜骨盆两种。前者是钙、磷、维生素D以及紫外线照射不足使骨质脱钙、疏松、软化所致，骨盆入口呈凹三角形，现已罕见。后者是一侧髂骨与髋骨发育不良所致，一般不能经阴道分娩。

知识点3：软产道异常的临床表现　　　　　副高：掌握　正高：掌握

（1）外阴异常：可见产妇会阴坚韧、外阴水肿、外阴瘢痕等。由于组织缺乏弹性，伸展性差，可使外阴及阴道口狭小，临产后可影响胎先露部下降，使胎头娩出困难或造成严重的撕裂伤。

（2）阴道异常：临床上常见的阴道异常有阴道横隔、阴道纵隔、阴道尖锐湿疣、阴道囊肿及阴道肿瘤等。阴道横隔可阻碍胎先露部下降；阴道纵隔通常伴有双子宫、双宫颈畸形，往往不影响分娩；阴道尖锐湿疣于妊娠期生长迅速，产妇在分娩时易发生阴道裂伤、血肿及感染；阴道囊肿和肿瘤可阻碍胎先露部下降。

（3）宫颈异常：宫颈外口黏合、宫颈水肿、宫颈坚韧、宫颈瘢痕、子宫颈癌及宫颈肌瘤等均可影响宫颈扩张，阻碍胎先露部下降，造成难产。

知识点4：产道异常的辅助检查　　　　　　副高：掌握　正高：掌握

（1）一般检查：应特别注意妊娠妇女的体形、身高、步态、有无脊柱弯曲及髋关节畸形、米氏菱形窝是否对称、有无尖腹及悬垂腹等。若待产妇身高在145cm以下，应警惕均小骨盆；体形粗壮、颈部较短者，警惕男型漏斗骨盆；跛行者，警惕偏斜骨盆。

（2）腹部检查

1）观察腹型：若初产妇呈尖腹、经产妇呈悬垂腹，提示可能为均小骨盆。尺测子宫底高度和腹围，估计胎儿大小。

2）胎位检查：骨盆入口狭窄常导致臀先露、面先露或肩先露。中骨盆狭窄常导致持续性枕横位或枕后位。

3）估计头盆关系：正常情况下，部分初产妇在预产期前2周，经产妇于临产后胎头入盆。若已临产而胎头仍未入盆，则应充分估计头盆关系，即跨耻征检查。方法：产妇排空膀胱，仰卧，两腿伸直，检查者将手放于耻骨联合上方，将浮动的胎头向骨盆方向推压。若胎头低于耻骨联合平面表示胎头可以入盆，头盆相称，称为跨耻征阴性；若胎头与耻骨联合在同一平面，表示可疑，为跨耻征可疑阳性；若胎头高于耻骨联合平面，则表示头盆明显不称，为跨耻征阳性。

4）骨盆测量：包括骨盆外测量和骨盆内测量，可确定有无均小骨盆、单纯扁平骨盆及漏斗骨盆等以及是否存在中骨盆狭窄与骨盆出口平面狭窄。可通过测量出口后矢状径及检查骶尾关节活动度，估计出口平面的狭窄程度。

5）检查软产道：了解软产道有无异常。

6）B超检查：观察胎先露与骨盆的关系，通过测量胎头双顶径、腹径、胸径、股骨长度预测胎儿大小，从而判断能否顺利通过骨产道。

知识点 5：产道异常的治疗要点　　　　　副高：掌握　正高：掌握

首先应明确产道异常的类型和程度，分析头盆是否相称，了解胎位、胎儿大小、胎心、宫缩强弱、宫口扩张程度，综合待产妇的具体情况，选择合适的分娩方式。

知识点 6：产道异常的护理评估　　　　　副高：熟练掌握　正高：熟练掌握

（1）健康史：认真阅读产妇的产前检查记录，重点询问有无佝偻病、脊柱和髋关节结核及外伤史，评估骨盆各径线测量值，协助产妇决定分娩方式。如果为经产妇，需重点了解既往分娩史及难产发生的原因。

（2）身体状况：评估本次妊娠过程是否顺利，是否有病理妊娠问题与妊娠并发症的发生。

（3）心理-社会状况：评估产妇的身体反应、心理状态及社会支持系统等情况。

知识点 7：产道异常的护理诊断　　　　　副高：熟练掌握　正高：熟练掌握

（1）焦虑和恐惧：与知识缺乏，分娩过程的结果未知有关。
（2）有感染的危险：与胎膜早破、产程延长、手术操作有关。
（3）有新生儿窒息的危险：与胎膜早破、脐带脱垂、产程延长有关。
（4）潜在并发症：包括子宫破裂、产后出血、生殖道瘘等。

知识点 8：产道异常的护理措施　　　　　副高：熟练掌握　正高：熟练掌握

（1）一般护理：在分娩过程中，应保证产妇的营养及水分的摄入，必要时遵医嘱静脉补充水、电解质、维生素C。注意让产妇适当休息，以保持良好的体力。尽量减少直肠指检及阴道检查次数，胎膜破裂后慎行阴道检查，禁止灌肠。

（2）骨产道异常的护理

1）骨盆入口平面狭窄：有明显头盆不称、不能从阴道分娩者，遵医嘱做好剖宫产手术准备。

2）中骨盆平面狭窄：中骨盆平面狭窄者，胎头俯屈及内旋转受阻，易发生持续性枕横位或枕后位。如果宫口已开全，胎头双顶径已达坐骨棘水平或更低，可行阴道助产术；如果胎先露在坐骨棘水平以上，或出现胎儿窘迫征象应尽快行剖宫产，配合医生做好相应的术前准备及抢救新生儿的准备。

3）骨盆出口平面狭窄：骨盆出口平面狭窄者，不宜进行试产。若出口横径与出口后矢状径之和 >15cm 时，正常大小的胎儿多可经阴道分娩；两者之和为 13～15cm 者，多数需阴道助产；两者之和 <13cm 者，足月胎儿不易经阴道分娩。

4）密切观察产程进展及胎儿情况，专人守护；监测胎心音；破膜后立即听胎心，并注意观察胎心、羊水的性质；若胎头未衔接，破膜后应抬高床尾；注意观察胎先露部下降及宫口扩张情况。试产过程一般不使用镇静药。监测子宫收缩情况：把手放在产妇腹部或用胎儿电子监护仪监测子宫收缩及胎心率变化，若有异常立即停止试产，同时通知医师及早处理，预防子宫破裂。若试产 2～4 小时，胎头仍未入盆，或出现胎儿窘迫，则应停止试产，及时行剖宫产术结束分娩。

（3）软产道异常的护理

1）对于会阴坚韧、有外阴瘢痕者，分娩时应行预防性会阴侧切术。对于外阴水肿者，在临产前，可局部用 50% 硫酸镁液湿热敷；临产后可在严格消毒下进行多点针刺皮肤放液，分娩时行会阴侧切术。

2）阴道纵隔、阴道横隔阻碍分娩时可剪开，产后缝合。若横隔高且坚厚，阻碍胎先露部下降，则行剖宫产术结束分娩。

3）对于宫颈水肿、坚韧者，可于宫颈两侧各注入 0.5% 利多卡因 5～10ml 或地西泮 10mg 静脉注射；宫颈瘢痕虽然于妊娠后软化，但若宫缩很强，宫口仍不扩张，需行剖宫产术结束分娩。

（4）其他

1）预防产后出血及感染：胎儿娩出后遵医嘱准确、及时使用缩宫剂和抗生素；保持外阴清洁，每天冲（擦）洗外阴 2 次，使用消毒会阴垫。胎先露长时间压迫阴道或出现血尿时，应留置导尿管 8～12 天。对于留置导尿管者，必须确保导尿管通畅，定期更换一次性引流袋。

2）新生儿护理：分娩前做好抢救新生儿的准备。胎头在产道压迫时间长或手术助产的新生儿，护理时动作应轻柔，并尽量减少被动活动，严密观察颅内出血或其他损伤的情况，遵医嘱使用预防颅内出血的药物。

3）提供心理支持：向产妇及家属解释当前的情况与产程进展，说明相关检查及治疗程序，使其解除对未知的焦虑和恐惧心理，积极合作，安全度过分娩。

| 知识点9：产道异常的健康指导 | 副高：掌握　正高：熟练掌握 |

（1）病情观察：向产妇及家属说明如出现持续性腹痛、腰背痛、阴道流水等情况应告知医护人员。

（2）复诊指导：嘱产妇42天后来院复查，如有阴道出血增多、会阴部切口红肿等异常情况，随时复诊。

（3）活动指导：指导产妇在孕后期避免重体力劳动。

（4）饮食指导：嘱产妇进食软热、易消化、高蛋白质食品；保持外阴清洁，42天内禁止盆浴及性生活。

（5）心理支持：与产妇及家属共同讨论分娩计划及对策。产程中及时沟通，以减轻紧张、焦虑情绪。

第三节　胎位异常

| 知识点1：胎位异常的概念 | 副高：熟练掌握　正高：熟练掌握 |

胎位异常包括胎头位置异常、臀先露及肩先露，是造成难产的常见因素。

（1）持续性枕后位、枕横位：在分娩过程中，胎头以枕后位或枕横位衔接。在下降过程中，胎头枕部因强有力宫缩绝大多数能向前转135°或90°，转成枕前位自然分娩。仅有5%~10%胎头枕骨持续不能转向前方，直至分娩后期仍位于母体骨盆后方或侧方，致使分娩发生困难者，称持续性枕后位。国外报道发病率为5%左右。

（2）胎头高直位：胎头以不屈不仰姿势衔接于骨盆入口，其矢状缝与骨盆入口前后径相一致，称胎头高直位。发病率国内文献报道为1.08%，国外资料报道为0.6%~1.6%。胎头枕骨向前靠近耻骨联合者称胎头高直前位，又称枕耻位；胎头枕骨向后靠近骶岬者称胎头高直后位，又称枕骶位。胎头高直位对母儿危害较大，应妥善处理。

（3）面先露：胎头以面部为先露时称为面先露，多于临产后发现。面先露以颏骨为指示点，有颏左前、颏左横、颏左后、颏右前、颏右横、颏右后6种胎位，以颏左前及颏右后位较多见。我国15所医院统计发病率为0.80‰~2.70‰，国外资料为1.7‰~2.0‰。经产妇多于初产妇。

（4）臀先露：臀先露是最常见的异常胎位，占妊娠足月分娩总数的3%~4%。多见于经产妇。因胎头比胎臀大，分娩时后出胎头无明显变形，往往娩出困难，加之脐带脱垂较多见，使围生儿死亡率增高，是枕先露的3~8倍。臀先露以骶骨为指示点，有骶左前、骶左横、骶左后、骶右前、骶右横、骶右后6种胎位。

（5）肩先露：胎体纵轴与母体纵轴相垂直为横产式。胎体横卧于骨盆入口之上，先露部为肩，称肩先露，占妊娠足月分娩总数的0.25%，是对母儿最不利的胎位。除死胎及早产儿胎体可折叠娩出外，足月活胎不可能经阴道娩出。若不及时处理，容易造成子宫破裂，威胁母儿生命。根据胎头在母体左侧或右侧和胎儿肩胛朝向母体前方或后方，有肩左前、肩左后、肩右前、肩右后 4 种胎位。

（6）复合先露：胎先露部伴有肢体同时进入骨盆入口，称复合先露。临床以一手或一前臂沿胎头脱出最常见，多发生于早产者，发病率为 0.80‰ ~ 1.66‰。

知识点 2：胎位异常的病因及发病机制　　　副高：熟练掌握　正高：熟练掌握

（1）持续性枕后位、枕横位

1）骨盆异常：常发生于男型骨盆或类人猿型骨盆。这两类骨盆的特点是骨盆入口平面前半部较狭窄，不适合胎头枕部衔接，后半部较宽，胎头容易以枕后位或枕横位衔接。这类骨盆常伴有中骨盆平面及骨盆出口平面狭窄，影响胎头在中骨盆平面向前旋转，为适应骨盆形态而成为持续性枕后位或持续性枕横位。由于扁平骨盆前后径短小，均小骨盆各径线均小，而骨盆入口横径最长，胎头常以枕横位入盆，由于骨盆偏小，胎头旋转困难，胎头便持续在枕横位。

2）胎头俯屈不良：若以枕后位衔接，胎儿脊柱与母体脊柱接近，不利于胎头俯屈，胎头前囟成为胎头下降的最低部位，而最低点又常转向骨盆前方，当前囟转至前方或侧方时，胎头枕部转至后方或侧方，形成持续性枕后位或持续性枕横位。

3）子宫收缩乏力：影响胎头下降、俯屈及内旋转，容易造成持续性枕后位或枕横位。

4）头盆不称：头盆不称使内旋转受阻，而呈持续性枕后位或枕横位。

5）其他：前壁胎盘、膀胱充盈、子宫下段宫颈肌瘤均可影响胎头内旋转，形成持续性枕横位或枕后位。

（2）胎头高直位：胎头高直位的病因尚不清楚，可能与下述因素有关。

1）头盆不称、骨盆入口平面狭窄、胎头过大或过小及长圆形胎头极易发生。

2）腹壁松弛及腹直肌分离，胎背易朝母体前方，胎头高浮，当宫缩时易形成胎头高直位。

3）胎膜突然破裂，羊水迅速流出，宫缩时胎头矢状缝易固定于骨盆入口前后径上，形成胎头高直位。

（3）面先露

1）骨盆狭窄：有可能阻碍胎头俯屈的因素均可能导致面先露。胎头衔接受阻，阻碍胎头俯屈，导致胎头极度仰伸。

2）头盆不称：临产后胎头衔接受阻，造成胎头极度仰伸。

3）腹壁松弛：经产妇悬垂腹时胎背向前反曲，胎儿颈椎及胸椎仰伸形成面先露。

4）脐带异常：脐带过短或脐带绕颈，使胎头俯屈困难。

5）畸形：无脑儿因无顶骨，可自然形成面先露。先天性甲状腺肿，胎头俯屈困难，也可导致面先露。

（4）臀先露：妊娠 30 周以前，臀先露较多见，妊娠 30 周以后多能自然转成头先露。临产后持续为臀先露的原因尚不十分明确，可能的因素有以下几种。

1）胎儿在宫腔内活动范围过大：羊水过多、经产妇腹壁松弛以及早产儿羊水相对偏多，胎儿易在宫腔内自由活动形成臀先露。

2）胎儿在宫腔内活动范围受限：子宫畸形（如单角子宫、双角子宫等）、胎儿畸形（如无脑儿、脑积水等）、双胎妊娠及羊水过少等，容易发生臀先露。胎盘附着在宫底宫角部易发生臀先露，占 73%，而头先露仅占 5%。

3）胎头衔接受阻：狭窄骨盆、前置胎盘、肿瘤阻塞骨盆腔及巨大胎儿等，也易发生臀先露。

（5）肩先露：发生原因与臀先露类同。

（6）复合先露：胎先露部不能完全充填骨盆入口或在胎先露部周围有空隙均可发生。以经产妇腹壁松弛者、临产后胎头高浮、骨盆狭窄、胎膜早破、早产、双胎妊娠及羊水过多等为常见原因。

知识点 3：胎位异常的临床表现　　　　　　　　　　副高：掌握　正高：掌握

（1）持续性枕后位、枕横位：临产后胎头衔接较晚及俯屈不良，由于枕后位的胎先露部不易紧贴子宫下段及宫颈内口，常导致协调性宫缩乏力及宫口扩张缓慢。因枕骨持续位于骨盆后方压迫直肠，产妇自觉肛门坠胀及排便感，致使宫口尚未开全时过早使用腹压，容易导致宫颈前唇水肿和产妇疲劳，影响产程进展。持续性枕后位常致活跃期晚期及第二产程延长。若在阴道口虽已见到胎发，历经多次宫缩时屏气却不见胎头继续顺利下降时，可能是持续性枕后位。

（2）胎头高直位：由于临产后胎头不俯屈，进入骨盆入口的胎头径线增大，胎头迟迟不衔接，使胎头不下降或下降缓慢，宫口扩张也缓慢，致使产程延长，常感耻骨联合部位疼痛。

（3）面先露：胎头以面部为先露，胎儿枕部与胎背部接触，胎头呈极度仰伸的姿势通过产道。

（4）臀先露

1）单臀先露或腿直臀先露：胎儿双髋关节屈曲，双膝关节直伸，以臀部为先露。最多见。

2）完全臀先露或混合臀先露：胎儿双髋关节及双膝关节均屈曲，有如盘膝坐，以臀部和双足为先露。较多见。

3）不完全臀先露：以一足或双足、一膝或双膝，或一足一膝为先露。膝先露是暂时的，产程开始后转为足先露。较少见。

（5）肩先露：胎先露部胎肩不能紧贴子宫下段及宫颈内口，缺乏直接刺激，容易发生宫缩乏力。胎肩对宫颈压力不均，容易发生胎膜早破。破膜后羊水迅速外流，胎儿上肢或脐带容易脱出，导致胎儿窘迫甚至死亡。随着宫缩不断加强、胎肩及胸廓一部分被挤入盆腔内，胎体折叠弯曲，胎颈被拉长，上肢脱出于阴道口外，胎头和胎臀仍被阻于骨盆入口上方，形成忽略性肩先露。子宫收缩继续增强，子宫上段越来越厚，子宫下段被动扩张越来越薄，由于子宫上下段肌壁厚薄相差悬殊，形成环状凹陷，并随宫缩逐渐升高，甚至可以高达脐上，形成病理缩复环，是子宫破裂的先兆，若不及时处理，将发生子宫破裂。

（6）复合先露：仅胎手露于胎头旁，或胎足露于胎臀旁者，多能顺利经阴道分娩。只有在破膜后，上臂完全脱出则能阻碍分娩。下肢和胎头同时入盆，直伸的下肢也能阻碍胎头下降，若不及时处理可致梗阻性难产，威胁母儿生命。

知识点4：胎位异常的辅助检查　　　　　　　　　副高：掌握　正高：掌握

（1）持续性枕后位、枕横位

1）腹部检查：在宫底部触及胎臀，胎背偏向母体后方或侧方，在对侧明显触及胎儿肢体。若胎头已衔接，有时可在胎儿肢体侧耻骨联合上方扪到胎儿颏部。胎心在脐下一侧偏外方听得最响亮，枕后位时因胎背伸直，前胸贴近母体腹壁，胎心在胎儿肢体侧的胎胸部位也能听到。

2）肛门检查或阴道检查：若为枕后位，感到盆腔后部空虚，查明胎头矢状缝位于骨盆左斜径上。前囟在骨盆右前方，后囟（枕部）在骨盆左后方则为枕左后位，反之为枕右后位。查明胎头矢状缝位于骨盆横径上，后囟在骨盆左侧方，则为枕左横位，反之为枕右横位。当出现胎头水肿、颅骨重叠、囟门触不清时，需行阴道检查，借助胎儿耳郭及耳屏位置及方向判定胎位，若耳郭朝向骨盆后方，诊断为枕后位；若耳郭朝向骨盆侧方，诊断为枕横位。

3）B型超声检查：根据胎头颜面及枕部位置，能准确探清胎头位置以明确诊断。

（2）胎头高直位

1）腹部检查：胎头高直前位时，胎背靠近腹前壁，不易触及胎儿肢体，胎心位置稍高在近腹中线听得最清楚。胎头高直后位时，胎儿肢体靠近腹前壁，有时在耻骨联合上方可清楚触及胎儿下颏。

2）阴道检查：因胎头位置高，肛查不易查清，此时应做阴道检查。发现胎头矢状缝与骨盆入口前后径一致，后囟在耻骨联合后，前囟在骶骨前，为胎头高直前位，反之为胎头高直后位。

3）B型超声检查：可探清胎头双顶径与骨盆入口横径一致，胎头矢状缝与骨盆入口前后径一致。

（3）面先露

1）腹部检查：因胎头极度仰伸，入盆受阻，胎体伸直，宫底位置较高。颏前位时，在孕妇腹前壁容易扪及胎儿肢体，胎心由胸部传出，故在胎儿肢体侧的下腹部听得清楚。颏后位时，于耻骨联合上方可触及胎儿枕骨隆突与胎背之间有明显凹沟，胎心较遥远而弱。

2）肛门检查及阴道检查：可触到高低不平、软硬不均的颜面部，若宫口开大时可触及胎儿口、鼻、颧骨及眼眶，并依据颏部所在位置确定其胎位。

3）B型超声检查：可以明确面先露并能探清胎位。

（4）臀先露

1）临床表现：孕妇常感肋下有圆而硬的胎头。由于胎臀不能紧贴子宫下段及宫颈内口，常导致宫缩乏力，宫口扩张缓慢，致使产程延长。

2）腹部检查：子宫呈纵椭圆形，胎体纵轴与母体纵轴一致。在宫底部可触到圆而硬、按压时有浮球感的胎头；若未衔接，在耻骨联合上方触到不规则、软而宽的胎臀，胎心在脐左（或右）上方听得最清楚。衔接后，胎臀位于耻骨联合之下，胎心听诊以脐下最明显。

3）肛门检查及阴道检查：肛门检查时，触及软而不规则的胎臀或触到胎足、胎膝。若胎臀位置高，肛查不能确定时，需行阴道检查。阴道检查时，了解宫口扩张程度及有无脐带脱垂。若胎膜已破，能直接触到胎臀、外生殖器及肛门，此时应注意与颜面相鉴别。若为胎臀，可触及肛门与两坐骨结节连在一条直线上，手指放入肛门内有环状括约肌收缩感，取出手指可见有胎粪。若为颜面，口与两颧骨突出点呈三角形，手指放入口内可触及牙龈和弓状的下颌骨。若触及胎足时，应与胎手相鉴别。

4）B型超声检查：能准确探清臀先露类型以及胎儿大小、胎头姿势等。

（5）肩先露

1）腹部检查：子宫呈横椭圆形，子宫长度低于妊娠周数，子宫横径宽。宫底部及耻骨联合上方较空虚，在母体腹部一侧触到胎头，另侧触到胎臀。肩前位时，胎背朝向母体腹壁，触之宽大平坦；肩后位时，胎儿肢体朝向母体腹壁，触及不规则的小肢体。胎心在脐周两侧最清楚。根据腹部检查多能确定胎位。

2）肛门检查或阴道检查：胎膜未破者，因胎先露部浮动于骨盆入口上方，肛查不易触及胎先露部。若胎膜已破、宫口已扩张者，阴道检查可触到肩胛骨或肩峰、肋骨及腋窝。腋窝尖端指向胎儿头端，据此可决定胎头在母体左侧或右侧。肩胛骨朝向母体前或后方，可决定肩前位或肩后位。例如胎头在母体右侧，肩胛骨朝向后方，则为肩右后位。胎手若已脱出于阴道口外，可用握手法鉴别是胎儿左手或右手，因检查者只能与胎儿同侧的手相握。例如肩右前位时左手脱出，检查者用左手与胎儿左手相握，余类推。

3）B超：能准确探清肩先露，并能确定具体胎位。

（6）复合先露　当产程进展缓慢时，行阴道检查发现胎先露部旁有肢体即可明确诊断。

知识点5：胎位异常的治疗要点　　　　　　　　　　　副高：掌握　正高：掌握

对于胎位异常者，应定期产前检查，妊娠30周以前顺其自然，妊娠30周以后胎位仍异常者及时给予矫治。若矫治失败，临产前提前1周住院治疗。临产后应综合分析，以对产妇和胎儿损伤最少为原则选择适宜的分娩方式。

知识点6：胎位异常的护理评估　　　　副高：熟练掌握　　正高：熟练掌握

（1）健康史：仔细阅读产前检查的资料，估计胎儿大小、羊水量、有无前置胎盘及盆腔肿瘤等。询问既往分娩史，注意有无头盆不称、糖尿病史。了解是否有分娩巨大儿、畸形儿等家族史。评估待产过程中产程进展、胎头下降等情况。

（2）身体状况：胎位异常或胎儿发育异常均可导致产程延长、继发宫缩无力，或出现胎膜早破、脐带先露或脐带脱垂的危险，导致胎心不规则，甚至窒息死亡

（3）心理-社会状况：产妇因产程时间过长，极度疲乏，失去信心而产生急躁情绪，同时也十分担心自身及胎儿的安危。

知识点7：胎位异常的护理诊断　　　　副高：熟练掌握　　正高：熟练掌握

（1）有新生儿窒息的危险：与分娩因素异常有关。
（2）恐惧：与难产及胎儿发育异常的结果有关。

知识点8：持续性枕后位、枕横位的护理措施　　　副高：熟练掌握　　正高：熟练掌握

持续性枕后位、枕横位在骨盆无异常、胎儿不大时，可以试产。试产时应严密观察产程，注意胎头下降、宫口扩张程度、宫缩强弱及胎心有无改变。

（1）第一产程

1）潜伏期：需保证产妇充分营养与休息。若有情绪紧张，睡眠不好可给予哌替啶或地西泮。让产妇朝向胎背的对侧方向侧卧，以利胎头枕部转向前方。若宫缩欠佳，应尽早静脉滴注缩宫素。

2）活跃期：宫口开大3~4cm产程停滞，除外头盆不称可行人工破膜，若产力欠佳，静脉滴注缩宫素。若宫口开大每小时1cm以上，伴胎先露部下降，多能经阴道分娩。在试产过程中，出现胎儿窘迫征象，应行剖宫产术结束分娩。若经过上述处理效果不佳，每小时宫口开大<1cm或无进展时，则应剖宫产结束分娩。宫口开全之前，嘱产妇不要过早屏气用力，以免引起宫颈前唇水肿，影响产程进展。

（2）第二产程：若第二产程进展缓慢，初产妇已近2小时，经产妇已近1小时，应行阴道检查。当胎头双顶径已达坐骨棘平面或更低时，可先行徒手将胎头枕部转向前方，使矢状缝与骨盆出口前后径一致，或自然分娩，或阴道助产（低位产钳术或胎头吸引术）。若转成枕前位有困难时，也可向后转成正枕后位，再以产钳助产。若以枕后位娩出时，需做较大的会阴后-斜切开，以免造成会阴裂伤。若胎头位置较高，疑有头盆不称，需行剖宫产术，中位产钳禁止使用。

（3）第三产程：因产程延长，容易发生产后宫缩乏力，胎盘娩出后应立即静脉注射或

肌内注射子宫收缩药，以防发生产后出血。有软产道裂伤者，应及时修补。新生儿应重点监护。凡行手术助产及有软产道裂伤者，产后应给予抗生素预防感染。

知识点 9：胎头高直位的护理措施　　　　副高：熟练掌握　　正高：熟练掌握

胎头高直前位时，若骨盆正常，胎儿不大、产力强，应给予充分试产机会，加强宫缩促使胎头俯屈，胎头转为枕前位可经阴道分娩或阴道助产，若试产失败再行剖宫产术结束分娩。胎头高直后位因很难经阴道分娩，一经确诊应行剖宫产术。

知识点 10：面先露的护理措施　　　　　　副高：熟练掌握　　正高：熟练掌握

颏前位时，若无头盆不称，产力良好，有可能自然分娩；若出现继发性宫缩乏力，第二产程延长，可用产钳助娩，但会阴后－斜切开要足够大。若有头盆不称或出现胎儿窘迫征象，应行剖宫产术。持续性颏后位时，难以经阴道分娩，应行剖宫产术结束分娩。若胎儿畸形，无论颏前位或颏后位，均应在宫口开全后行穿颅术结束分娩。

知识点 11：臀先露的护理措施　　　　　　副高：熟练掌握　　正高：熟练掌握

（1）妊娠期：于妊娠 30 周前，臀先露多能自行转为头先露。若妊娠 30 周后仍为臀先露应予矫正。常用的矫正方法有以下几种。

1）让孕妇排空膀胱，松解裤带，做胸膝卧位姿势，每日 2 次，每次 15 分钟，连做 1 周后复查。这种姿势可使胎臀退出盆腔，借助胎儿重心改变，使胎头与胎背所形成的弧形顺着宫底弧面滑动而完成胎位矫正。

2）激光照射或艾灸至阴穴，近年多用激光照射两侧至阴穴，也可用艾条灸，每日 1 次，每次 15~20 分钟，5 次为 1 个疗程。

3）应用上述矫正方法无效者，于妊娠 32~34 周时，可行外转胎位术，因有发生胎盘早剥、脐带缠绕等严重并发症的可能，应用时要慎重，术前半小时口服沙丁胺醇 4.8mg。行外转胎位术时，最好在 B 型超声监测下进行。孕妇平卧，两下肢屈曲稍外展，露出腹壁。查清胎位，听胎心率。操作步骤包括松动胎先露部、转胎。动作应轻柔，间断进行。若术中或术后发现胎动频繁而剧烈或胎心率异常，应停止转动并退回原胎位观察半小时。

（2）分娩期：应根据产妇年龄、胎产次、骨盆类型、胎儿大小、胎儿是否存活、臀先露类型以及有无合并症，于临产初期作出正确判断，决定分娩方式。

1）择期剖宫产的指征：狭窄骨盆、软产道异常、胎儿体重 >3500g、胎儿窘迫、高龄初产、有难产史、不完全臀先露等，均应行剖宫产术结束分娩。

2）决定经阴道分娩的处理

第一产程：产妇应侧卧，不宜站立走动。少做肛查，不灌肠，尽量避免胎膜破裂。一旦破膜，应立即听胎心。若胎心变慢或变快，应行肛查，必要时行阴道检查，了解有无脐带脱垂。若有脐带脱垂，胎心尚好，宫口未开全，为抢救胎儿，需立即行剖宫产术。若无脐带脱垂，可严密观察胎心及产程进展。若出现协调性宫缩乏力，应设法加强宫缩。当宫口开大4~5cm时，胎足即可经宫口脱出至阴道。为了使宫颈和阴道充分扩张，消毒外阴之后，使用"堵"外阴方法。当宫缩时，用无菌巾以手掌堵住阴道口，让胎臀下降，避免胎足先下降，待宫口及阴道充分扩张后才让胎臀娩出。此法有利于后出胎头的顺利娩出。在"堵"的过程中，应每隔10~15分钟听胎心1次，并注意宫口是否开全。宫口已开全再堵易引起胎儿窘迫或子宫破裂。宫口近开全时，要做好接产和抢救新生儿窒息的准备。

第二产程：接产前，应导尿排空膀胱。初产妇应做会阴后-斜切开术。有3种分娩方式：①自然分娩：胎儿自然娩出，不做任何牵拉。极少见，仅见于经产妇、胎儿小、宫缩强、骨盆腔宽大者。②臀助产术：当胎臀自然娩出至脐部后，胎肩及后出胎头由接产者协助娩出。脐部娩出后，一般应在2~3分钟娩出胎头，最长不能超过8分钟。后出胎头娩出有主张用单叶产钳，效果佳。③臀牵引术：胎儿全部由接产者牵拉娩出，此种手术对胎儿损伤大，一般情况下应禁止使用。

第三产程：产程延长易并发子宫收缩乏力性出血。胎盘娩出后，应肌内注射缩宫素或麦角新碱，防止产后出血。行手术操作及有软产道损伤者，应及时检查并缝合，给予抗生素预防感染。

知识点12：肩先露的护理措施　　　　　　　副高：熟练掌握　　正高：熟练掌握

（1）妊娠期：妊娠后期发现肩先露应及时矫正。可采用胸膝卧位、激光照射（或艾灸）至阴穴。上述矫正方法无效，应试行外转胎位术转成头先露，并包扎腹部以固定胎头。若行外转胎位术失败，应提前住院决定分娩方式。

（2）分娩期：根据胎产次、胎儿大小、胎儿是否存活、宫口扩张程度、胎膜是否破裂、有无并发症等，决定分娩方式。

1）足月活胎，伴有产科指征（如狭窄骨盆、前置胎盘、有难产史等），应于临产前行择期剖宫产术结束分娩。

2）初产妇、足月活胎，临产后应行剖宫产术。

3）经产妇、足月活胎，也可行剖宫产。若宫口开大5cm以上，破膜不久，羊水未流尽，可在乙醚深麻醉下行内转胎位术，转成臀先露，待宫口开全助产娩出。若双胎妊娠第二胎儿为肩先露，可行内转胎位术。

4）出现先兆子宫破裂或子宫破裂征象，无论胎儿死活，均应立即行剖宫产术。术中若发现宫腔感染严重，应将子宫一并切除。

5）胎儿已死，无先兆子宫破裂征象，若宫口近开全，在全身麻醉下行断头术或碎胎术。术后应常规检查子宫下段、宫颈及阴道有无裂伤。若有裂伤应及时缝合。注意产后出血，给予抗生素预防感染。

知识点 13：复合先露的护理措施　　　　　　副高：熟练掌握　正高：熟练掌握

发现复合先露，首先应查清有无头盆不称。若无头盆不称，让产妇向脱出肢体的对侧侧卧，肢体常可自然缩回。脱出肢体与胎头已入盆，待宫口近开全或开全后上推肢体，将其回纳，然后经腹部下压胎头，便胎头下降，以产钳助娩。若头盆不称明显或伴有胎儿窘迫征象，应尽早行剖宫产术。

知识点 14：胎位异常的护理措施　　　　　　副高：熟练掌握　正高：熟练掌握

胎位异常应加强分娩期的监测与护理，减少母儿并发症。护理措施如下。

（1）有明显头盆不称、胎位异常或确诊为巨大胎儿的产妇，按医嘱做好剖宫产术的术前准备。

（2）选择阴道分娩的产妇应做好如下护理。

1）鼓励待产妇进食，保持产妇良好的营养状况，必要时给予补液，维持电解质平衡；指导产妇合理用力，避免体力消耗。枕后位者，嘱产妇不要过早屏气用力，以防宫颈水肿及疲乏。

2）防止胎膜早破。产妇在待产过程中应少活动，尽量少做肛查，禁灌肠。一旦胎膜早破，立即观察胎心，抬高床尾，如胎心有改变，及时报告医师，并立即行肛查或阴道检查，及早发现脐带脱垂情况。

3）协助医师做好阴道助产及新生儿抢救的物品准备，必要时为缩短第二产程可行阴道助产。新生儿出生后应仔细检查有无受伤。第三产程应仔细检查胎盘、胎膜的完整性及母体产道的损伤情况。按医嘱及时应用缩宫药与抗生素，预防产后出血与感染。

（3）心理护理：针对产妇及家属的疑问、焦虑与恐惧，护士在执行医嘱及护理照顾时，应给予充分的解释。将评估产妇及胎儿状况及时告诉产妇及家属。提供使产妇在分娩过程中有舒适感的措施，如松弛身心、抚摸腹部等持续的关照。鼓励产妇更好地与医护配合，以增强其对分娩的自信心，安全度过分娩期。

第八章　分娩期并发症妇女的护理

第一节　产后出血

知识点1：产后出血的概念	副高：熟练掌握　正高：熟练掌握

产后出血是指胎儿娩出后24小时内出血量超过500ml者。产后出血是分娩期的严重并发症，是产妇死亡的重要原因之一，在我国居产妇死亡原因首位，其发生率占分娩总数的2%~3%，其中80%以上发生在产后2小时之内。产后出血的预后随失血量、失血速度及孕产妇的体质不同而异。短时间内大量失血可迅速发生失血性休克、死亡，存活者可因休克时间过长引起垂体缺血坏死，继发严重的腺垂体功能减退——希恩综合征。由于临床中精准地测量和收集分娩时失血量有一定困难，往往出现估计的失血量较实际出血量偏少，从而导致临床实际产后出血发病率比估计的要高，因此应特别重视产后出血的防治与护理，以降低产后出血的发生率及孕产妇的死亡率。

知识点2：产后出血的病因及发病机制	副高：熟练掌握　正高：熟练掌握

临床上引起产后出血的主要原因有子宫收缩乏力、胎盘因素、软产道损伤及凝血功能障碍等，产后出血既可由以上单一因素所致，也可由以上因素相互影响、互为因果并存。

（1）子宫收缩乏力：是产后出血最常见的原因，占产后出血总数的70%~80%。胎儿娩出后，子宫平滑肌的收缩和缩复对肌束间的血管起到有效的压迫作用，故影响子宫平滑肌收缩及缩复功能的因素均可引起子宫收缩乏力性出血。常见的因素有以下几种。

1）全身因素：产妇精神过度紧张，对分娩有恐惧，尤其对阴道分娩缺乏足够信心；产程时间过长或难产，造成产妇体力消耗过多乃至衰竭使体质虚弱；临产后过多使用镇静剂、麻醉剂或子宫收缩抑制剂；产妇合并有急、慢性的全身性疾病等。

2）局部因素：①子宫过度膨胀，如多胎妊娠、巨大胎儿、羊水过多使子宫肌纤维过度伸展失去弹性；②子宫肌纤维发育不良，如妊娠合并子宫肌瘤或子宫畸形，影响子宫肌正常收缩；③子宫肌壁损伤（剖宫产史、子宫肌瘤剔除术后、产次过多、急产等均可造成子宫肌纤维损伤）；④子宫肌水肿或渗血，如妊娠高血压疾病、严重贫血、宫腔感染等产科并发症可使子宫平滑肌层水肿或渗血，引起子宫收缩乏力；⑤胎盘早剥所致子宫胎盘卒中以及前置胎盘等均可引起产后出血。

（2）胎盘因素：根据胎盘剥离情况，导致产后出血的胎盘因素有以下几种。

1）胎盘滞留：胎儿娩出后，胎盘应在15分钟内娩出，若30分钟仍未娩出者，胎盘剥离面血窦不能正常关闭而导致产后出血。常见的情况有：①膀胱充盈：阻碍已剥离胎盘下降而致滞留于宫腔影响子宫收缩而出血；②胎盘嵌顿：使用宫缩剂不当，宫颈内口附近子宫平滑肌出现环形收缩，使已剥离的胎盘嵌顿于宫腔内；③胎盘剥离不全：第三产程过早牵拉脐带或按压子宫影响胎盘正常剥离导致的胎盘剥离不全，剥离面血窦开放致出血。

2）胎盘粘连或植入：胎盘绒毛全部或部分仅穿入子宫壁表层不能自行剥离者称为胎盘粘连。胎盘绒毛穿透子宫壁表层而植入子宫肌层者称为胎盘植入。完全性粘连或植入者因胎盘未剥离而无出血；部分胎盘粘连或植入者因胎盘部分剥离导致子宫收缩不良，已剥离面血窦开放发生致命性出血。

3）胎盘部分残留：当胎盘小叶、副胎盘或部分胎膜残留于宫腔时影响子宫收缩而出血。

（3）软产道裂伤分娩过程中软产道裂伤，常与下列因素有关。

1）外阴组织弹性差，如子宫收缩过强、产程进展过快、软产道未经充分的扩张。

2）急产、产力过强、巨大儿。

3）阴道分娩助产操作不规范。

4）会阴切开缝合时止血不彻底，宫颈或阴道穹隆的裂伤未能及时发现等。软产道裂伤常见于会阴、阴道、宫颈裂伤，严重者裂伤可达阴道穹隆、子宫下段甚至盆壁，形成腹膜后血肿、阔韧带内血肿而致大量出血。

（4）凝血机制障碍：任何原因的凝血功能异常均可引起产后出血。临床包括两种情况：①妊娠合并凝血功能障碍性疾病，如血小板减少症、白血病、再生障碍性贫血、重症肝炎等；②妊娠并发症导致凝血功能障碍，如重度妊娠期高血压疾病、重度胎盘早剥、羊水栓塞、死胎滞留过久等均可影响凝血功能，发生弥散性血管内凝血。凝血功能障碍所致的产后出血常为难以控制的大量出血。

知识点3：产后出血的临床表现　　　　　　　　　　　副高：掌握　　正高：掌握

（1）宫缩乏力

1）症状：在分娩过程中已有宫缩乏力表现，产程延长，出血特点是胎盘剥离延缓，在未剥离前阴道不流血或仅有少许出血，胎盘剥离后因子宫收缩乏力使子宫出血不止，流出的血液能凝固，按摩子宫及使用缩宫剂后子宫收缩变硬，阴道出血停止或减少。产妇可出现失血性休克表现：面色苍白、出冷汗、主诉口渴、心慌、头晕、脉细弱及血压下降。

2）体征：检查腹部时常感到子宫轮廓不清，松软如袋状，摸不到宫底或宫底升高。

（2）软产道裂伤

1）症状：胎儿娩出后立即发生阴道出血，血液鲜红，能自凝。阴道壁血肿的产妇会有尿频或肛门坠胀感，且有排尿疼痛。

2）体征：子宫收缩良好，检查宫颈有裂伤，个别产妇可裂伤至子宫下段。阴道裂伤多在阴道侧壁、后壁和会阴部。

（3）胎盘因素：胎儿娩出后，胎盘剥离缓慢、未剥离或剥离不全，30分钟后胎盘仍未娩出，伴有阴道大量出血。若有胎盘和（或）胎膜残留，可在胎盘娩出后仔细检查胎盘、胎膜时，发现胎盘母体面有缺损或胎膜有缺损而边缘有断裂的血管。

（4）凝血功能障碍

1）症状：孕前或妊娠期已有全身性出血倾向。

2）体征：胎盘剥离或产道有损伤时，出现凝血功能障碍，血不凝，不易止血。

知识点4：产后出血的辅助检查　　　　　　　副高：掌握　正高：掌握

（1）评估产后出血量：注意观察阴道出血是否凝固，同时估计出血量。

（2）测量生命体征和中心静脉压：观察血压下降情况；呼吸短促，脉细数，体温开始可低于正常，随后也可以升高，通过观察体温变化情况以识别感染征象。中心静脉压测定结果如果<2cmH_2O提示右心房充盈压力不足，即静脉回流不足，血容量不足。

（3）实验室检查：检查产妇的血常规、出血时间和凝血时间、凝血酶原时间及纤维蛋白原测定等。

知识点5：产后出血的治疗要点　　　　　　　副高：掌握　正高：掌握

针对原因迅速止血，补充血容量，纠正失血性休克，防治感染。

（1）因产后子宫收缩乏力造成的大出血可以通过使用缩宫剂、按摩子宫、宫腔内填塞纱布条或结扎血管等方法达到止血的目的。

1）按摩子宫：为常用的有效方法。

2）应用宫缩剂：可根据产妇情况采用肌内注射、静脉滴注或宫体直接注射宫缩剂。

3）填塞宫腔：应用无菌纱布条填塞宫腔，有明显局部止血作用。填塞后24小时取出纱布条，取出前应先肌内注射宫缩剂。宫腔填塞纱布条后应密切观察生命体征及宫底高度和大小。

4）结扎盆腔血管止血：可结扎子宫动脉或结扎髂内动脉，甚至必要时行子宫次全切除术。

（2）软产道撕裂伤造成的大出血止血的有效措施是及时、准确地修复缝合伤口。若为阴道血肿所致要先切开血肿，清除血块，缝合止血，同时注意补充血容量。

（3）胎盘因素导致的大出血要及时将胎盘取出，并做好必要的刮宫准备。

（4）凝血功能障碍所致的出血应针对不同病因、疾病种类进行治疗，如对血小板减少症、再生障碍性贫血等患者应输新鲜血或成分输血；如发生 DIC 应进行抗凝与抗纤溶治疗，全力抢救。

（5）失血性休克的处理：产妇因血容量急剧下降而发生低血容量性休克，对于失血较多尚未有休克征象者，应及时补充血容量；对于发生失血性休克者，应立即输血，以补充同等血量为原则。为患者提供安静、舒适的环境，保持平卧，给予吸氧、保暖。密切观察并记录患者的意识状态、皮肤颜色、血压、脉搏、呼吸和尿量。观察子宫收缩情况及恶露的色、量及气味。遵医嘱给予抗感染治疗。

知识点 6：产后出血的护理评估　　　　　　　副高：熟练掌握　　正高：熟练掌握

（1）健康史：护士除收集一般病史外，尤其要注意收集与诱发产后出血有关的病史，如孕前患有出血性疾病、重症肝炎、子宫肌瘤；多次人工流产史及产后出血史；妊娠期合并妊娠高血压疾病、前置胎盘、胎盘早剥、多胎妊娠、羊水过多；分娩期产妇精神过度紧张、过多使用镇静剂、麻醉剂；产程过长，产妇衰竭或急产以及软产道损伤等。

（2）身体状况：①观察阴道出血是否凝固，同时估计出血量。②观察血压下降情况，若改变体位时收缩压下降 >10mmHg，脉率增加 >20 次/分，提示血容量丢失 20%~25%；呼吸急促、脉细数，体温开始可低于正常随后也可增高。

（3）心理–社会状况：一旦产后出血发生，产妇会表现出异常惊慌、恐惧、手足无措，担心自己的生命安危，把全部希望寄托于医护人员，但由于出血过多与精神过度紧张，有些产妇很快进入休克昏迷状态。

知识点 7：产后出血的护理诊断　　　　　　　副高：熟练掌握　　正高：熟练掌握

（1）潜在并发症：出血性休克。
（2）有感染的危险：与失血后抵抗力降低及手术操作有关。
（3）恐惧：与阴道大出血有关。
（4）疲乏：与失血性贫血、产后体质衰弱有关。

知识点 8：产后出血的护理措施　　　　　　　副高：熟练掌握　　正高：熟练掌握

（1）预防产后出血

1）产前预防：做好孕前及妊娠期保健，妊娠早期即开始产前检查监护，不宜妊娠者应及时在早孕时终止妊娠。

2）高危预防：高危产妇及时治疗，并提前住院待产。

3）产时预防：①第一产程中密切观察产程进展，必要时给予镇静剂以保证产妇的休息；②第二产程中严格执行无菌技术，指导产妇正确使用腹压，有适应证者做会阴侧切，胎头、胎肩娩出要慢，胎肩娩出后立即肌内注射或静脉滴注缩宫素；③第三产程中正确处理胎盘娩出和测量出血量，胎盘未剥离前，不可过早牵拉脐带或按摩、挤压子宫，待胎盘剥离征象出现后，及时协助胎盘娩出，并仔细检查胎盘、胎膜是否完整。

（2）配合医生抢救，迅速止血，纠正失血性休克及控制感染

1）针对病因迅速止血：①产后宫缩乏力：通过腹壁节律性按摩子宫底，遵医嘱肌内注射或静脉推注缩宫剂，需要纱布条填塞子宫腔时应配合医生完成。②软产道裂伤：对有复杂裂伤者，配合医生准备好会阴缝合包，及时、准确地修补、缝合裂伤以有效止血。③胎盘因素造成的出血：适时协助胎盘娩出，并仔细检查胎盘、胎膜是否完整。有胎盘、胎膜残留时应行刮宫术或钳夹清除。④凝血功能障碍所致出血：针对不同病因、疾病种类进行护理。

2）失血性休克的护理：应及早补充血容量；为患者提供安静、舒适的环境，保持平卧、吸氧、保暖；严密观察并详细记录患者的意识状态、皮肤颜色、血压、脉搏、呼吸及尿量；观察子宫收缩情况及阴道出血量等。

3）预防感染：①保持环境整洁、卫生；②严格无菌操作；③检测感染征象，给予抗生素防治感染；④保持会阴清洁，观察恶露及会阴伤口情况。

（3）指导工作

1）做好产妇及家属的安慰、解释工作。

2）鼓励产妇进食营养丰富易消化饮食，多食富含铁、蛋白质、维生素的食物，注意少量多餐。

3）做好会阴护理，保持会阴清洁。

知识点9：产后出血的健康指导 　　　　　　副高：掌握　正高：熟练掌握

（1）产后饮食指导：产妇应进食富含蛋白质、维生素、微量元素的食物及新鲜蔬菜和水果，特别是含铁丰富的食物，如瘦肉、猪肝、大枣等，有利于纠正贫血，避免生冷、辛辣食品。

（2）产后活动指导：嘱产妇充分休息，病情好转后逐步增加活动量，告知产妇在活动期间，如果出现心慌、口渴、头晕、恶心、呕吐等不适，应暂停活动，及时通知医护人员。

（3）卫生指导：嘱产妇勤换会阴垫，保持外阴清洁，讲解子宫复旧的过程和恶露的变化。42天内禁止盆浴及性生活。

（4）母乳喂养指导：根据产妇身体情况指导母乳喂养，保持乳汁通畅，建议产妇纯母乳喂养6个月以上。

（5）复诊指导：嘱产妇常规42天后来院复查，如出现阴道出血增多、体温升高、恶露有异味等异常情况，应随时复诊。

第二节 羊水栓塞

知识点1：羊水栓塞的概念　　　　　　　　　　副高：熟练掌握　正高：熟练掌握

羊水栓塞（amniotic fluid embolism，AFE）是指在分娩过程中羊水进入母体血循环引起急性肺栓塞、过敏性休克、DIC、肾衰竭等一系列严重分娩并发症的综合征。羊水栓塞也可发生在足月分娩和妊娠10~14周钳刮术时，死亡率高达60%以上，是孕产妇死亡的主要原因之一。羊水栓塞主要是过敏反应，建议命名为"妊娠过敏反应综合征"。

知识点2：羊水栓塞的病因及发病机制　　　　　副高：熟练掌握　正高：熟练掌握

一般认为羊水栓塞是由羊水中的有形物质（胎儿毳毛、角化上皮、胎脂、胎粪）进入母体血液循环引起。目前认为与下列因素有关：①羊膜腔内压力过高，临产后，尤其是第二产程子宫收缩时，羊膜腔压力升高可达100~175mmHg，羊水被挤入破损的微血管而进入母体血液循环。②血窦开放，分娩过程中，胎膜与宫颈壁分离或宫颈口扩张引起宫颈黏膜损伤时静脉血窦开放，羊水进入母体血液循环；宫颈撕裂、子宫破裂、前置胎盘、胎盘早剥或剖宫产术中羊水通过病理性开放的子宫血窦进入母体血液循环。③胎膜破裂，大部分羊水栓塞发生于胎膜破裂之后，羊水可从子宫蜕膜或宫颈管破损的小血管进入母体血液循环；羊膜腔穿刺或钳刮术时子宫壁损伤处静脉窦亦可成为羊水进入母体的通道。

综上所述，高龄初产、经产妇、子宫收缩过强、急产、胎膜早破、前置胎盘、子宫破裂、剖宫产等是羊水栓塞的诱发因素。

知识点3：羊水栓塞的病理生理　　　　　　　　副高：熟练掌握　正高：熟练掌握

研究资料提示，羊水栓塞的核心问题是变态反应。由于羊水进入母体血液循环后，通过阻塞肺小动脉引起过敏反应和凝血机制异常而导致机体发生一系列复杂而严重的病理生理变化。

（1）肺动脉高压：羊水进入母体血液循环后，其中有形成分如上皮细胞、胎脂、胎粪及毳毛在肺内形成栓子。羊水内含有大量激活凝血系统的物质，能使小血管内形成广泛的血栓，进一步阻塞肺小血管，反射性引起迷走神经兴奋，引起小支气管痉挛和支气管分泌物增多，使肺通气、换气量减少。肺小血管阻塞引起的肺动脉高压导致急性右心衰竭，继而呼吸循环功能衰竭、休克，甚至死亡。

（2）过敏性休克：羊水中胎儿有形成分作为致敏源，作用于母体引起变态反应所导致的过敏性休克，多在羊水栓塞后立即发生，表现为血压骤降甚至消失。休克后出现心肺衰竭。

（3）弥散性血管内凝血（DIC）：妊娠时母体血液呈高凝状态，由多种凝血因子及纤维蛋白原增加所致，羊水中含大量促凝物质可激活凝血系统，在血管内产生大量的微血栓，消耗大量凝血因子及纤维蛋白原，发生 DIC。同时羊水中也含有纤溶激活酶，当纤维蛋白原下降时可激活纤溶系统，由于大量凝血物质的消耗和纤溶系统的激活，产妇血液由高凝状态迅速转变为纤溶亢进，血液不凝固，极易发生产后出血及失血性休克。

（4）急性肾衰竭：由于休克和 DIC 的发生导致肾急性缺血，进一步发生肾功能障碍和衰竭。

知识点 4：羊水栓塞的临床表现　　　　　副高：掌握　正高：掌握

（1）典型的羊水栓塞：典型的羊水栓塞是以骤然的血压下降（血压与失血量不符）、组织缺氧和消耗性凝血病为特征的急性综合征。

1）心肺衰竭和休克：在分娩过程中，尤其是刚刚破膜不久，产妇突然发生寒战、呛咳、气急、烦躁不安、呕吐等前驱症状，继而发生呼吸困难、发绀、抽搐、昏迷、血压急剧下降。急性肺水肿时有咳嗽、咳粉红色泡沫痰、心率快、血压下降甚至消失。少数病例只发出一声尖叫或者抽搐一下后因心跳、呼吸骤停而死亡。

2）DIC 引起的出血：部分羊水栓塞患者经抢救度过了呼吸循环衰竭时期，继而出现 DIC，表现为以大量阴道出血为主的全身出血倾向，如黏膜、皮肤针眼出血及血尿等，且血液不凝。但是部分羊水栓塞病例在临床上缺少呼吸、循环系统的症状，起病即以产后不易控制的阴道出血为主要表现。

3）急性肾衰竭：由于休克和 DIC 的发生导致肾急性缺血，患者出现尿少、尿闭、血尿、氮质血症，可因肾衰竭而死亡。

（2）不典型的羊水栓塞

1）有些患者病情发展缓慢，症状隐匿。

2）有些患者羊膜腔破裂时突然一阵呛咳，之后缓解；也有些患者无明显症状仅表现为寒战，几小时后出现出血不止、血液不凝、酱油色血尿时才被诊断。

知识点 5：羊水栓塞的辅助检查　　　　　副高：掌握　正高：掌握

（1）身体检查：全身皮肤黏膜有出血点及淤斑，切口渗血，心率增快，肺部可闻及啰音等体征。

（2）实验室检查：痰液涂片和血涂片可找到羊水中的有形物质，DIC 各项血液检查指标阳性。

（3）心电图：提示右心房、右心室扩大。

（4）X 线摄片：约 90% 的患者可见肺部双侧弥漫性点状、片状浸润影，沿肺门周围分布，伴轻度肺不张及心脏扩大。

知识点 6：羊水栓塞的治疗要点　　　　　　　　　副高：掌握　正高：掌握

及时确诊后应立即抢救产妇，主要原则是抗过敏、纠正呼吸循环功能衰竭和改善低氧血症；抗休克，纠正凝血障碍，防治肾衰竭及感染。

知识点 7：羊水栓塞的护理评估　　　　　　　副高：熟练掌握　正高：熟练掌握

（1）健康史：评估发生羊水栓塞临床表现的各种诱因，如是否有胎膜早破或人工破膜、前置胎盘或胎盘早剥、宫缩过强或强直性宫缩、中期妊娠引产或钳刮术、羊膜腔穿刺术等病史。

（2）身体状况：患者破膜后，多于第一产程末、第二产程宫缩较强时，或在胎儿娩出后的短时间内，突然出现烦躁不安、呛咳、气促、呼吸困难、发绀、面色苍白、四肢厥冷、咳泡沫痰、心率加快，并迅速出现循环衰竭，进入休克和昏迷状态；还表现为全身黏膜出血，消化道、阴道大出血且不凝；切口渗血不止，继而出现少尿、无尿等肾衰竭表现。

（3）心理-社会状况：羊水栓塞往往是导致产妇死亡甚至胎儿死亡的结果，家属通常无法接受这样的结果，而在情绪上会比较激动，甚至否认、愤怒。

知识点 8：羊水栓塞的护理诊断　　　　　　　副高：熟练掌握　正高：熟练掌握

（1）气体交换受损：与肺动脉高压导致肺血管阻力增加和肺水肿有关。
（2）组织灌注无效：与失血及 DIC 有关。
（3）潜在并发症：休克、DIC、肾衰竭、胎儿宫内窘迫等。
（4）恐惧：与病情危重、有濒死感有关。

知识点 9：羊水栓塞的护理措施　　　　　　　副高：熟练掌握　正高：熟练掌握

（1）羊水栓塞的预防：加强产前检查，注意诱发因素，及时发现前置胎盘、胎盘早破等并发症并及时处理。严密观察产程进展，正确掌握缩宫素的使用方法。行人工破膜时应在宫缩间歇期，并控制羊水的流出速度。中期引产者，行羊膜腔穿刺的次数不能超过 3 次，钳刮时先破膜让羊水流出后再钳夹胎块。

（2）羊水栓塞紧急处理的护理

1）首要处理：纠正缺氧，改善低氧血症，解除肺动脉高压，防止心力衰竭，抗过敏，抗休克。①吸氧：立即予半卧位，面罩或气管插管正压给氧，必要时行气管切开。②抗过敏：在改善缺氧的同时，迅速进行抗过敏治疗。③解除肺动脉高压：罂粟碱为解除肺动脉高压的首选药物；心率慢时应用 1mg 阿托品，10~20 分钟静脉滴注，直至患者面色潮红，微循环改善；与罂粟碱合并效果佳。④氨茶碱：可扩张冠状动脉及支气管平滑肌。⑤酚妥拉明：有抗休克作用。

2）抗休克：①补充血容量：用低分子右旋糖酐静脉滴注（每天量不超过 1000ml），抗休克时滴速为 20~40ml/min，并应补充新鲜血液和血浆；②升压药物：多巴胺开始滴速为 20 滴/分（每分钟滴入 75~100μg），根据血压情况调整滴速；间羟胺，滴速为 20~30 滴/分；③纠正酸中毒：可用 5% 碳酸氢钠 250ml 静脉滴注；④纠正心衰：用毛花苷 C 加于葡萄糖液中静脉推注。

3）预防疾病与感染：①防治 DIC：尽早应用抗凝剂是控制 DIC 发展的关键。②预防肾衰竭：在抢救过程中应注意尿量。当血容量补足后若患者仍少尿，遵医嘱给予 20% 甘露醇静脉滴注，有心力衰竭者慎用。尿量仍少，可给予呋塞米加于葡萄糖液中静脉缓慢推注。③预防感染：选用广谱抗生素。

4）产科处理：①产程的监测与观察：在第一产程发病者应立即考虑行剖宫产结束分娩；在第二产程发病者可以在条件允许的情况下阴道助产结束分娩；密切观察出血量、血凝情况，若有产后大出血，做好子宫切除的术前准备。②中期妊娠钳刮术：在中期妊娠钳刮术或羊膜腔穿刺时发生者应立即终止手术，进行抢救。③滴注缩宫素：发生羊水栓塞时如正在滴注缩宫素应立即停止，同时严密监测患者的生命体征变化并记录，做好出入液量记录。

5）提供心理支持：若患者神志清醒，给予鼓励，使其增强信心。理解家属的恐惧情绪并给予安慰，适当时允许家属陪伴患者，向家属介绍病情，以取得配合。

知识点 10：羊水栓塞的健康指导　　　　　副高：掌握　正高：熟练掌握

（1）自我监测指导：产妇清醒后，告诉其如有胸闷、心慌或阴道出血增多情况要及时报告医护人员，向产妇讲解保持管道通畅的重要性，嘱其翻身、活动时注意保持各管道通畅。

（2）家属指导：本病病情危急，患者多处于昏迷状态，医护人员应向家属详细交待病情，请家属积极配合抢救和治疗。

（3）心理指导：待产妇病情稳定后，鼓励其说出发病前后的心理感受，给予心理疏导，如果产妇因病情需要行子宫切除者，告知产妇以后会没有月经，但不影响性生活和女性特征，减轻其焦虑恐惧情绪。

（4）活动指导：疾病早期，可床上翻身；待病情好转后，逐渐床上坐起、床边活动、下地活动，如有头晕、心慌要暂停活动。

第三节 子宫破裂

知识点1：子宫破裂的概念　　　　　　　　　副高：熟练掌握　正高：熟练掌握

子宫破裂是指在分娩期或妊娠期子宫体部或子宫下段发生的破裂，是产科严重的并发症之一，如果未及时诊治可导致胎儿及产妇死亡。近年来，因为我国孕期保健及产科技术的提高，其发病率已有显著下降。

子宫破裂多发生于难产、高龄多产及子宫曾经手术或有过损伤的产妇。

知识点2：子宫破裂的病因及发病机制　　　　　　副高：熟练掌握　正高：熟练掌握

子宫破裂根据破裂原因分为自然破裂和损伤性破裂。自然破裂可发生在梗阻性难产致子宫下段过度延伸而破裂，也可发生在子宫手术后的切口瘢痕处；损伤性破裂是指难产手术操作不规范所致。

（1）梗阻性难产：是引起子宫破裂最常见的原因。骨盆狭窄、头盆不称、胎位异常、胎儿异常、软产道阻塞（宫颈瘢痕、肿瘤或阴道横隔等）等，均可使胎先露部下降受阻，为克服阻力子宫强烈收缩，使子宫下段过度拉长变薄超过最大限度，引起子宫破裂。

（2）瘢痕子宫：较常见的原因。剖宫产或子宫肌瘤剔除术后的子宫肌壁留有瘢痕，妊娠晚期或分娩期子宫收缩牵拉及宫腔内压力升高而致瘢痕破裂。宫体部瘢痕常在妊娠晚期自发破裂，多为完全性破裂；子宫下段瘢痕破裂多发生于临产后，多为不完全性破裂。近年由于剖宫产率增高，瘢痕子宫破裂发生率有上升的趋势。

（3）宫缩剂使用不当：在分娩前肌注缩宫素或过量静脉滴注缩宫素、前列腺素栓剂及其他子宫收缩药物使用不当或子宫对宫缩剂过于敏感，均可引起宫缩过强，加之先露下降受阻时可发生子宫破裂。

（4）手术创伤：多发生于不适当或粗暴的阴道助产手术，如宫口未开全行产钳或臀牵引术常可发生宫颈撕裂，严重时可波及子宫下段，发生子宫下段破裂。穿颅术、内倒转术操作不慎，或植入胎盘强行剥离，也可造成子宫破裂。

知识点3：子宫破裂的临床表现　　　　　　　　　副高：掌握　正高：掌握

子宫破裂大多数发生在分娩过程中，也可发生在妊娠晚期尚未临产时，通常是渐进发展的过程，多数可分为先兆子宫破裂和子宫破裂两个阶段。临床表现与破裂的时间、部位、范围、内出血的量、胎儿及胎盘娩出的情况以及子宫肌肉收缩的程度等有关。

（1）先兆子宫破裂：先兆子宫破裂的四大主要临床表现是子宫形成病理性缩复环、下腹部压痛、胎心率改变及血尿出现。

1）症状：常见于发生梗阻性难产的产妇。在临产过程中，当子宫收缩加强、胎儿下降受阻时，产妇烦躁不安、疼痛难忍、下腹部拒按、表情极其痛苦、呼吸急促、脉搏加快。由于胎先露部紧压膀胱使之充血，出现排尿困难，甚至形成血尿。

2）体征：先兆子宫破裂阶段子宫呈强直性收缩，胎心表现为先加快后减慢或听不清，胎动频繁。由于子宫收缩过频，胎儿供血受阻，表现为胎儿宫内窘迫。强有力的宫缩使子宫下段拉长变薄，而宫体更加增厚变短，两者间形成明显的环状凹陷，此凹陷逐渐上升达脐部或脐部以上，称为病理性缩复环。子宫下段压痛明显，甚至出现血尿。这种情况若不及时排除，子宫将很快在病理性缩复环处及其下方发生破裂。

（2）子宫破裂

1）症状：继先兆子宫破裂症状后，产妇突感下腹部撕裂样剧痛，子宫收缩骤然停止，腹痛稍缓解后不久又出现全腹持续性疼痛，伴有面色苍白、出冷汗、脉搏细数、呼吸急促、血压下降等休克征象。

2）体征：患者出现全腹压痛、反跳痛等腹膜刺激征；腹壁下可清楚扪及胎体，子宫缩小位于侧方，胎心、胎动消失。阴道检查可见鲜血流出，肛查发现曾扩张的宫口回缩，下降中的胎先露升高甚至消失（胎儿进入腹腔内）。

知识点4：子宫破裂的辅助检查　　　　　　　　副高：了解　正高：掌握

（1）阴道或肛门检查：扩张的宫口回缩，下降中的胎先露消失（胎儿进入腹腔）。

（2）B超检查：常可发现胎盘后血肿。

（3）胎心监护：连续胎心监护示胎心异常，晚期减速持续较长时间、不恢复。

（4）实验室检查：血红蛋白下降，白细胞数增加，尿常规检查可见有红细胞或肉眼血尿。

知识点5：子宫破裂的治疗要点　　　　　　　　副高：掌握　正高：掌握

（1）先兆子宫破裂：立即给予抑制宫缩的药物，肌内注射哌替啶100mg或静脉全身麻醉，并立即行剖宫产术。

（2）子宫破裂：输液、输血、吸氧、抢救休克，同时尽快行手术治疗。手术方式应根据产妇的全身情况，破裂的时间、部位、程度及有无严重感染而决定。

知识点6：子宫破裂的护理评估　　　　　　　　副高：熟练掌握　正高：熟练掌握

（1）健康史：主要收集与子宫破裂有关的既往史及现病史，如有无子宫手术瘢痕、剖宫产史；此次妊娠有无胎位不正、头盆不称；是否滥用缩宫素引产或催产史；是否有阴道助产手术操作史。

（2）身体状况：主要评估产妇的临床表现及情绪变化。评估产妇宫缩的强度、间歇时间的长短，腹部疼痛的程度、性质，产妇有无排尿困难，有无出现病理缩复环，监测胎心及胎动情况，了解有无胎儿宫内窘迫表现。

（3）心理-社会状况：评估产妇的精神状态有无烦躁不安，疼痛难忍，恐惧、焦虑，担心母儿健康，盼望尽早结束分娩。

| 知识点7：子宫破裂的护理诊断 | 副高：熟练掌握　正高：熟练掌握 |

（1）疼痛：与强直性子宫收缩或病理性缩复环或子宫破裂后血液刺激腹膜有关。

（2）组织灌注量改变：与子宫破裂后大量出血有关。

（3）预感性悲哀：与子宫破裂后胎儿死亡有关。

| 知识点8：子宫破裂的护理措施 | 副高：熟练掌握　正高：熟练掌握 |

（1）加强子宫破裂的预防工作

1）加强计划生育宣传，避免多产。

2）建立和健全三级保健网，做好产前检查，及时诊断胎位异常、胎儿异常、产道异常并及时处理。子宫有瘢痕的产妇提前入院待产。

3）严格掌握子宫收缩剂（缩宫素、前列腺素等）的使用指征和方法，避免滥用。

4）避免损伤较大的阴道助产及操作。

5）严密观察产程，尤其对胎先露部高、胎位异常者的试产。

（2）先兆子宫破裂患者的护理

1）密切观察产程进展，及时发现导致难产的诱因，注意宫缩和胎心率的变化。

2）在待产时，出现宫缩过强及下腹部压痛或病理性缩复环时，立即报告医生，并停止缩宫素引产及一切操作。给予吸氧，建立静脉通路并输血及输液、监测产妇生命体征，做好术前准备。按照医嘱给予镇静剂和抑制宫缩的药物，并做好剖宫产的术前准备。

3）协助医生向家属交代病情，并获得家属签字同意手术的协议书。

（3）子宫破裂患者的护理

1）迅速给予输液、输血，补充血容量；同时补充电解质及碱性药物，纠正酸中毒；积极进行抗休克处理。

2）保暖，氧气吸入，取平卧位。

3）尽快手术，术中、术后应用抗生素以防止感染。

4）严密观察生命体征，及时评估失血量以指导治疗护理方案。

（4）提供心理支持

1）向产妇和家属解释子宫先兆破裂与子宫破裂的治疗计划以及对未来的影响。

2）对产妇及家属所表现的悲伤、怨恨等情绪，应表示同情和理解。帮助他们尽快从悲伤中解脱出来，稳定情绪。

3）为产妇提供舒适的环境，给予生活上的护理和更多的陪伴，鼓励其进食，以更好地恢复体力。

4）为产妇提供产褥期的休养计划，帮助产妇尽快调整情绪，接受现实，以适应现实生活。

知识点9：子宫破裂的健康指导　　　　　　　　　副高：掌握　正高：熟练掌握

（1）孕期指导：对于有剖宫产史、子宫手术史、产道异常及胎位异常的孕产妇，建议其增加产检次数，提前到医疗条件较好的医院待产。

（2）自我监测指导：向产妇宣教子宫破裂的先兆症状，如持续腹痛、上腹不适、下腹部压痛、血尿等，发现异常应立即就诊。

（3）产后饮食指导：鼓励产妇进食富含蛋白质、维生素、微量元素的食物及新鲜蔬菜和水果，特别是瘦肉、猪肝、大枣等含铁丰富的食物，有利于纠正贫血。

（4）乳房护理指导：如果胎儿存活，根据产妇身体情况指导母乳喂养，保持乳汁通畅。如死产者需及时给予退乳措施。

（5）复诊指导：嘱产妇常规42天后到医院复查，如有阴道出血增多、腹痛、发热等异常情况，随时复诊。

第九章 产褥期疾病妇女的护理

第一节 产褥感染

知识点 1：产褥感染的概念　　　　　　　　　副高：熟练掌握　　正高：熟练掌握

产褥期内生殖道受病原体侵袭而引起局部或全身的感染称为产褥感染。患病率约为6%，是产妇死亡的四大主要原因之一。

产褥病率是指分娩24小时以后的10天内，每日测量4次体温，凡体温有2次达到或超过38℃者。产褥病率的原因主要为产褥感染、其他原因的感染，如上呼吸道、泌尿道、乳腺感染等。

产褥感染与产科出血、妊娠合并心脏病、严重的妊娠期高血压疾病，是孕产妇死亡的四大原因。

知识点 2：产褥感染的病因及发病机制　　　　　副高：熟练掌握　　正高：熟练掌握

产褥期感染可为单一细菌感染，也可由多种细菌混合感染，以厌氧性链球菌和杆菌最为常见（约占70%）。感染的细菌有时来自产道本身，称为自身感染。多发生于产程延长、组织损伤、手术助产或妊娠末期性交、盆浴者。由医务人员的手、呼吸道、被污染的衣物、用具、各种手术器械、物品等接触患者后造成的感染，称外来感染。

（1）常见病原体：产妇生殖道内有大量病原体，包括有需氧菌、厌氧菌、假丝酵母菌及衣原体、支原体。细菌又可分为致病菌和非致病菌。机体对入侵病原体的反应与病原体的种类、数量、毒力及机体的免疫力有关。

1）需氧性链球菌：B族溶血性链球菌产生外毒素与溶组织酶，使其致病力、毒力、播散能力较强，与产褥感染关系密切，可引起严重感染，其临床特点为发热早（平均在产后11小时），体温>38℃，有寒战、心率快、腹胀、子宫复旧不良、子宫旁或附件区触痛，甚至伴发菌血症。需氧性链球菌是外源性感染的主要致病菌。

2）大肠埃希菌：大肠埃希菌及与其相关的革兰阴性杆菌、变形杆菌，是外源性感染的主要菌种，也是菌血症和感染性休克最常见的病原菌。大肠埃希菌寄生在阴道、会阴、尿道口周围，可于产褥期迅速增殖而发病。

3）葡萄球菌：主要致病菌是金黄色葡萄球菌和表皮葡萄球菌。两者的致病有显著不同。金黄色葡萄球菌多为外源性感染，很容易引起严重的伤口感染。表皮葡萄球菌存在于阴道菌群内，引起的感染较轻。

4）厌氧性链球菌：以消化链球菌和消化球菌多见，存在于正常阴道中。当产道损伤时残留组织坏死，细菌迅速繁殖，与大肠埃希菌混合感染，释放异常恶臭气味。

5）厌氧类杆菌：为一组绝对厌氧的革兰阴性杆菌，包括脆弱类杆菌、产色素类杆菌等。此类细菌有加速血液凝固的特点，可引起感染邻近部位的血栓性静脉炎。

此外，梭状芽胞杆菌、淋病双球菌均可导致产褥感染，但较少见。支原体和衣原体也是产褥感染的病原体之一。

（2）感染来源

1）自身感染：正常孕妇生殖道或其他部位寄生的病原体，当出现感染诱因时可致病。

2）外来感染：由被污染的衣物、用具、各种手术器械、物品等接触患者后造成感染。

（3）感染诱因：机体对入侵病原体的反应，取决于病原体的种类、数量、毒力及机体的防御能力。任何削弱产妇生殖道和全身防御能力的因素均有利于病原体入侵与繁殖。贫血、营养不良、慢性疾病、胎膜早破（羊水中的溶菌酶有杀菌作用，当羊水流失后杀菌作用减弱）、羊膜腔感染、各种产科手术操作、产道损伤、产前产后出血，宫腔填纱、产道异物、产程延长、胎盘残留等，均可成为产褥感染的诱因。

知识点3：产褥感染的临床表现　　　　　　　　　　副高：掌握　　正高：掌握

发热、疼痛、异常恶露是产褥感染的三大主要症状，由于感染部位、程度、扩散范围不同，其临床表现也不同。

（1）急性外阴炎、急性阴道炎、急性宫颈炎：分娩时会阴部损伤或剖宫产导致感染，葡萄球菌和大肠埃希菌是主要致病菌。会阴裂伤或会阴切开伤口感染是外阴部感染最常见部位，主要表现为会阴局部灼热、疼痛，坐位困难。检查可见局部伤口红肿、硬结、脓性分泌物流出、压痛明显，甚至伤口裂开，伴有低热。阴道裂伤及挫伤感染表现为黏膜充血、溃疡、脓性分泌物增多，感染部位较深时，可引起阴道旁结缔组织炎。宫颈裂伤感染症状多不明显，但若向深部蔓延，可引起盆腔结缔组织炎。产妇可有轻度发热、畏寒、脉速等全身表现。

（2）子宫感染：包括急性子宫内膜炎、子宫肌炎。病原体经胎盘剥离面侵入，扩散到子宫蜕膜层称为子宫内膜炎，侵及子宫肌层称为子宫肌炎。两者常伴发。若为子宫内膜炎，可表现为子宫内膜充血、坏死，阴道内有大量脓性分泌物且伴有臭味。若为子宫肌炎，腹痛，恶露增多呈脓性，子宫压痛明显，尤其是宫底部，子宫复旧不良，产妇可出现高热、寒战、头痛、心率加快，白细胞明显增多等全身感染征象。

（3）急性盆腔结缔组织炎、急性输卵管炎：病原体沿宫旁淋巴和血行达宫旁组织，出现急性炎性反应而引起急性盆腔结缔组织炎，同时累及输卵管可引起输卵管炎。产妇表现为高热、寒战、脉速、头痛等全身症状，下腹明显压痛、反跳痛、肌紧张及肛门坠胀感，宫旁一侧或两侧结缔组织增厚，触及炎性包块，子宫复旧差，严重者侵及整个盆腔形成"冰冻骨盆"。淋病奈瑟菌沿生殖道黏膜上行感染，达输卵管与盆腹腔，形成脓肿后，高热不退。

（4）急性盆腔腹膜炎及弥漫性腹膜炎：炎症继续发展，扩散至子宫浆膜，形成盆腔腹膜炎，继而发展成弥漫性腹膜炎，产妇出现全身中毒症状，如高热、恶心、呕吐、腹胀，检查时下腹部有明显压痛、反跳痛、肌紧张。腹膜面分泌大量渗出液，纤维蛋白覆盖引起肠粘连，也可在直肠子宫陷凹形成局限性脓肿，若脓肿波及肠管与膀胱则可出现腹泻、里急后重与排尿困难。急性期治疗不彻底可发展成盆腔炎性疾病后遗症导致不孕。

（5）血栓静脉炎：盆腔内栓塞静脉炎常侵及子宫静脉、卵巢静脉、髂内静脉、髂总静脉及阴道静脉，厌氧性链球菌为常见病原体，这类细菌分泌肝素酶分解肝素，促成凝血。病变单侧居多，产后1~2周多见，产妇表现为寒战、高热并反复发作，持续数周。临床表现随静脉血栓形成的部位不同而有所不同，下肢血栓静脉炎，病变多在股静脉、腘静脉及大隐静脉，表现弛张热，下肢持续性疼痛，局部静脉压痛或触及硬索状，使血液回流受阻，引起下肢水肿，皮肤发白，称"股白肿"。小腿深静脉血栓时可出现腓肠肌及足底部疼痛和压痛。小腿浅静脉炎症时，可出现水肿和压痛。

（6）脓毒血症及败血症：感染血栓脱落进入血液循环可引起脓毒血症，随后可并发感染性休克和迁移性脓肿（肺脓肿、左肾脓肿）。若病原体大量进入血液循环并繁殖可形成败血症，表现为持续高热、寒战、脉细数、血压下降、呼吸急促、尿量减少等，全身中毒症状明显，可危及生命。

知识点4：产褥感染的辅助检查　　　　　　副高：掌握　正高：掌握

（1）血液检查：检查白细胞计数增高，尤其是中性粒细胞计数升高明显；血沉加快。

（2）细菌培养：通过宫腔分泌物、脓肿穿刺物、后穹隆穿刺物做细菌培养和药物敏感试验，确定病原体及敏感的抗生素。

（3）B超、CT及磁共振成像检查：对产褥感染形成的炎性包块、脓肿及静脉血栓做出定位及定性诊断。

知识点5：产褥感染的治疗要点　　　　　　副高：掌握　正高：掌握

处理原则为积极控制感染，并改善全身状况。

（1）支持疗法：加强营养，增强全身抵抗力，纠正水、电解质失衡。病情严重或严重贫血者，可多次少量输新鲜血或血浆，以增加抵抗力。

（2）清除感染灶：患者取半卧位以利于引流或促使炎症局限于盆腔。会阴伤口感染或盆腔脓肿时，应及时切开引流。胎盘胎膜残留时应及时清除宫腔内容物，若患者急性感染伴高热，应先控制感染再行刮宫。感染严重经积极治疗无效时，应及时行子宫切开术。

（3）抗生素的应用：未确定病原体时应选用广谱高效抗生素，然后根据细菌培养和药敏试验结果选择抗生素种类和剂量，中毒症状严重者，短期选用肾上腺皮质激素，提高机体应激能力。

（4）血栓静脉炎的治疗：在应用大量抗生素的同时，可加用肝素钠，即150U/（kg·d）肝素加于5%葡萄糖液500ml中静脉滴注，每6小时1次，体温下降后改为每日2次，连用4~7日。用药期间注意监测凝血功能。口服双香豆素、阿司匹林等，也可用活血化瘀的中药治疗。

| 知识点6：产褥感染的护理评估 | 副高：熟练掌握　正高：熟练掌握 |

（1）健康史：评估是否有产褥感染的诱发因素，评估产妇的个人卫生习惯，询问是否有贫血、营养不良或生殖道、泌尿道感染病史，了解本次妊娠经过，是否有妊娠合并症及并发症，分娩时是否有胎膜早破、产程延长、手术助产、软产道损伤，是否有产前及产后出血史等。

（2）身体状况：评估产妇体温，产褥早期发热常见的原因是脱水，但在2~3日低热后突然出现高热，应警惕感染可能。对产后发热者，应首先考虑产褥感染，再排除引起产褥病率的其他疾病。评估产妇全身情况、子宫复旧及伤口恢复情况，是否有发热、寒战、头痛、恶心、呕吐等，评估体温、脉搏、血压，检查宫底高度、子宫软硬度、有无压痛等，观察会阴局部伤口是否有红肿、硬结及脓性分泌物，观察恶露的色、质、量、气味等。评估腹部是否有压痛、反跳痛、肌紧张等。评估下肢皮肤颜色、温度、感觉及是否有疼痛等。

（3）心理-社会状况：产妇可能因为感染，产生心理上的沮丧、烦躁及焦虑情绪，应评估产妇的心理变化及感受。

| 知识点7：产褥感染的护理诊断 | 副高：熟练掌握　正高：熟练掌握 |

（1）焦虑：与担心自身健康和母乳喂养中断有关。
（2）疼痛：与感染有关。
（3）体温过高：与感染及产后机体抵抗力下降有关。
（4）潜在并发症：感染性休克。

| 知识点8：产褥感染的护理措施 | 副高：熟练掌握　正高：熟练掌握 |

（1）一般护理：保持病室及床单位整洁，促进产妇良好休息和睡眠。指导孕妇加强营养，给予高蛋白、高热量、高维生素、易消化饮食，以增强抵抗力。鼓励产妇多饮水，保证足够液体摄入，出现不适症状，如高热、呕吐、疼痛时应对症处理。指导产妇取半卧位，有利于恶露引流及促进炎症局限于盆腔。

（2）病情观察：密切观察产妇生命体征的变化，每4小时测体温1次，评估脉搏及血压变化，询问是否有恶心、呕吐、腹胀、疼痛等状况。观察并记录恶露的色、质、量及气味，观察子宫复旧及会阴伤口情况。

（3）治疗护理：需要做脓肿引流术、清宫术、后穹隆穿刺术者应做好术前准备及术后护理，抗生素治疗时应严格按照给药时间给药，给药剂量充足，维持血液中有效浓度，达到最佳治疗效果。出现感染性休克及肾衰竭者应配合医生积极抢救。

（4）预防生殖道感染和并发症：工作人员、家属、患者均要注意手的清洁。待产或分娩时工作人员严格执行无菌操作技术，分娩时避免过多的阴道检查，以减少伤口感染。单独特殊处理被污染的物品如衣物、床单等。做好健康教育与出院指导，鼓励和帮助产妇做好会阴部护理，及时更换会阴垫，外阴伤口每天 2 次用 1∶5000 高锰酸钾温水溶液擦洗，如伤口有红肿可用红外线照射会阴部进行伤口理疗。指导患者采取半卧位或抬高床头，促进恶露流出，炎症局限，防止感染扩散。

（5）产后生殖道感染的健康教育和心理护理：由于产妇的伤口愈合不良或全身感染症状严重，影响正常的哺喂新生儿，甚至造成母婴分离，护士应向产妇讲解感染等并发症的症状、诊断、检查与治疗，以减少焦虑情绪，使其配合各项治疗与护理措施，做好治疗、休息、饮食、活动、用药的健康指导，提供产妇有效的自我护理及新生儿护理，有问题及时报告医师，告知产妇产后检查的时间和咨询电话。

知识点 9：产褥感染的健康指导　　　　　　　　副高：掌握　正高：熟练掌握

（1）孕期指导：加强孕期保健即卫生宣教，如临产前 2 个月避免性生活、盆浴，妊娠前或妊娠期间患妇科炎症者，应及时治疗，防止转为慢性。

（2）饮食护理：产褥期加强营养，给予高热量、高蛋白质、高维生素的饮食。高热期多饮水，进食易消化的流食或半流食，忌食生、冷、辣的食物。

（3）体位指导：卧床休息时应采取半卧位，能活动时经常坐起，有利于恶露排出，使炎症局限，避免感染扩散。

（4）母乳喂养指导：如有败血症、菌血症则立即停止哺乳，教会产妇排空乳房及人工喂养的方法。当体温降至 38℃ 以下，败血症、菌血症好转后则可继续哺乳。

（5）出院指导：保持居室通风良好、空气新鲜，保证足够的休息与营养。养成良好的个人卫生习惯，学会正确的乳房护理方法，保持乳腺管的通畅，以防发生乳腺炎。如有发热、腹痛、恶露异常需及时就诊。

第二节　晚期产后出血

知识点 1：晚期产后出血的概念　　　　　　　　副高：熟练掌握　正高：熟练掌握

晚期产后出血是指分娩 24 小时后，在产褥期内发生的子宫大量出血，以产后 1~2 周发病最常见，也有延至产后 6 周发病者，又称产褥期出血。严重者可致 DIC，危及生命。

知识点2：晚期产后出血的病因及发病机制　　　　　　　　　副高：熟练掌握　正高：掌握

晚期产后出血为产科较为常见的疾病，为产科的严重并发症之一，是产妇死亡的主要原因之一。其发生原因主要是胎盘、胎膜及蜕膜残留，子宫胎盘附着部位复旧不全，感染，剖宫产术后子宫切口裂开等。

（1）胎盘残留：第三产程处理不当，过早牵拉娩出胎盘，如有大块胎盘缺损或副胎盘残留在宫腔内而未能及时发现，残留的胎盘组织发生变性、坏死、机化，形成胎盘息肉。当胎盘息肉坏死脱落时，其基底部血管破裂出血。

（2）胎膜残留：亦可引起晚期产后出血，但主要表现为持续性血性恶露时间过长，大出血少见。

（3）蜕膜残留：正常蜕膜组织多于产后1周内脱落并随恶露排出。子宫畸形如双子宫、双角子宫等，蜕膜容易剥离不全而长时间残留，影响子宫复旧，容易继发子宫内膜炎，导致晚期产后出血，好发于产后2周左右。

（4）胎盘附着部位子宫复旧不全或子宫内膜修复不全：子宫胎盘附着部位血管在胎盘排出后即有血栓形成，其后血栓机化，透明样变，血管上皮增厚，管腔狭窄、堵塞。胎盘附着部位边缘的子宫内膜向内生长，底蜕膜深层的残留腺体和内膜重新生长，使子宫内膜正常修复，该过程需6~8周。如该部位发生感染，血栓脱落，血窦重新开放可以导致大出血。

（5）剖宫产术后子宫切口裂开　多见于子宫下段剖宫产横切口的两侧端。造成切口裂开的原因如下。

1）切口感染：子宫下段横切口距离阴道近，手术操作失血及术后出血，胎膜早破、产程延长等诱因引起切口及周围感染，组织坏死脱落，血管开放而大出血。切口裂开后加重感染，两者互为因果，互相影响使切口难以愈合，如无菌操作不严格更易如此。

2）切口选择不当：当切口过低时，由于接近宫颈外口，此处组织结构以结缔组织居多，愈合能力差；而切口位置过高时，位于解剖学内口处，切口上缘为宫体组织，收缩力和缩复力强，胎儿娩出后变厚变短，下缘为宫颈组织，缩复力差，薄而长，缝合时创面对合不良易导致愈合不佳。由于妊娠子宫多右旋，切开时易偏左容易损伤左侧子宫血管。

3）缝合不当：切缘对合不良，操作粗暴，活动性出血的血管缝扎不紧，尤其是切口两侧角部血管未能缝扎住导致血肿形成；缝线过松或打结过松不能有效压迫血管，缝线打结过紧将血管与组织割断，缝扎组织过多或过稀，肠线过粗及结头过多，子宫全层穿透缝合等都将影响切口愈合而导致出血。

（6）其他：产后滋养细胞肿瘤、子宫黏膜下肌瘤、子宫内膜息肉、宫腔内异物、宫颈炎症、宫颈恶性肿瘤等，均可能引起晚期产后出血。

知识点 3：晚期产后出血的临床表现　　　　　　　　副高：掌握　正高：掌握

（1）阴道出血的时间：胎盘、胎膜残留时，一般发生在产后 7~10 天；子宫胎盘部位复旧不全时，常常在产后 2~3 周；胎盘息肉所致的出血，可在产后数周甚至数月发生；剖宫产子宫下段切口裂开所致的阴道出血，大多发生在术后 2~4 周。

（2）阴道出血的形式和量：各种原因引起的晚期产后出血均无特定的出血形式和出血量。或是阴道少量持续不断流血，或是阴道突然大量出血。胎盘残留常是多次反复阴道少量出血，恶露经久不净，也可以是突然大量阴道出血。子宫胎盘附着部位复旧不全，多为突然大量出血且持续不断。胎盘息肉的阴道出血特点则是间歇出血或持续不断出血，后者更常见。子宫切口裂开的阴道出血多是突然、大量，患者可在短时间内处于出血性休克状态。

（3）贫血：阴道出血量多可造成贫血，重症可致失血性休克，甚至危及生命。

（4）感染：由于产妇抵抗力降低，极易并发感染、发热，恶露增多伴有臭味。

（5）妇科检查：子宫复旧不良，子宫大且软，宫口松弛，有时在宫颈内口处可触及残留组织。若并发感染，子宫有压痛。

知识点 4：晚期产后出血的辅助检查　　　　　　　　副高：掌握　正高：掌握

（1）一般检查：评估产后出血量，监测生命体征，观察体温变化及血压情况。

（2）实验室检查：检查产妇的血常规、白细胞计数及中性粒细胞分类情况。做细菌培养、药敏试验、宫腔分泌物培养或涂片检查，寻找致病菌，使用敏感、高效的抗生素以控制感染。

（3）超声、CT 检查：协助诊断，了解宫腔内有无残留物、子宫切口愈合情况等。

知识点 5：晚期产后出血的治疗要点　　　　　　　　副高：掌握　正高：掌握

（1）保守治疗：对于少量或中等量阴道出血者，应给予广谱抗生素、子宫收缩剂及支持疗法。

（2）刮宫：疑有胎盘、胎膜或蜕膜残留者，可在开放静脉通道、备血及准备手术的条件下刮宫，操作应轻柔，以防子宫穿孔，刮出物送病理检查。术后继续抗感染及促子宫收缩治疗。

（3）手术：若已确诊为子宫切口裂开，应尽快行剖腹探查术。若术中见子宫切缘组织坏死范围不大，炎性反应不严重，切口周围组织血供良好，可行切口扩创缝合以及子宫动脉或髂内动脉结扎止血而保留子宫；若切口周围组织坏死范围大，炎性反应严重，有盆腔严重感染或全身感染，应酌情选择低位子宫次全切除术或子宫全切除术。术后抗炎、输血、纠正休克。近年采用经皮双髂内动脉栓塞术，对晚期产后出血保守治疗无效病例显示出确切疗效。

（4）其他：若系肿瘤所致晚期产后出血，应做相应处理。

知识点6：晚期产后出血的护理评估　　副高：熟练掌握　正高：熟练掌握

（1）健康史：除收集一般病史外，特别要注意收集与产褥期出血相关的病史，如分娩方式，产后恢复情况，阴道出血的时间、出血量，恶露的性状、味道，有无血液系统疾病等。

（2）身体状况：评估出血所导致的症状和体征的严重程度。由于贫血，产妇机体免疫力下降，有可能发生失血性休克。

（3）心理-社会状况：评估患者的情绪状态，同时评估家庭支持系统是否完备。

知识点7：晚期产后出血的护理诊断　　副高：熟练掌握　正高：熟练掌握

（1）潜在并发症——出血性休克：与组织灌注改变、产后子宫继发出血有关。

（2）有感染的危险：与失血后抵抗力降低及手术操作有关。

知识点8：晚期产后出血的护理措施　　副高：熟练掌握　正高：熟练掌握

（1）预防

1）做好妊娠期保健，恰当处理好分娩过程，可明显减少晚期产后出血的发生。

2）对有产后出血史、多次人工流产史、胎盘滞留及双胎、羊水过多、产程延长者提高警惕，做好产前保健及产时、产后监护。同时将目前情况告诉产妇，以取得配合，预防晚期产后出血的发生。

3）正确处理第二、第三产程，出头娩肩应缓慢，保护好会阴，仔细检查胎盘、胎膜，如有残缺应及时取出；在无法排除胎盘残留时，以进行宫腔探查为宜。产后严密观察宫缩及阴道出血量，按压宫底促积血排出。

4）严格剖宫产指征，加强对正常生理分娩方式的宣传，减少社会因素的影响。剖宫产时做到合理选择切口，并合理缝合，术后应用抗生素。

（2）止血治疗

1）迅速建立静脉通道，采取输液、输血等一系列抗休克抢救措施。

2）为产妇提供安静的休养环境，严密观察产妇出血量、血压、脉搏、呼吸、尿量等变化，给予吸氧。

3）检查引起出血的原因，根据不同出血原因采取针对性措施。

4）预防感染，严格无菌操作，合理应用抗生素。

5）产妇休克纠正后仍应加强护理、严密观察，防止再出血发生。如需手术，做好术前、术后护理

（3）心理支持：做好产妇及家属的心理护理，解除其紧张、恐惧感。

（4）饮食指导：鼓励产妇进食营养丰富且易消化饮食，并应加强营养，注意休息，改善产妇一般状况。

知识点9：晚期产后出血的健康指导　　　　　　　副高：掌握　　正高：熟练掌握

（1）定期进行产前检查，做好妊娠期保健。

（2）培养良好的卫生习惯，保持外阴清洁，勤换会阴垫。

（3）饮食宜清淡，少量多餐，注意水和营养的补充，指导母乳喂养。

（4）告知产后子宫复旧及恶露的变化情况，发现异常需及时就诊。

（5）产褥期禁止盆浴和性生活。

第三节　产褥期抑郁症

知识点1：产褥期抑郁症的概念　　　　　　　　副高：熟练掌握　　正高：熟练掌握

产褥期抑郁症（postpartum depression，PPD）是指产妇在产褥期出现抑郁症状，是产褥期非精神病性精神综合征中最常见的一种类型。产后抑郁症的发病率国外报道为 $3.5\%\sim33.0\%$ ，国内为 $3.8\%\sim16.7\%$ 。产后抑郁症不仅影响产妇的生活质量，还影响家庭功能和产妇的亲子行为，影响婴儿认知能力和情感的发展。

知识点2：产褥期抑郁症的病因及发病机制　　　副高：熟练掌握　　正高：熟练掌握

病因不明，可能与下列因素有关。

（1）分娩因素：产妇经过分娩，机体疲惫，尤其产时、产后的并发症，难产、滞产、剖宫产等均给产妇带来紧张与恐惧、神经系统功能状态不佳，促使内分泌功能状态的不稳定。

（2）心理因素：最主要的是产妇的个性特征。敏感（神经质）、自我为中心、情绪不稳定、社交能力不良、好强求全、固执、内向性格等个性特点的人群容易发生产后心理障碍。

（3）内分泌因素：分娩后产妇体内人绒毛膜促性腺激素（hCG）、人胎盘生乳素（HPL）、孕激素、雌激素含量急剧下降，可能在产后抑郁症和精神方面起重要的作用。

（4）社会因素：孕期发生不良生活事件，如失业、夫妻分离、亲人病丧、家庭不和睦、

家庭经济条件差、居住环境低劣、缺少家庭和社会的支持与帮助，特别是缺乏来自丈夫与长辈的理解、支持与帮助等不仅是影响产后抑郁症的重要因素，而且还是影响产后抑郁恢复的重要因素。

（5）遗传因素：有精神病家族史特别是有家族抑郁症病史的产妇发病率高。

知识点 3：产褥期抑郁症的临床表现 副高：掌握 正高：掌握

产褥期抑郁症多在产后 2 周内发病，产后 4~6 周症状明显，病程可持续 3~6 个月。情感低落、思维迟缓、意志活动减退，多表现为心情压抑、悲伤、沮丧、焦虑、易激惹。注意力不集中、思维迟钝、反应缓慢、健忘。对事物缺乏兴趣、不愿与人交流、常失去生活自理及照料婴儿的能力，自责、自罪、担心自己或婴儿受到伤害，重者可有伤害婴儿或自我伤害的行为。可伴有自主神经功能紊乱症状，如食欲不振、心悸、出汗、耳鸣、头晕，还常有早醒或失眠等。

知识点 4：产褥期抑郁症的辅助检查 副高：掌握 正高：掌握

（1）爱丁堡产后抑郁量表（EPDS）：是目前多采用的筛选工具。它包括 10 项内容，4 级评分，总分≥13 分者可诊断为产后抑郁症。

（2）产后抑郁筛查量表（PDSS）：包括睡眠/饮食失调、焦虑/担心、情绪不稳定、精神错乱、丢失自我、内疚，羞耻及自杀的想法等 7 个因素，共 35 个条目，分 5 级评分，通常以总分≥60 分作为筛查产后抑郁症的临界值。

知识点 5：产褥期抑郁症的治疗要点 副高：掌握 正高：掌握

识别诱因，对症处理。

（1）心理治疗：心理治疗对产后抑郁症非常重要。心理治疗的关键是：①增强产妇的自信心，提高产妇的自我价值意识；②根据产妇的个性特征、心理状态、发病原因给予个体化的心理辅导，解除致病的心理因素。

（2）药物治疗：尽量选用不进入乳汁的抗抑郁药。常用药物有帕罗西汀、舍曲林和阿米替林。

知识点 6：产褥期抑郁症的护理评估 副高：熟练掌握 正高：熟练掌握

（1）健康史：询问有无抑郁症、精神病的个人史和家族史，有无重大精神创伤史。了解本次妊娠过程及分娩情况是否顺利、有无难产、滞产、手术产以及产时产后的并发症、婴儿健康状况、婚姻家庭关系及社会支持系统等因素并识别诱因。

（2）身体状况：观察产妇的情绪变化、食欲、睡眠、疲劳程度及集中能力。

（3）心理-社会状况：观察母婴之间接触和交流的情况，了解产妇对婴儿的喜恶程度及对分娩的体验与感受。评估产妇的人际交往能力及社会支持系统，判断病情的严重程度。

知识点7：产褥期抑郁症的护理诊断　　　　副高：熟练掌握　　正高：熟练掌握

（1）家庭运行中断：与无法承担母亲角色有关。

（2）有对自己实施暴力的危险：与产后严重的心理障碍有关。

知识点8：产褥期抑郁症的护理措施　　　　副高：熟练掌握　　正高：熟练掌握

（1）一般护理：提供温暖、舒适的环境，合理安排饮食，保证产妇的营养摄入，使产妇有良好的哺乳能力。让产妇多休息，保证产妇充足的睡眠。护理人员应鼓励或陪伴产妇在白天从事多次短暂的活动，入睡前喝热牛奶、洗热水澡等协助产妇入睡。

（2）心理护理：护理人员要具备温和、接受的态度，鼓励产妇宣泄、抒发自身的感受，耐心倾听产妇诉说的心理问题，做好心理疏通工作。同时，让家人给予更多的关心及爱护，减少或避免不良的精神刺激和压力。

（3）协助并促进产妇适应母亲角色：帮助产妇适应角色的转换，指导产妇与婴儿进行交流、接触，并鼓励多参与照顾婴儿，培养产妇的自信心。

（4）防止暴力行为发生：注意安全，谨慎地安排产妇生活和居住环境，产后抑郁症产妇的睡眠障碍主要表现为早醒，而自杀、自伤等意外事件大多发生在这时。

（5）治疗配合：遵医嘱指导产妇正确应用抗抑郁症药，并注意观察药物疗效及不良反应。重症患者需要请心理医师或精神科医师给予治疗。

（6）做好出院指导：与家庭随访工作为产妇提供心理咨询机会。

（7）提供预防措施

1）对照看产后妇女的卫生职业人员及家属加强宣传，使得产后抑郁症能够被早期识别，并得到正确治疗。

2）加强孕期保健，普及妊娠、分娩相关知识，减轻孕产妇对妊娠、分娩的紧张、恐惧心理，完善自我保健。

3）有精神疾患家族史的产妇，应定期密切观察，给予更多的关爱、指导，避免一切不良刺激。

4）更多地关心高危人群，包括不良分娩史、死胎、畸形胎儿的产妇，应向她们说明产生的原因，用友善、亲切、温和的语言鼓励产妇增加信心。

5）分娩过程中，医护人员要充满爱心和耐心，尤其对产程长、精神压力大的产妇，更需要耐心解释分娩过程。

知识点9：产褥期抑郁症的健康指导　　　　　　　　　副高：掌握　正高：熟练掌握

（1）产褥期抑郁症的发生受社会因素、心理因素及妊娠因素的影响，故应加强对孕产妇的精神关怀。

（2）利用孕妇学校等多种渠道普及有关妊娠、分娩常识，减轻孕产妇对妊娠、分娩的紧张、恐惧心理，完善自我保健。

（3）在分娩过程中运用医学心理学、社会学知识对产妇多加关心和爱护，对预防产褥期抑郁症有价值。

第十章　女性生殖系统炎症妇女的护理

第一节　概　　述

知识点 1：女性生殖系统解剖生理特点　　　　　副高：熟练掌握　正高：熟练掌握

女性生殖系统炎症是指子宫、卵巢、输卵管、盆腔腹膜、盆腔结缔组织以及外阴、阴道、宫颈的炎症，防止外界微生物污染。

知识点 2：女性生殖系统解剖生理特点　　　　　副高：熟练掌握　正高：熟练掌握

（1）外阴：外阴皮肤为鳞状上皮，抵御感染能力强。两侧大阴唇自然合拢，遮掩阴道口、尿道口，防止外界微生物污染。

（2）阴道：由于盆底肌的作用，阴道口闭合，阴道前、后壁紧贴，减少外界微生物的侵入。经产妇的阴道松弛，防御功能较差。生理情况下，阴道上皮在卵巢分泌的雌激素影响下增生变厚，增加抵抗病原体侵入的能力，同时上皮细胞中含有丰富糖原，在阴道杆菌的作用下分解为乳酸，维持阴道正常的酸性环境（pH 为 3.8~4.4），使适应于弱碱性环境中繁殖的病原体受到抑制。此外，阴道分泌物可维持巨噬细胞活性，防止细菌侵入阴道黏膜。

（3）子宫颈：子宫颈内口紧闭，宫颈管黏膜为分泌黏液的高柱状上皮所覆盖，分泌大量黏液形成胶冻状黏液栓，为上生殖道感染的机械屏障；宫颈管黏膜形成皱褶、嵴突或陷窝，从而增加黏膜表面积；黏液栓内含乳铁蛋白、溶菌酶等，可抑制细菌侵入子宫内膜。

（4）子宫内膜：育龄妇女子宫内膜周期性剥脱，是消除宫腔感染的有利条件。此外，子宫内膜分泌液也含有乳铁蛋白、溶菌酶，清除少量进入宫腔的病原体。

（5）输卵管：输卵管黏膜上皮细胞的纤毛向子宫腔方向摆动以及输卵管的蠕动，均有利于阻止病原体的侵入。输卵管分泌液与子宫内膜分泌液一样，含有乳铁蛋白、溶菌酶，清除偶尔进入输卵管的病原体。

（6）生殖道的免疫系统：生殖道黏膜如宫颈和子宫聚集有不同数量的淋巴组织及散在的淋巴细胞，包括 T 细胞、B 细胞。此外，中性粒细胞、巨噬细胞、补体以及一些细胞因子均在局部有重要的免疫功能，发挥抗感染作用。

虽然女性生殖系统在解剖、生理方面具有较强的自然防御功能，但是由于外阴前与尿道毗邻，后与肛门邻近，易受污染；外阴与阴道又是性交、分娩及各种宫腔操作的必经之道，容易受到损伤及各种外界病原体的感染。此外，妇女在特殊生理时期如月经期、妊娠期、分娩期和产褥期，防御功能受到破坏，机体免疫功能下降，病原体容易侵入生殖道造成炎症。

知识点3：引起生殖系统炎症的病原体　　　　副高：熟练掌握　正高：熟练掌握

（1）细菌大多为化脓菌如葡萄球菌、链球菌、大肠埃希菌、厌氧菌、变形杆菌、淋病奈瑟菌、结核杆菌等。

葡萄球菌为革兰阳性球菌，是产后、手术后生殖器炎症及伤口感染常见的病原菌，金黄色葡萄球菌致病力最强。革兰阳性链球菌的种类很多，乙型溶血性链球菌的致病力强，使感染扩散，并引起败血症。大肠埃希菌为革兰阴性杆菌，是肠道及阴道的正常寄生菌，一般不致病，但当机体极度衰弱时可引起严重感染，甚至产生内毒素。厌氧菌主要有革兰阴性脆弱类杆菌及革兰阳性消化链球菌、消化球菌等，脆弱类杆菌致病力最强，感染的特点是容易形成盆腔脓肿、感染性血栓性静脉炎，脓液有粪臭并有气泡。消化链球菌和消化球菌多见于产褥感染、感染性流产、输卵管炎。

（2）原虫以阴道毛滴虫最为多见，其次为阿米巴原虫。

（3）真菌以假丝酵母菌为主。

（4）病毒以疱疹病毒、人乳头瘤病毒为多见。

（5）螺旋体多见苍白密螺旋体。

（6）衣原体常见为沙眼衣原体，感染症状不明显，但常导致严重的输卵管黏膜结构及功能破坏，并可引起盆腔广泛粘连。

（7）支原体是正常阴道菌群的一种，在一定条件下可引起生殖道炎症，包括有人型支原体、生殖支原体以及解脲支原体。

知识点4：生殖系统炎症的临床表现　　　　　　　　副高：掌握　正高：掌握

（1）阴道分泌物增多：阴道分泌物是由阴道黏膜渗出物、宫颈管及子宫内膜腺体分泌物等混合而成，其形成与雌激素的作用有关。正常白带呈白色稀糊状或蛋清样，高度黏稠，无腥臭味，量少，对妇女健康无不良影响，称为生理性阴道分泌物。但若生殖道出现炎症，特别是阴道炎和宫颈炎时，白带量显著增多，有臭味，且性状亦有改变，称为病理性阴道分泌物。

（2）外阴不适：外阴受到阴道分泌物的刺激，若不注意皮肤清洁可引起瘙痒、疼痛、烧灼感。

（3）不孕：黏稠性阴道分泌物不利于精子穿过，或慢性炎症导致盆腔瘀血，可造成不孕。

知识点5：生殖系统炎症的辅助检查　　　　　　　　副高：掌握　正高：掌握

（1）妇科检查

1）外阴：检查局部充血、肿胀、糜烂、溃疡、皮肤增厚或粗糙情况，有无抓痕，压痛情况。阴蒂、大小阴唇、肛门周围、尿道口、阴道口等部位有无乳头状疣、丘疹或斑疹。

2）阴道：观察阴道黏膜炎性改变情况，阴道后穹隆分泌物量及性状。

3）宫颈：观察宫颈充血、水肿、糜烂、肥大的程度，有无息肉、裂伤、外翻及宫颈腺囊肿、宫颈举痛情况。

4）子宫：双合诊和三合诊检查宫体大小、位置、质地、活动及压痛情况。

5）附件：检查有无肿块、增粗、压痛。如扪及肿块，记录其位置、大小、质地、表面光滑与否、活动度、有无压痛、与子宫及盆壁关系。左右两侧情况应分别记录。

（2）实验室检查

1）阴道分泌物检查：在阴道分泌物中寻找病原体如滴虫、假丝酵母菌、细菌（包括淋菌）、支原体、衣原体，必要时可做培养。检测滴虫的最简便方法是0.9%氯化钠溶液湿片法。假丝酵母菌可用0.9%氯化钠溶液湿片法或10%氢氧化钾溶液湿片法或革兰染色检查分泌物中的芽生孢子和假菌丝。检测淋病奈瑟菌常用的方法有：①分泌物涂片革兰染色，查找中性粒细胞内有无革兰阴性双球菌；②淋病奈瑟菌培养，为诊断淋病的金标准方法；③核酸检测，包括核酸杂交及核酸扩增，尤其核酸扩增方法诊断淋病奈瑟菌感染的敏感性及特异性高。检测沙眼衣原体常用的方法有：①衣原体培养，因其方法复杂，临床少用；②酶联免疫吸附试验检测沙眼衣原体抗原，为临床常用的方法；③核酸检测，包括核酸杂交及核酸扩增，尤其是核酸扩增方法为检测衣原体感染敏感、特异的方法。病原体检测应做好质量控制，避免污染。

2）宫颈刮片或分段诊刮术：对有血性白带者，应与子宫恶性肿瘤相鉴别，需常规做宫颈刮片，必要时行分段诊刮术。

3）阴道镜检查：此项检查对发现宫颈病变有帮助。阴道镜分为光学阴道镜和电子阴道镜两种。

4）聚合酶链反应（PCR）：PCR方法简便、快速、灵敏度高，特异性强，可检测、确诊人乳头瘤病毒感染、淋病奈瑟菌感染等。

5）局部组织活检：活体组织检查可明确诊断。如尖锐湿疣患者进行外阴活组织检查。

6）腹腔镜：能直接观察到子宫、输卵管浆膜面，并可取腹腔液行细菌培养，或能在病变处做活组织检查。此项检查应避免损伤肠道。

7）B型超声：以了解子宫、附件情况。

知识点6：生殖系统炎症的治疗要点　　　　　　　　　副高：掌握　正高：掌握

（1）加强预防：注意个人卫生，经常更换内裤，穿纯棉内裤，保持外阴清洁、干燥。增加营养，增强体质，提高机体抵抗力，并避免治疗不彻底和重复感染的可能。定期进行妇科检查，及早发现炎症并积极治疗。

（2）控制炎症：针对病原体选用敏感的抗生素进行治疗，要求及时、足量、规范、彻底、有效地使用。抗生素可经全身或局部使用，必要时加用辅助药物以提高疗效。

（3）病因治疗：积极寻找病因，针对病因进行治疗或手术修补。

（4）局部治疗：可采用药物局部热敷、坐浴、冲洗或熏洗，或用抗生素软膏局部涂抹，每日1~2次。

（5）物理或手术治疗物理治疗：有微波、短波、超短波、激光、冷冻、离子透入（可加入各种药物）等，可以促进局部血液循环，改善组织营养状态，提高新陈代谢，以利炎症吸收和消退。手术治疗可根据情况选择经阴道、经腹部手术或腹腔镜手术，手术以彻底治愈为原则，避免遗留病灶有再复发的机会。

（6）中药治疗：根据具体情况选用清热解毒、清热利湿或活血化瘀的中药。

知识点7：生殖系统炎症的护理评估　　　　　　副高：熟练掌握　　正高：熟练掌握

（1）健康史：询问患者的年龄、月经史、婚育史、哺乳史、生殖系统手术史、性生活史、肺结核病史及糖尿病病史，了解有无吸毒史、输血史，有无接受大剂量雌激素治疗或长期应用抗生素治疗史；宫腔内手术操作后、产后、流产后有无感染史，采用的避孕或节育措施，个人卫生及月经期卫生保健情况；发病后有无发热、寒战、腹痛、阴道分泌物增多、阴道分泌物颜色和性质改变，有无排尿、排便改变；外阴有无痒、痛、肿胀、灼热感等，此次疾病的治疗经过和效果，识别发病的可能诱因。

（2）身体状况

1）外阴：询问外阴皮肤瘙痒、疼痛、烧灼等主观感觉，及其与活动、性交、排尿、排便的关系。

2）阴道分泌物：正常阴道分泌物呈白色稀糊状或蛋清样，高度黏稠，无腥臭味，量少，不引起外阴刺激症状，对健康无不良影响。生殖系统炎症患者阴道分泌物量往往增多，性状发生改变。护理人员应询问患者阴道分泌物的量、性状、气味。炎症患者常常伴随的阴道分泌物性状可有黏液脓性、稀薄泡沫状、稠厚凝乳状、血性等类型。

3）阴道出血：除正常月经外，妇女生殖道任何部位，包括宫体、宫颈、阴道、处女膜、阴道前庭和外阴均可发生异常出血。护理人员应评估患者的出血部位、出血量、出血时间（经间、经前、经后、性交后、停经后或绝经后）、伴随症状。外阴溃疡、阴道炎、宫颈炎、宫颈息肉、子宫内膜炎等均可引起阴道出血。

4）炎症扩散症状：当炎症扩散到盆腔时，可有腰骶部疼痛、盆腔部下坠痛，常在劳累、性交后及月经前后加剧。若有腹膜炎则出现消化系统症状如恶心、呕吐、腹胀、腹泻等；若有脓肿形成，则有下腹包块及局部压迫刺激症状。

5）不孕：由于炎性分泌物不利于精子通过，或输卵管粘连堵塞、蠕动受限等，常常导致不孕。

6）全身症状：精神不振、食欲减退、体重下降、乏力、头痛、四肢疼痛等。

7）心理反应：通过与患者接触、交谈，观察其行为变化，以了解患者情绪、心理状态的改变。多数患者在出现典型的临床症状后，出于无奈被迫就医。有些未婚或未育女性，常因害羞、恐惧、担心遭人耻笑和遗弃等原因未及时就诊，或自行寻找非正规医疗相关机构处理，以致延误病情，给治疗和护理带来了一定的困难。

（3）心理-社会状况：结合病史，通过询问和观察，评估患者的症状和出现症状后相应的心理反应。

知识点 8：生殖系统炎症的护理诊断　　　　副高：熟练掌握　　正高：熟练掌握

（1）组织完整性受损：与炎性分泌物刺激引起局部瘙痒有关。

（2）焦虑：与治疗效果不佳有关。

（3）知识缺乏：缺乏外阴清洁知识和预防炎症发生的知识。

知识点 9：生殖系统炎症的护理措施　　　　副高：熟练掌握　　正高：熟练掌握

（1）一般护理：嘱患者多休息，避免劳累，急性炎症期如急性盆腔炎时应卧床休息。指导患者增加营养，进食高热量、高蛋白、高维生素饮食。发热时多饮水。

（2）缓解症状，促进舒适：指导患者定时更换消毒会阴垫，便后冲洗及会阴擦洗时遵循由前向后、从尿道到阴道，最后达肛门的原则，以保持会阴部清洁。炎症急性期，患者宜采取半卧位，以利于分泌物积聚于子宫直肠陷窝而使炎症引流或局限。为发热患者做好物理降温并及时为其更换衣服、床单。疼痛症状明显者，按照医嘱给予镇痛剂。局部奇痒难忍时，酌情给予止痒药膏，并嘱咐患者避免搔抓。

（3）执行医嘱，治疗配合：评估患者对诊疗方案的了解程度及执行能力后，帮助护理对象接受妇科诊疗时的体位、方法及各种治疗措施，护士应尽可能陪伴患者并为其提供有助于保护隐私的环境，解除患者不安、恐惧的情绪。执行医嘱时应尽量使用通俗易懂的语言与患者及家属沟通，认真回答其问题，准确执行医嘱。及时、正确收集各种送检标本，协助医师完成诊疗过程。

（4）心理护理，精神支持：由于炎症部位处于患者的隐私处，患者往往有害羞心理，不愿及时就医，护理人员应耐心向患者进行解释，告知及时就医的重要性，并鼓励坚持治疗和随访。对待慢性病患者要及时了解其心理问题，尊重患者，耐心倾听其诉说，主动向患者解释各种诊疗的目的、作用、方法、不良反应和注意事项，与患者及家属共同讨论治疗、护理方案，减轻患者的恐惧和焦虑，争取家人的理解和支持，必要时提供直接帮助。

（5）病情观察，做好记录：巡视患者过程中，认真对待患者的主诉，注意观察生命体征、分泌物的量和性状、用药反应等客观情况，详细记录，如有异常情况及时与医师取得联系。

知识点 10：生殖系统炎症的健康指导　　　　副高：掌握　　正高：熟练掌握

（1）卫生宣教：指导妇女穿用棉织品内裤，以减少局部刺激。告知治疗期间勿去公共浴池、游泳池，浴盆、浴巾等用具应消毒，并禁止性生活。注意经期、孕期、分娩期和产褥期的卫生。

（2）普查普治：积极开展普查普治，指导护理对象定期进行妇科检查，及早发现异常，并积极治疗。

（3）指导用药：患生殖器炎症者常需局部用药，要耐心教会患者自己用药的方法及注意点，在为患者示教会阴区的清洁、用药方法后，请患者反示教至确定其能正确操作为止。此外，向患者讲解有关药物的作用、不良反应，使患者明确各种不同剂型药物的用药途径，以保证疗程和疗效。

（4）传授知识：向患者及家属讲解常见妇科炎症的病因、诱发因素、预防措施，并与患者及家人共同讨论适用于个人、家庭的防治措施，并鼓励其使用。

（5）信息告知：向患者及家属告知相关诊断检查可能出现的不适。如腹腔镜检查术后出现上腹部不适及肩痛，是 CO_2 对膈肌刺激所致，术后数日内可自然消失。

第二节 外阴部炎症

一、非特异性外阴炎

知识点1：非特异性外阴炎的概念	副高：熟练掌握 正高：熟练掌握

非特异性外阴炎主要指外阴部的皮肤与黏膜的炎症。由于外阴部暴露于外，又与尿道、肛门、阴道邻近，与外界接触较多，因此外阴易发生炎症，其中以大、小阴唇最为多见。

知识点2：非特异性外阴炎的病因及发病机制	副高：熟练掌握 正高：熟练掌握

若不注意皮肤清洁，阴道分泌物、月经血、产后恶露、尿液、粪便等刺激均可引起外阴不同程度的炎症。其次如尿瘘患者的尿液、粪瘘患者的粪便、糖尿病患者糖尿的长期浸渍等。此外，穿紧身化纤内裤，月经垫通透性差，局部经常潮湿等均可引起外阴部的炎症。

知识点3：非特异性外阴炎的临床表现	副高：掌握 正高：掌握

（1）症状：外阴皮肤和黏膜瘙痒、疼痛、烧灼感，于活动、性交、排尿及排便时加重。

（2）体征：外阴充血、肿胀、糜烂，常有抓痕，严重者形成溃疡或湿疹；慢性炎症可使皮肤增厚、粗糙、皲裂，甚至出现苔藓样变。

知识点 4：非特异性外阴炎的辅助检查　　　　副高：掌握　正高：掌握

（1）阴道分泌物检查，在阴道分泌物中找病原体，必要时做细菌培养。

（2）必要时检查血糖，以及除外蛲虫病。

知识点 5：非特异性外阴炎的治疗要点　　　　副高：掌握　正高：掌握

治疗要点包括病因治疗和局部治疗。积极寻找病因并处理，因糖尿病的尿液刺激引起的外阴炎应治疗糖尿病；由尿瘘、粪瘘引起的外阴炎则应及时修补漏孔。

知识点 6：非特异性外阴炎的护理评估　　　　副高：熟练掌握　正高：熟练掌握

（1）健康史：询问患者的一般情况、月经史、婚育史、性生活史及糖尿病病史，了解有无吸毒史、有无大剂量雌激素治疗史或长期应用抗生素治疗史。询问患者个人卫生及月经期卫生保健情况等。

（2）身体状况：了解患者的外阴、阴道分泌物、阴道出血、炎症扩散症状、不孕、全身症状。

（3）心理–社会状况：了解患者因病产生的心理反应。

知识点 7：非特异性外阴炎的护理诊断　　　　副高：熟练掌握　正高：熟练掌握

（1）组织完整性受损：与炎性分泌物刺激有关。

（2）焦虑：与治疗效果不佳有关。

（3）知识缺乏：缺乏外阴清洁知识。

知识点 8：非特异性外阴炎的护理措施　　　　副高：熟练掌握　正高：熟练掌握

教会患者坐浴的方法，包括浴液的配制、温度、坐浴的时间及注意事项。取高锰酸钾结晶加温开水配成 1:5000 约 40℃溶液，肉眼观为淡玫瑰红色。通常使用 1:5000 的高锰酸钾溶液坐浴，每日 2 次，每次 15~30 分钟，5~10 次为一疗程；坐浴后涂抗生素软膏或紫草油。急性期患者还可选用微波或红外线进行局部物理治疗。注意提醒患者正确配制溶液，浓度不宜过大，以免灼伤皮肤。坐浴时要使会阴部浸没于溶液中，月经期停止坐浴。

知识点9：非特异性外阴炎的健康指导 　　副高：掌握　正高：熟练掌握

指导护理对象注意个人卫生，保持外阴清洁、干燥，穿纯棉内裤并经常更换，做好经期、孕期、分娩期及产褥期卫生。勿饮酒，少进辛辣食物。局部严禁搔抓，勿用刺激性药物或肥皂擦洗。外阴溃破者要预防继发感染，使用柔软无菌会阴垫，减少摩擦和混合感染的机会。

二、前庭大腺炎

知识点1：前庭大腺炎的概念 　　副高：熟练掌握　正高：熟练掌握

病原体侵入前庭大腺引起炎症，称为前庭大腺炎。前庭大腺位于两侧大阴唇后1/3深部，腺管开口于处女膜与小阴唇之间，在性交、分娩等情况污染外阴部时易发生炎症。前庭大腺炎包括前庭大腺脓肿和前庭大腺囊肿，急性炎症发作时，病原体首先侵犯腺管，腺管口因炎症肿胀阻塞，渗出液不能外流、积存形成前庭大腺脓肿；当急性炎症消退后，腺管口粘连闭塞，分泌物不能排出，脓液逐渐转为清液形成前庭大腺囊肿。本病育龄女性多见，婴幼儿及绝经后女性少见。

知识点2：前庭大腺炎的病因及发病机制 　　副高：熟练掌握　正高：熟练掌握

（1）病原体：常为葡萄球菌、大肠埃希菌、链球菌、肠球菌、淋病奈瑟菌及厌氧菌的混合感染。

（2）急性炎症发作时细菌先侵犯腺管，管口因炎症肿胀阻塞，渗出物不能外流，积存而形成脓肿。

（3）急性炎症消退后腺管口粘连闭塞，分泌物不能排出，脓液逐渐转为清液而形成前庭大腺囊肿。

知识点3：前庭大腺炎的临床表现 　　副高：掌握　正高：掌握

炎症多发生于一侧，初起时局部肿胀、疼痛、灼烧感，行走不便，有时致大小便困难，部分患者出现发热等全身症状。检查见局部皮肤红肿、发热、压痛明显，患侧前庭大腺开口处有时可见白色小点，当脓肿形成时，疼痛加剧，脓肿呈鸡蛋大小肿块，直径达3~6cm，局部可触及波动感，表面皮肤发红、变薄。脓肿自行破溃，若破孔大，可自行引流，炎症较快消退而痊愈；若破孔小，引流不畅，则炎症持续不消退，并可反复急性发作。

知识点4：前庭大腺炎的辅助检查　　　　　　　副高：掌握　　正高：掌握

（1）局部穿刺检查：可鉴别脓肿与囊肿。

（2）病理检查：明确肿物性质。

知识点5：前庭大腺炎的治疗要点　　　　　　　副高：掌握　　正高：掌握

（1）急性期处理

1）卧床休息，保持局部清洁。

2）根据病原体选用有效抗生素。

（2）中药治疗：选用清热、解毒的中药，如蒲公英、金银花、连翘等局部热敷或坐浴。

（3）手术治疗：脓肿形成后可切开引流并做造口术，但切口闭合后，仍可形成囊肿或反复感染。

知识点6：前庭大腺炎的护理评估　　　　　　　副高：熟练掌握　　正高：熟练掌握

（1）健康史：了解患者有无不良卫生习惯，既往有无患前庭大腺炎或外阴阴道炎等病史，既往婚育史、月经史。

（2）身体状况：评估患者有无局部肿胀、疼痛、灼热感、行走不便、是否伴有发热、周身不适、乏力等，有无性交不适或外阴坠胀感。查体有无局部红肿、压痛及腹股沟淋巴结肿大；有无脓肿或囊肿形成。

（3）心理-社会状况：评估患者有无因炎症反复发作影响生活，家人的支持程度，患者及家属对该疾病的认识及应对情况。

知识点7：前庭大腺炎的护理诊断　　　　　　　副高：熟练掌握　　正高：熟练掌握

（1）疼痛：与局部炎症刺激有关。

（2）体温过高：与炎症有关。

（3）有皮肤完整性受损的危险：与手术或脓肿自溃有关。

知识点8：前庭大腺炎的护理措施　　　　　　　副高：熟练掌握　　正高：熟练掌握

（1）一般护理

1）急性期卧床休息，避免劳累。

2）保持外阴清洁、干燥，勤换内裤。

3）症状护理：①按医嘱给予抗生素并观察疗效；②教给患者非药物镇痛的方法，必要时按医嘱给予镇痛药；③局部热敷或坐浴；④禁止挠抓、热水烫洗及涂刺激性药物。

（2）手术护理

1）术前护理：①告知手术的目的、意义及注意事项；②认真评估患者的心理状态，给予相应的心理护理；③坐浴，清洗外阴，做好手术区皮肤准备。

2）术后护理：①卧床休息；②密切观察术后伤口有无出血；③用消毒棉球擦洗外阴，每日2次；伤口愈合后，行坐浴，每日2次。

（3）心理护理 解释疾病的原因及预防措施，减少患者的羞耻感及焦虑。理解患者急切的求医心理，耐心解答患者的疑问。

知识点9：前庭大腺炎的健康指导 副高：掌握 正高：熟练掌握

（1）向患者讲解疾病的病因。
（2）告知坐浴液的配制、温度，坐浴的时间及注意事项。
（3）经期、孕期及产褥期的卫生宣教。
（4）告知患者术后1个月返院复查。

三、前庭大腺囊肿

知识点1：前庭大腺囊肿的概念 副高：熟练掌握 正高：熟练掌握

前庭大腺囊肿是因前庭大腺腺管开口部阻塞、分泌物积聚于腺腔而形成。

知识点2：前庭大腺囊肿的病因及发病机制 副高：熟练掌握 正高：熟练掌握

引起前庭大腺管阻塞的原因如下。

（1）前庭大腺脓肿消退后，腺管口粘连闭塞，腺管阻塞，分泌物不能排出，脓液吸收后由黏液分泌物所代替。

（2）先天性腺管狭窄或腺腔内黏液浓稠分泌物排出不畅，导致囊肿形成。前庭大腺囊肿可继发感染，形成脓肿并反复发作。

（3）前庭大腺管损伤，如分娩时会阴与阴道裂伤后瘢痕阻塞腺管口，或会阴后侧切开术损伤腺管。

知识点3：前庭大腺囊肿的临床表现 副高：掌握 正高：掌握

前庭大腺囊肿多由小逐渐增大，囊肿多为单侧，也可为双侧。若囊肿小且无感染，患者可无自觉症状，往往于妇科检查时被发现；若囊肿大，可有外阴坠胀感或性交不适。检查见囊肿多呈椭圆形，大小不等，位于外阴部后下方，可向大阴唇外侧突起。

知识点4：前庭大腺囊肿的辅助检查　　　　　　　副高：掌握　正高：掌握

参见"前庭大腺炎的辅助检查"。

知识点5：前庭大腺囊肿的治疗要点　　　　　　　副高：掌握　正高：掌握

行前庭大腺囊肿造口术取代以前的囊肿剥出术，造口术方法简单、损伤小，术后还能保留腺体功能。手术方法还可采用CO_2激光或微波行囊肿造口术，效果良好，方法简单，且损伤小。

知识点6：前庭大腺囊肿的护理评估　　　　　　　副高：熟练掌握　正高：熟练掌握

参见"前庭大腺炎的护理评估"。

知识点7：前庭大腺囊肿的护理诊断　　　　　　　副高：熟练掌握　正高：熟练掌握

参见"前庭大腺炎的护理诊断"。

知识点8：前庭大腺囊肿的护理措施　　　　　　　副高：熟练掌握　正高：熟练掌握

参见"前庭大腺炎的护理措施"。

知识点9：前庭大腺囊肿的健康指导　　　　　　　副高：掌握　正高：熟练掌握

参见"前庭大腺炎的健康指导"。

第三节　阴道炎症

一、滴虫性阴道炎

知识点1：滴虫性阴道炎的概念　　　　　　　副高：熟练掌握　正高：熟练掌握

滴虫性阴道炎是由阴道毛滴虫引起的常见阴道炎。

知识点2：滴虫性阴道炎的病因及发病机制　　　副高：熟练掌握　正高：熟练掌握

滴虫滋养体生命力顽强，能在3~5℃环境中生存21天，在46℃环境中生存20~60分钟，在半干燥环境中大约生存10小时，在pH<5.0或pH>7.5的环境中则不生长。滴虫性阴道炎患者的阴道pH通常在5.0~6.5，多数>6.0。月经前后阴道pH发生变化，经期后接近中性，因此隐藏在腺体阴道皱襞中的滴虫于月经前后常得以繁殖，引起炎症的发作。其次，妊娠期、产后等阴道环境改变，适于滴虫生长繁殖而发生滴虫性阴道炎。滴虫不但寄生于阴道，还侵入尿道或尿道旁腺，甚至膀胱、肾盂及男性的包皮皱褶、尿道或前列腺中。

知识点3：滴虫性阴道炎的临床表现　　　　　　　副高：掌握　正高：掌握

潜伏期4~28日，25%~50%的患者感染初期无症状，典型症状是稀薄的泡沫状阴道分泌物增多及外阴瘙痒。分泌物可呈脓性、黄绿色，有臭味。分泌物呈脓性是因分泌物中含有白细胞，若合并其他感染则呈黄绿色；呈泡沫状、有臭味是因滴虫无氧酵解糖类，产生腐臭气体。瘙痒部位主要为阴道口及外阴，间或有灼热、疼痛、性交痛等。若尿道口有感染，可有尿频、尿痛，有时可见血尿。阴道毛滴虫能吞噬精子，并能阻碍乳酸生成，影响精子在阴道内存活，可致不孕。妇科检查时见患者阴道黏膜充血，严重者有散在出血斑点，甚至宫颈有出血斑点，形成"草莓样"宫颈，后穹隆有多量白带，呈灰黄色、黄白色稀薄液体或黄绿色脓性分泌物，常呈泡沫状。少数患者阴道内有滴虫存在而无炎症反应，阴道黏膜无异常，称为带虫者。

知识点4：滴虫性阴道炎的辅助检查　　　　　　　副高：掌握　正高：掌握

在阴道分泌物中寻找病原体，滴虫阴道炎分泌物涂片镜检可见滴虫；外阴阴道假丝酵母菌病阴道分泌物涂片镜检可见假丝酵母菌的芽生孢子或假菌丝；萎缩性阴道炎阴道分泌物镜检可见大量基底层细胞及白细胞。

知识点5：滴虫性阴道炎的治疗要点　　　　　　　副高：掌握　正高：掌握

切断传染途径，杀灭阴道毛滴虫，恢复阴道正常pH，保持阴道自净功能。

（1）全身用药：甲硝唑400mg，每日2次，7日为一疗程；初期患者单次口服甲硝唑2g或替硝唑2g，可收到同样效果。口服吸收好，疗效高，治愈率为90%~95%，药物毒性小，应用方便。性伴侣应同时治疗。孕早期及哺乳期妇女慎用。

（2）局部用药：不能耐受口服药物或不适宜全身用药者可以局部单独给药，也可全身及局部联合用药，以联合用药效果佳。甲硝唑阴道泡腾片200mg每晚塞入阴道1次，7天为一疗程。

知识点 6：滴虫性阴道炎的护理评估　　　　　　　副高：熟练掌握　正高：熟练掌握

（1）健康史：询问患者的年龄、发病可能的诱因，追问月经史、婚育史、哺乳史、糖尿病史及肺结核史，有无接受大剂量雌激素治疗或长期应用抗生素治疗病史。

（2）身体状况：询问外阴皮肤瘙痒、疼痛、烧灼等主观感觉，及其与活动、性交、排尿、排便的关系；询问患者白带的量、性状、气味；评估患者的阴道出血量、出血时间、伴随症状；当炎症扩散至盆腔时，可有腰骶部疼痛，盆腔部下坠痛；如果有腹膜炎，则出现消化系统症状；如果有脓肿形成，则有下腹包块及局部压迫刺激症状。

（3）心理-社会状况：通过与患者接触、交谈、观察其行为变化，以了解患者情绪、心理状态的改变。

知识点 7：滴虫性阴道炎的护理诊断　　　　　　　副高：熟练掌握　正高：熟练掌握

（1）组织完整性受损：与阴道炎症及瘙痒有关。

（2）舒适的改变：与患者外阴和阴道瘙痒、疼痛，分泌物增多有关。

（3）知识缺乏：缺乏预防、治疗滴虫阴道炎的知识。

知识点 8：滴虫性阴道炎的护理措施　　　　　　　副高：熟练掌握　正高：熟练掌握

（1）指导患者自我护理：注意个人卫生，保持外阴部清洁、干燥，尽量避免搔抓外阴部致皮肤破损。治疗期间禁止性生活、勤换内裤。内裤、坐浴及洗涤用物应煮沸消毒 5~10 分钟以消灭病原体，避免交叉和重复感染的机会。

（2）指导患者配合检查：做分泌物培养之前，告知患者取分泌物前 24~48 小时避免性交、阴道灌洗或局部用药。分泌物取出后应及时送检并注意保暖，否则滴虫活动力减弱，造成辨认困难。

（3）告知全身用药注意事项：甲硝唑口服后偶见胃肠道反应，如食欲减退、恶心、呕吐。此外，偶见头痛、皮疹、白细胞减少等，一旦发现应报告医师并停药。甲硝唑用药期间及停药 24 小时内、替硝唑用药期间及停药 72 小时内禁止饮酒，由于甲硝唑抑制乙醇在体内氧化而产生有毒的中间代谢产物，故用药期间应禁酒。甲硝唑可透过胎盘到达胎儿体内，亦可从乳汁中排泄，故孕 20 周前禁用，哺乳期不宜用药。

（4）指导患者正确阴道用药：告知患者各种剂型的阴道用药方法，酸性药液冲洗阴道后再塞药的原则。在月经期间暂停坐浴、阴道冲洗及阴道用药。

（5）强调治愈标准及随访：滴虫阴道炎常于月经后复发，故治疗后检查滴虫阴性时，仍应每次月经后复查阴道分泌物，若经 3 次检查均阴性，方可称为治愈。

（6）解释坚持治疗的重要性：向患者解释坚持按照医嘱正规治疗的重要性。治疗后检查滴虫阴性时，仍应于下次月经后继续治疗一疗程，以巩固疗效。

（7）要求性伴侣同时治疗：滴虫阴道炎主要由性行为传播，性伴侣应同时进行治疗，治疗期间禁止性交。

（8）随访治疗失败者：治疗后无症状者不需随访。对甲硝唑 2g 单次口服，治疗失败且排除再次感染者，按医嘱增加甲硝唑疗程及剂量仍有效。若为初次治疗失败，可重复应用甲硝唑 400mg，每日 2 次，连服 7 日；或替硝唑 2g，单次口服。若治疗仍失败，给予甲硝唑 2g，每日 1 次，连服 5 日或替硝唑 2g，每日 1 次，连服 5 日。

（9）说明妊娠期治疗中的注意事项：妊娠期是否用甲硝唑治疗目前尚有争议。美国疾病控制中心推荐甲硝唑 2g，单次口服，但用药前最好取得患者知情同意。

知识点 9：滴虫性阴道炎的健康指导　　　　副高：掌握　　正高：熟练掌握

嘱患者保持外阴清洁、干燥，用物煮沸消毒。治愈前避免去游泳池、浴池，治疗期间避免性生活。夫妻双方同时治疗，切断直接传播途径，治疗后应在每次月经干净后复查 1 次，连续 3 个月经周期均是阴性视为治愈。

二、外阴阴道假丝酵母菌病

知识点 1：外阴阴道假丝酵母菌病的概念　　　　副高：熟练掌握　　正高：熟练掌握

外阴阴道假丝酵母菌病（vulvovaginal candidiasis，VVC）是由假丝酵母菌引起的常见外阴阴道炎症。

知识点 2：外阴阴道假丝酵母菌病的病因及发病机制　　　　副高：熟练掌握　　正高：熟练掌握

（1）外阴阴道假丝酵母菌病 80%~90% 的病原体为白假丝酵母菌，10%~20% 为非白假丝酵母菌（光滑假丝酵母菌、近平滑假丝酵母菌、热带假丝酵母菌等）引起。酸性环境适宜假丝酵母菌生长，假丝酵母菌感染的患者阴道 pH 多在 4.0~4.7，通常 <4.5。假丝酵母菌对热的抵抗力不强，加热至 60℃ 后 1 小时即可死亡，但对于干燥、日光、紫外线及化学制剂等抵抗力较强。

（2）白假丝酵母菌为条件致病菌，10%~20% 非孕妇及 30% 孕妇阴道中有此菌寄生，但菌量极少，呈酵母相，并不引起症状。只有在全身及阴道局部细胞免疫能力下降、假丝酵母菌大量繁殖并转变为菌丝相才出现症状。常见发病诱因有以下几点。

1）长期应用抗生素，抑制了乳杆菌生长，有利于假丝酵母菌繁殖。

2）妊娠及糖尿病者，机体免疫力下降，性激素水平高，阴道组织内糖原增加，酸度增加，有利于假丝酵母菌生长。

3）大量应用免疫抑制剂如皮质类固醇激素或患有免疫缺陷综合征，使机体的抵抗力降低。

4）其他诱因有胃肠道假丝酵母菌、应用含高剂量雌激素的避孕药、穿紧身化纤内裤、肥胖等，可使会阴局部的温度及湿度增加，假丝酵母菌易于繁殖引起感染。

知识点 3：外阴阴道假丝酵母菌病的临床表现　　　　副高：掌握　正高：掌握

主要为外阴瘙痒、灼痛、性交痛以及尿痛，部分患者阴道分泌物增多。尿痛特点是排尿时尿液刺激水肿的外阴及前庭导致疼痛。阴道分泌物由脱落上皮细胞和菌丝体、酵母菌和假丝菌组成，其特征是白色稠厚呈凝乳或豆腐渣样。妇科检查可见外阴红斑、水肿，常伴有皮肤抓痕，严重者可见皮肤皲裂、表皮脱落。阴道黏膜红肿，小阴唇内侧及阴道黏膜附有白色膜状物，擦除后露出红肿黏膜面，急性期还可见到糜烂及浅表溃疡。目前根据其流行情况、临床表现、微生物学、宿主情况而分为单纯性外阴阴道假丝酵母菌病和复杂性外阴阴道假丝酵母菌病。

知识点 4：外阴阴道假丝酵母菌病的治疗要点　　　　副高：掌握　正高：掌握

消除诱因，根据患者具体情况选择局部或全身用药。

（1）消除诱因：积极治疗糖尿病，及时停用广谱抗生素、雌激素及皮质类固醇激素。

（2）局部用药：单纯性 VVC 主要以局部短程抗真菌药物为主，唑类药物效高于制霉菌素。可选用下列药物放于阴道内。

1）咪康唑栓剂：每晚 1 粒（200mg）连用 7 日；或每晚 1 粒（400mg），连用 3 日；或 1 粒（1200mg），单次用药。

2）克霉剂：每晚 1 粒（150mg），塞入阴道深部，连用 7 日；或每日早、晚各 1 粒（150mg），连用 3 日；或 1 粒（500mg），单次用药。

3）制霉菌素栓剂：每晚 1 粒（10 万 U），连用 10~14 日。复杂性 VVC 患者局部用药需要适当延长为 7~14 日。

（3）全身用药：若不能耐受局部用药者、未婚妇女及不愿采用局部用药者，可选用口服药物。单纯性 VVC 患者也可全身用药，全身用药与局部用药的疗效相似，治愈率 80%~90%。常用药物有：氟康唑、伊曲康唑、酮康唑等。复杂性 VVC 患者口服药物治疗应延长治疗时间，若口服氟康唑 150mg，则 72 小时后加服 1 次。

知识点 5：外阴阴道假丝酵母菌病的护理诊断　　　　副高：熟练掌握　正高：熟练掌握

（1）组织完整性受损：与阴道炎症有关。

（2）舒适的改变：与患者外阴阴道瘙痒、疼痛、分泌物增多有关。

（3）知识缺乏：缺乏预防、治疗外阴阴道假丝酵母菌病的知识。

知识点6：外阴阴道假丝酵母菌病的护理措施　　　副高：熟练掌握　正高：熟练掌握

（1）用药护理：要向患者说明用药的目的与方法，取得配合，按医嘱完成正规疗程。根据患者的具体情况，选择不同的用药途径。为提高用药效果，可用2%～4%碳酸氢钠液坐浴或阴道冲洗后用药。

（2）性伴侣治疗：有症状的男性伴侣应进行相应检查及治疗，预防女性重复感染。

（3）妊娠期合并感染：为避免胎儿感染，应坚持局部治疗，禁用口服唑类药物，可选用克霉唑栓剂等，以7天一疗法效果为佳。

知识点7：外阴阴道假丝酵母菌病的健康指导　　　副高：掌握　正高：熟练掌握

与患者讨论发病的因素及治疗原则，让其积极配合治疗。培养健康的卫生习惯，保持局部清洁，避免交叉感染。勤换内裤，用过的内裤、盆及毛巾均应用沸水烫洗。

三、萎缩性阴道炎

知识点1：萎缩性阴道炎的概念及病因　　　副高：熟练掌握　正高：熟练掌握

萎缩性阴道炎常见于自然绝经、卵巢去势后、产后闭经或药物假绝经治疗的妇女。因为卵巢功能衰退，雌激素水平降低，阴道壁萎缩，黏膜变薄，上皮细胞内糖原含量减少，阴道内pH升高，多为5.0～7.0，嗜酸性乳杆菌不再是优势菌，局部抵抗力降低，其他致病菌过度繁殖或容易侵入引起炎症。

知识点2：萎缩性阴道炎的临床表现　　　副高：掌握　正高：掌握

主要症状为外阴灼热不适、瘙痒及阴道分泌物增多。阴道分泌物稀薄，呈淡黄色，感染严重者呈血样脓性白带。由于阴道黏膜萎缩，可伴有性交痛。妇科检查可见阴道呈萎缩性改变，上皮皱襞消失、萎缩、菲薄。阴道黏膜充血，常伴有散在小出血点或点状出血斑，有时见浅表溃疡。溃疡面可与对侧粘连，严重时造成狭窄甚至闭锁，炎症分泌物引流不畅形成阴道积脓或宫腔积脓。

知识点3：萎缩性阴道炎的治疗要点　　　副高：掌握　正高：掌握

治疗原则为抑制细菌生长，补充雌激素，增强阴道抵抗力。

（1）抑制细菌生长：阴道局部应用抗生素如甲硝唑200mg或诺氟沙星100mg，放入阴道深部，每日1次，7~10日为一疗程。对于阴道局部干涩明显者，可应用润滑剂。

（2）增加阴道抵抗力：针对病因，补充雌激素是萎缩性阴道炎的主要治疗方法（乳腺癌或子宫内膜癌患者慎用）。雌激素制剂可局部给药，也可全身用药。0.5%己烯雌酚软膏或结合雌激素软膏局部涂抹，每日1~2次，14日为一疗程。全身用药可口服尼尔雌醇，首次4mg，以后每2~4周1次，每晚2mg，维持2~3个月。

知识点4：萎缩性阴道炎的护理诊断　　　副高：熟练掌握　　正高：熟练掌握

（1）有感染的危险：与局部分泌物增多、破溃有关。
（2）舒适的改变：与患者外阴瘙痒、白带增多有关。
（3）知识缺乏：缺乏围绝经期保健知识。

知识点5：萎缩性阴道炎的护理措施　　　副高：熟练掌握　　正高：熟练掌握

（1）向患者讲解用药目的、方法与注意事项，嘱其主动配合治疗过程。
（2）用药前可用1%乳酸或0.5%醋酸冲洗阴道，每天1次，以增加阴道酸度，抑制细菌生长繁殖。

知识点6：萎缩性阴道炎的健康指导　　　副高：掌握　　正高：熟练掌握

注意保持会阴部清洁，勤换内裤，出现症状应及时诊断并治疗。

第四节　子宫颈炎症

知识点1：子宫颈炎症的概念　　　副高：熟练掌握　　正高：熟练掌握

子宫颈炎症是妇科常见的下生殖道炎症之一，包括宫颈阴道部炎和宫颈管黏膜炎。临床上多见的是宫颈管黏膜炎。如果宫颈管黏膜炎得不到及时彻底治疗，可引起上生殖道炎症。临床分急性和慢性两种，急性子宫颈炎常与急性子宫内膜炎或急性阴道炎一同发生，临床上以慢性宫颈炎为常见。

知识点2：子宫颈炎症的病因及发病机制　　　副高：熟练掌握　　正高：熟练掌握

正常情况下，宫颈具有多种防御功能，是阻止病原菌进入上生殖道的重要防线。但因宫颈容易受分娩、流产、性交或手术操作的损伤，及宫颈管的单层柱状上皮抗感染的能力较差容易发生感染。

（1）急性宫颈炎病因：常见病因是由淋病奈瑟菌、沙眼衣原体引起的感染。它们均感染宫颈柱状上皮，可累及宫颈黏膜的腺体，并沿着黏膜表面扩散或致浅层感染，以宫颈管病变最为明显。淋病奈瑟菌同时还会侵袭尿道上皮、尿道旁腺及前庭大腺。其他病原体如链球菌、葡萄球菌和肠球菌等可直接侵入宫颈间质深部通过宫颈淋巴管引起急性盆腔结缔组织炎，常见于感染性流产和产褥感染。

（2）慢性宫颈炎病因：本病的病原体主要为葡萄球菌、链球菌、大肠埃希菌及厌氧菌，近年来淋菌及沙眼衣原体也已成为常见的病原体。慢性宫颈炎是最常见的妇科疾病，多由急性宫颈炎治疗不彻底转变而来，多见于流产、分娩或手术损伤宫颈后，病原体侵入而引起的感染。此外局部卫生不良、雌激素缺乏以及局部抵抗力差，也会引起慢性宫颈炎。

知识点 3：子宫颈炎症的临床表现　　　　　　　　　　　副高：掌握　正高：掌握

（1）急性子宫颈炎：大部分患者无症状，有症状者主要表现为阴道分泌物增多。分泌物的性状依据病原体的种类、炎症的程度而不同，可呈乳白色黏液状，或呈淡黄色脓性，或血性白带。阴道分泌物刺激可引起外阴瘙痒及灼热感，有时也可出现经间期出血、性交后出血等症状。若合并尿路感染，可出现尿急、尿频、尿痛等症状。

妇科检查时可见宫颈充血、水肿、黏膜外翻，有黏液脓性分泌物附着甚至从宫颈管流出，宫颈管黏膜质脆，容易诱发出血。若为淋病奈瑟菌感染，因尿道旁腺、前庭大腺受累，可见尿道口、阴道口黏膜充血、水肿以及多量脓性分泌物。

（2）慢性子宫颈炎：多无症状，少数患者可有阴道分泌物增多，淡黄色或脓性，性交后出血或月经间期出血，偶有分泌物刺激，引起外阴瘙痒或不适。妇科检查可见患者宫颈外口处的宫颈阴道部外观呈细颗粒状的红色区，称为宫颈糜烂样改变，或有黄色分泌物覆盖子宫颈口或从此流出，也可表现为子宫颈肥大或子宫颈息肉。

知识点 4：子宫颈炎症的辅助检查　　　　　　　　　　　副高：掌握　正高：掌握

（1）宫颈细胞学检查：巴氏涂片检查法是传统的宫颈细胞学检查方法，其分级标准为巴氏Ⅰ~Ⅴ级，其中巴氏Ⅱ级为宫颈炎症。

（2）阴道镜检查：从视觉和组织学上确定宫颈和下生殖道的状况，全面观察鳞-柱状细胞交界处，评定其病变，确定并取活体组织，作出组织学诊断，为进一步处理提供依据。

（3）活体组织检查：为确诊的最可靠方法，可检出宫颈湿疣、癌细胞、结核、梅毒等，以与一般慢性宫颈炎鉴别。

知识点 5：子宫颈炎症的治疗要点　　　　　　　　　　　副高：掌握　正高：掌握

（1）急性子宫颈炎：主要是抗生素治疗。可根据不同情况采用经验性抗生素治疗或针对病原体的抗生素治疗。若为淋病奈瑟菌或沙眼衣原体感染，性伴侣要进行相应的检查和治疗。

（2）慢性子宫颈炎：宫颈糜烂样改变若无临床症状，不需治疗，仅需要做细胞学筛查。若细胞学异常，则根据细胞学结果进行相应处理。对糜烂样改变伴有分泌物增多、乳头状增生或接触性出血者，常给予物理治疗，包括激光、冷冻和微波治疗，也可辅以保妇康栓等中药治疗。治疗前应排除宫颈上皮内瘤样病变和宫颈癌。慢性子宫颈管黏膜炎可针对病因进行治疗；病原体不清者，尚无有效治疗方法，可使用物理治疗；子宫颈息肉可行息肉摘除术；子宫颈肥大一般无需治疗。

知识点6：子宫颈炎症的护理评估　　　　副高：熟练掌握　正高：熟练掌握

（1）健康史：了解婚育史、阴道分娩史及妇科手术史、宫颈损伤等情况。

（2）身体状况：评估白带性状及量，是否有阴道分泌物增多或性质的改变。有无外阴瘙痒，有无腰酸或下腹部坠痛。有无尿急、尿频、尿痛等泌尿系统症状。妇科检查可见宫颈有无充血、水肿、糜烂或黏膜脓性分泌物从宫颈管流出。

（3）心理-社会状况：患者因有不洁性生活史而出现典型的临床症状而产生恐惧心理，但又不敢及时就医或去医院治疗，加重了患者的思想负担。

知识点7：子宫颈炎症的护理诊断　　　　副高：熟练掌握　正高：熟练掌握

（1）组织完整性受损：与宫颈炎症有关。
（2）焦虑：与出现血性分泌物及性交后出血，担心癌变有关。
（3）疼痛：与局部炎症刺激有关。
（4）知识缺乏：缺乏相关疾病知识。

知识点8：子宫颈炎症的护理措施　　　　副高：熟练掌握　正高：熟练掌握

（1）急性宫颈炎的护理措施

1）一般护理：做好生活护理，保证患者充分休息；嘱患者及时更换衣物，保持外阴及阴道清洁；给予高蛋白、高维生素饮食；密切观察病情变化并及时给予心理上的关怀。

2）疾病护理：积极治疗急性宫颈炎，预防慢性宫颈炎；遵医嘱针对病原体给予全身抗生素治疗；注意观察病情变化及用药后反应；体温增高者给予物理降温。

（2）慢性宫颈炎的护理措施

1）一般护理：注意个人卫生，保持局部清洁、干燥；指导育龄妇女采取合适的避孕措施，减少人工流产的发生。

2）疾病护理：①药物治疗：指导患者注意局部用药前后手的卫生，减少感染发生，教会患者正确的放药方法，使药物送达准确位置；②术前护理：月经干净3~7天，无性生活史，无急性生殖器炎症，宫颈防癌涂片正常者方可进行激光等物理治疗，术前测血压及体温并指导术前排空膀胱，做好心理疏导，消除患者紧张情绪；③术后护理：保持外阴清洁，每天清洗外阴2次；嘱患者术后第1天将阴道内带尾纱条取出；大约术后10天为局部脱痂期，应避免剧烈活动及搬运重物以免引起出血过多；禁同房和盆浴2个月，并于术后2周、4周、2个月复查；宫颈息肉手术摘除术后做病理检查。

知识点9：子宫颈炎症的健康指导　　　　副高：掌握　正高：熟练掌握

（1）定期复查：指导育龄女性定期妇科检查，发现宫颈炎应常规先做宫颈刮片细胞学检查，筛查宫颈癌后及时治疗。

（2）告知物理治疗后注意事项：①阴道分泌物会增多，甚至有大量水样排液，术后1~2周脱痂时，可有少许出血。应每日擦洗外阴2次，勤换卫生垫，保持清洁、干燥。若分泌物有臭味或量多，应及时复诊。②治疗后2个月内禁止性生活、盆浴及阴道灌洗。③一般在治疗后的两次月经干净后3~7日复查，效果欠佳者可遵医嘱做第2次治疗。

第五节　盆腔炎症

知识点1：盆腔炎症的概念　　　　　　　副高：熟练掌握　正高：熟练掌握

盆腔炎（pelvic inflammatory disease，PID）是指发生于女性上生殖道的一组感染性疾病，主要包括子宫内膜炎、输卵管炎、输卵管卵巢脓肿、盆腔腹膜炎。炎症可局限在一个部位，也可同时累及几个部位，分为急性与慢性两类。如果急性盆腔炎治疗不及时，可引起弥漫性腹膜炎、败血症、感染性休克，甚至危及生命。慢性盆腔炎根据其病理特点可分为：慢性子宫内膜炎、慢性输卵管炎与输卵管积水、输卵管卵巢炎及输卵管卵巢囊肿、慢性盆腔结缔组织炎。盆腔炎反复发作，久治不愈，可造成不孕、异位妊娠、慢性盆腔痛，给患者的身心健康和生活质量带来了极大的影响。

知识点2：盆腔炎症的病因及发病机制　　　副高：熟练掌握　正高：熟练掌握

（1）内源性病原体：寄居于阴道内的菌群，包括需氧菌（金黄色葡萄球菌、溶血性链球菌等）和厌氧菌（脆弱类杆菌、消化球菌等）。

（2）外源性病原体：为性传播疾病的病原体，如淋病奈瑟菌、沙眼衣原体、支原体等。

急性盆腔炎常见于产后感染、宫腔内手术操作后感染、性生活不洁或过频、经期不注意卫生、邻近器官炎症蔓延等。慢性盆腔炎常见于急性盆腔炎治疗不彻底或机体抵抗力低下病程迁延不愈，以及慢性输卵管、卵巢、盆腔组织的炎症而形成的瘢痕粘连、盆腔充血。

知识点 3：盆腔炎症的病理生理	副高：熟练掌握　正高：熟练掌握

（1）急性子宫内膜炎及子宫肌炎：子宫内膜充血、水肿，有炎性渗出物，严重者内膜坏死、脱落形成溃疡。镜下见大量白细胞浸润，炎症向深部侵入形成子宫肌炎。

（2）急性输卵管炎、输卵管积脓、输卵管卵巢脓肿等急性输卵管炎症因病原体传播途径不同而有不同的病变特点。

1）炎症经子宫内膜向上蔓延者，首先引起输卵管黏膜炎，严重者输卵管上皮发生退行性变或成片脱落，引起输卵管黏膜粘连，导致输卵管管腔及伞端闭锁，如有脓液积聚于管腔内则形成输卵管积脓。淋病奈瑟菌及大肠埃希菌、类杆菌及普雷沃菌除直接引起输卵管上皮损伤外，其细胞壁脂多糖等内毒素引起输卵管纤毛大量脱落，导致输卵管运输功能减退、丧失。衣原体感染后引起交叉免疫反应可损伤输卵管，导致严重输卵管黏膜结构及功能破坏，并引起盆腔广泛粘连。

2）病原菌经过宫颈的淋巴扩散，首先侵及浆膜层发生输卵管周围炎，然后累及肌层，而输卵管黏膜层可不受累或受累极轻，病变以输卵管间质炎为主，其管腔常可因肌壁增厚受压变窄，但仍能保持通畅。轻者输卵管仅有轻度充血、肿胀、略增粗，严重者输卵管明显增粗、弯曲，与周围组织粘连。卵巢很少单独发炎，常与发炎的输卵管伞端粘连而发生卵巢周围炎，称为输卵管卵巢炎，习称附件炎。炎症可通过卵巢排卵的破孔侵入卵巢实质形成卵巢脓肿，脓肿壁与输卵管积脓粘连并穿通，形成输卵管卵巢脓肿。输卵管卵巢脓肿多位于子宫后方或子宫、阔韧带后叶及肠管间粘连处，可破入直肠或阴道，若破入腹腔则引起弥漫性腹膜炎。

（3）急性盆腔腹膜炎：盆腔内器官发生严重感染时往往蔓延到盆腔腹膜，受感染的腹膜充血、水肿，并有少量含纤维素的渗出液，形成盆腔脏器粘连。当有大量脓性渗出液积聚于粘连的间隙内，可形成散在小脓肿，多见积聚于直肠子宫陷凹处形成盆腔脓肿，脓肿前面为子宫，后方为直肠，顶部为粘连的肠管及大网膜，脓肿可破入直肠而使症状突然减轻，也可破入腹腔引起弥漫性腹膜炎。

（4）急性盆腔结缔组织炎：病原体经淋巴管进入盆腔结缔组织而引起结缔组织充血、水肿及中性粒细胞浸润，以宫旁结缔组织炎最常见。若组织化脓形成盆腔腹膜外脓肿，可自发破入直肠或阴道。

（5）败血症及脓毒血症：当病原体毒性强、数量多、患者抵抗力降低时常发生败血症。发生盆腔炎性疾病后，若身体其他部位发现多处炎症病灶或脓肿者，应考虑有脓毒血症存在，但需要经血培养证实。

（6）肝周围炎：是指肝包膜炎症而无肝实质损害的肝周围炎，淋病奈瑟菌及衣原体感染均可引起。由于肝包膜水肿，吸气时患者右上腹疼痛。肝包膜上有脓性或纤维渗出物，早期在肝包膜与前腹壁腹膜之间形成松软粘连，晚期形成琴弦样粘连。5%~10% 输卵管炎患者可出现肝周围炎，临床表现为继下腹痛后出现右上腹痛，或下腹疼痛与右上腹疼痛同时出现。

（7）盆腔炎性疾病后遗症：是指盆腔炎性疾病未得到及时正确的治疗，可能会发生的一系列后遗症。主要病理改变为组织破坏、广泛粘连、增生及瘢痕形成，导致输卵管阻塞、输卵管增粗、输卵管卵巢肿块、输卵管积水或输卵管卵巢囊肿，盆腔结缔组织炎的遗留改变表现为主韧带、骶韧带增生、变厚，若病变广泛可使子宫固定。

知识点4：盆腔炎症的临床表现   副高：掌握   正高：掌握

（1）急性盆腔炎：下腹痛伴发热，重症者可有高热、寒战、头痛、食欲缺乏、膀胱刺激症状或直肠刺激症状；患者出现急性病容，体温升高，心率加快，下腹有压痛、反跳痛，宫颈充血、有抬举痛，子宫体增大、有压痛、活动受限，双侧附件压痛显著。

（2）慢性盆腔炎：下腹坠痛、腰骶部酸痛，在月经前后加重；月经量增多，可伴有不孕；全身症状可有低热、易疲倦；子宫常呈后倾后屈位，子宫及双附件轻度压痛，子宫一侧或双侧有增厚压痛，宫骶韧带增粗、变硬、有触痛。

知识点5：盆腔炎症的辅助检查   副高：掌握   正高：掌握

（1）宫颈或阴道分泌物检查：有淋病奈瑟菌和（或）结核菌感染。

（2）血液检查：血沉增快，白细胞增多，C反应蛋白增多。

（3）影像学检查：有盆腔或输卵管积液、输卵管卵巢肿物。

知识点6：盆腔炎症的治疗要点   副高：掌握   正高：掌握

（1）急性盆腔炎：主要为及时足量的抗生素治疗，必要时手术治疗。

（2）盆腔炎性疾病后遗症：多采用综合性治疗方案控制炎症，同时注意增强机体抵抗力，缓解症状，增加受孕机会。包括：①物理疗法，能促进盆腔局部血液循环，改善组织营养状态，提高新陈代谢，有利于炎症吸收和消退，常用的有激光、短波、超短波、微波、离子透入等；②中药治疗，结合患者特点，通过清热利湿、活血化瘀或温经散寒、行气活血达到治疗目的；③西药治疗，针对病原菌选择有效抗生素控制炎症，还可采用透明质酸酶等使炎症吸收；④输卵管积水者可手术治疗；⑤不孕女性可选择辅助生育技术达到受孕目的。

知识点7：盆腔炎症的护理评估   副高：熟练掌握   正高：熟练掌握

（1）健康史：询问近期有无流产和宫腔内手术操作史，经期卫生保健情况，有无邻近器官炎症、有无宫腔内授精的病史。

（2）身体状况：测量生命体征。评估下腹疼痛程度及腹痛的性质，有无肌紧张、压痛、反跳痛。观察阴道分泌物状态，评估白带性质、量、气味。

（3）心理–社会状况：患者发病较急，病情重，身体虚弱，要评估患者的心理反应，有无手术治疗恐惧或无助不安，是否需要咨询指导。

知识点8：盆腔炎症的护理诊断　　　　副高：熟练掌握　　正高：熟练掌握

（1）睡眠型态紊乱：与炎症反复发作、疼痛、焦虑有关。
（2）体温过高：与上生殖道及其周围组织感染有关。
（3）疼痛：与炎症刺激有关。
（4）焦虑：与炎症病程长、治疗效果不明显等有关。

知识点9：盆腔炎症的护理措施　　　　副高：熟练掌握　　正高：熟练掌握

（1）一般护理
1）卧床休息，取半卧位，有利于脓液积聚于子宫直肠陷凹，使炎症局限。
2）给予高热量、高蛋白、高维生素、流质或半流饮食，并遵医嘱纠正电解质紊乱和酸碱失衡。
3）高热时采用物理降温，若有腹胀应行胃肠减压。
4）每日消毒外阴2次，保持外阴清洁，减少不必要的盆腔检查，以避免炎症扩散。
（2）病情观察
1）观察患者精神状态及营养。
2）检查生命体征，是否有寒战、发热、恶心、呕吐、食欲减退、疲乏无力。
3）下腹痛的部位、持续时间及伴随症状，是否有阴道分泌物增多。
4）是否用药，观察疗效及不良反应。
（3）治疗护理
1）要使患者了解及时、足量的抗生素治疗的重要性。经恰当的抗生素积极治疗，绝大多数盆腔炎性疾病患者能彻底治愈，使其建立信心，主动配合。
2）护士应经常巡视患者，保证药液在体内的有效浓度，并观察患者的用药反应。对于药物治疗无效、脓肿持续存在、脓肿破裂者需要手术切除病灶，根据患者情况选择经腹手术或腹腔镜手术。需要手术治疗者，为其提供相应的护理措施。
3）对于接受抗生素治疗的患者，应在72小时内随诊以确定疗效，评估有无临床情况的改善，若此期间症状无改善，则需进一步检查，重新进行评估，必要时行腹腔镜或手术探查。对沙眼衣原体及淋病奈瑟菌感染者，可在治疗后4~6周复查病原体。
（4）检查配合：协助抽血检查血常规、血或阴道分泌物化验检查或培养及药物敏感试验等；B超检查有助于发现盆腔积液或包块。
（5）预防并发症：严密观察，防止脓毒血症、败血症及肝周围炎的发生。

（6）防治后遗症：为预防盆腔炎性疾病后遗症的发生，应该注意以下几点。

1）严格掌握手术指征，严格遵循无菌操作规程，为患者提供高质量的围手术期护理。

2）及时诊断并积极正确治疗下生殖道感染及盆腔炎性疾病。

3）注意性生活卫生，减少性传播疾病。对于被确定为盆腔炎性疾病后遗症的患者，要使其了解通过中西医结合的综合性治疗方案有望缓解症状，以减轻患者的焦虑情绪。

（7）心理护理：关心患者的疾苦，耐心倾听患者的诉说，尽可能满足患者的需求，并告知患者绝大多数盆腔炎性疾病是可以治愈的，使其建立信心，减轻焦虑。

知识点10：盆腔炎症的健康指导	副高：掌握　正高：熟练掌握

（1）讲解有关疾病知识和经期卫生知识，改变个人不良卫生习惯，避免不必要的妇科检查。

（2）针对患者的心理状况，帮助其利用有助于健康的社会保健。

（3）对无生育计划的女性，应采取有效的避孕措施，减少人工流产的次数。

第十一章　性传播疾病妇女的护理

第一节　尖锐湿疣

| 知识点1：尖锐湿疣的概念 | 副高：熟练掌握　正高：熟练掌握 |

尖锐湿疣是由人乳头瘤病毒（human papilloma virus，HPV）感染引起的鳞状上皮增生性疣状病变。属性传播疾病。近年来发病率呈上升趋势。此病常与多重性传播疾病如滴虫、淋病、外阴阴道假丝酵母菌病等并存。

| 知识点2：尖锐湿疣的病因及发病机制 | 副高：熟练掌握　正高：熟练掌握 |

尖锐湿疣是由人乳头瘤病毒（HPV）感染引起的鳞状上皮增生性疣状病变。HPV约有一百多个型别，其中三十多个型别与生殖道感染及生殖道恶性肿瘤有关。生殖道尖锐湿疣主要与低危型HPV6、HPV11有关。HPV可通过性交损伤的皮肤黏膜到达基底层细胞，其DNA游离于宿主染色体外，随细胞分化，复制大量病毒，使表皮增生、变厚。过早性交、多个性伴侣、性激素水平过高、免疫功能低下、吸烟等是HPV感染的高危因素。

| 知识点3：尖锐湿疣的临床表现 | 副高：掌握　正高：掌握 |

潜伏期3周~8个月，平均3个月，患者以20~29岁年轻妇女居多。临床症状常不明显，部分患者有外阴瘙痒、烧灼痛或性交后疼痛不适，典型体征是初起为微小散在或呈簇状增生的粉色或白色小乳头状疣，柔软，其上有细小的指样突起，或为小而尖的丘疹，质地稍硬。病灶逐渐增大、增多，互相融合成鸡冠状、桑葚状或菜花状，顶端可有角化或感染溃烂。病变多发生在外阴性交时易受损的部位，如阴唇后联合、小阴唇内侧、阴道前庭、尿道口等部位。

| 知识点4：尖锐湿疣的辅助检查 | 副高：掌握　正高：掌握 |

（1）细胞学检查：细胞学涂片可见挖空细胞。该项检查特异性高但敏感性低。

（2）醋酸发白试验：局部涂抹3%~5%的醋酸液，3~5分钟感染组织变白即为阳性。

（3）阴道镜检查：有助于发现亚临床病变，尤其对宫颈病变颇有帮助。辅以醋酸试验可提高阳性率。

（4）病理检查：主要表现为鳞状上皮增生。

（5）核酸检查　PCR 及核酸 DNA 探针杂交。该方法简便、快速、敏感性高、特异性强。

知识点 5：尖锐湿疣的治疗要点　　　　　　　　　　副高：掌握　正高：掌握

目前尚无根除 HPV 方法，治疗仅为去除外生疣体，改善症状和体征。

（1）局部药物治疗：消除疣体。

（2）物理或手术治疗：适合于任何部位的病灶，物理治疗有微波、激光、冷冻。对数量多、面积广及对其他治疗失败的尖锐湿疣可用微波刀或手术切除。

（3）干扰素治疗：干扰素有抗病毒及调节免疫的作用，适用于病情严重或反复发作的患者。

（4）剖宫产：孕妇若病灶过大影响阴道分娩者，可行剖宫产手术。

知识点 6：尖锐湿疣的护理诊断　　　　　　　　　　副高：熟练掌握　正高：熟练掌握

（1）自尊紊乱：与确诊性病后的羞耻心理有关。

（2）焦虑：与担心治疗效果不佳有关。

（3）知识缺乏：缺乏尖锐湿疣的相关知识。

知识点 7：尖锐湿疣的护理措施　　　　　　　　　　副高：熟练掌握　正高：熟练掌握

（1）尊重患者现状：以耐心、热情、诚恳的态度对待患者，了解并解除其思想顾虑、负担，使患者做到患病后及早到医院接受正规诊断和治疗。

（2）患病孕妇护理：妊娠期做好外阴护理，足月或近足月孕妇病灶大，影响阴道分娩者应选择剖宫产术，并为其提供相应的手术护理。

（3）随访指导：尖锐湿疣患者的治愈标准是疣体消失，治愈率高，但有复发可能，患者需要遵循医嘱随访接受指导。对反复发作的顽固病例及时取活检排除恶变。

（4）新生儿护理：新生儿出生后需彻底洗澡，如无窒息，则不用吸管清理呼吸道，以免损伤喉黏膜，导致日后婴幼儿喉乳头瘤的发生。

知识点 8：尖锐湿疣的健康指导　　　　　　　　　　副高：掌握　正高：熟练掌握

保持外阴清洁卫生，避免混乱的性关系，贯彻预防为主的重要性。被污染的衣裤、生活用品要及时消毒。WHO 推荐性伴侣应进行尖锐湿疣的检查并告知患者尖锐湿疣具有传染性，推荐使用避孕套阻断传播途径，强调配偶或性伴侣同时治疗。

第二节　淋　　病

知识点 1：淋病的概念　　　　　　　　　　　　副高：熟练掌握　正高：熟练掌握

淋病由淋病奈瑟菌（简称淋菌）引起的以泌尿生殖系统化脓性感染为主要表现的性传播疾病。近年其发病率居于我国性传播性疾病首位。

知识点 2：淋病的病因及发病机制　　　　　　　副高：熟练掌握　正高：熟练掌握

淋菌对柱状上皮和移行上皮有特殊的亲和力，淋菌在上皮细胞内大量繁殖，引起细胞损伤崩解，同时淋菌的脂多糖内毒素与体内补体协同作用，共同引起局部反应，形成脓液。女性感染淋菌后首先侵犯宫颈管、尿道、尿道旁腺和前庭大腺，然后沿生殖道黏膜上行感染，引起子宫内膜炎、输卵管炎、盆腔腹膜炎等。任何年龄均可发生，以 20~30 岁居多。淋菌喜潮湿，怕干燥，最适宜的培养温度为 35~36℃，在潮湿的环境中可生存 10~17 小时，完全干燥情况下 1~2 小时死亡。一般消毒剂或肥皂均能使其迅速灭活。

知识点 3：淋病的临床表现　　　　　　　　　　副高：掌握　正高：掌握

（1）急性淋病：在感染淋病后 1~14 天出现尿频、尿急、尿痛等急性尿道炎的症状，白带增多呈现黄色、脓性，外阴部红肿、有烧灼样痛，继而出现前庭大腺炎、急性宫颈炎的表现。病程发展至上生殖道，可发生子宫内膜炎、急性输卵管炎及积脓、输卵管卵巢囊肿、盆腔脓肿、弥漫性腹膜炎，甚至中毒性休克。患者表现为发热、寒战、恶心、呕吐、下腹两侧疼痛等。

（2）慢性淋病：急性淋病未经治疗或治疗不彻底可逐渐转为慢性淋病。表现为慢性尿道炎、尿道旁腺炎、前庭大腺炎、慢性宫颈炎、慢性输卵管炎、输卵管积水等。淋菌虽不存在于生殖道的分泌物中，但可长期潜伏在尿道旁腺、前庭大腺或宫颈黏膜腺体深处，作为病灶可引起反复急性发作。

（3）妊娠期感染淋菌：可引起不良后果，妊娠早期感染可导致感染性流产与流产后感染。妊娠晚期易发生胎膜早破，羊膜腔感染综合征引起滞产，分娩后产妇抵抗力下降，可出现播散性淋病；胎儿感染淋菌易发生胎儿窘迫，胎儿宫内发育迟缓，甚至死胎、死产。

知识点 4：淋病的辅助检查　　　　　　　　　　副高：掌握　正高：掌握

（1）分泌物涂片检查：宫颈管分泌物涂片并行革兰染色。
（2）淋病奈瑟菌培养：阳性率为 80%~90.5% 同时可做药物敏感试验。

（3）核酸检测：PCR 技术检测淋病奈瑟菌 DNA 片段，此方法特异性及敏感性高。

知识点 5：淋病的治疗要点 副高：掌握 正高：掌握

以及时、足量、规范应用抗生素为治疗原则。急性期以药物治疗为主，性伴侣同时治疗。慢性淋病需要采用综合治疗方案。

知识点 6：淋病的护理诊断 副高：熟练掌握 正高：熟练掌握

（1）自尊紊乱：与确诊性病后的羞耻心理有关。

（2）排尿异常：与淋菌引起急性尿道炎、尿道旁腺炎、慢性尿道炎等所致尿痛、排尿困难有关。

（3）疼痛：与炎症、阴道分泌物刺激有关。

（4）焦虑：与担心治疗效果不佳有关。

（5）知识缺乏：缺乏淋病的相关知识。

知识点 7：淋病的护理措施 副高：熟练掌握 正高：熟练掌握

（1）心理护理：尊重患者，给予适当的关心、安慰，解除患者求医的顾虑。向患者强调急性期及时、彻底治疗的重要性及必要性，解释头孢曲松钠治疗的作用和效果，帮助患者树立治愈的信心。

（2）指导随访：指导患者随访，判断疗效。患者在治疗结束后 2 周内，在无性接触史情况下符合下列标准为治愈：①临床症状和体征全部消失；②治疗结束后 4~7 天取宫颈管分泌物做涂片及细菌培养，连续 3 次都为阴性，方能确定治愈。

（3）急性淋病患者护理：嘱患者卧床休息，做好严密的床边隔离。将患者接触过的生活用品进行严格的消毒灭菌，污染的手需经消毒液浸泡消毒。

（4）孕妇护理：在淋病高发地区，孕妇应在产前常规筛查淋菌，最好在妊娠早、中、晚期各做一次宫颈分泌物涂片镜检淋菌，进行淋菌培养。

（5）新生儿护理：用 1% 硝酸银液滴眼，预防淋菌性眼炎，预防用头孢曲松钠 25 ~ 50mg/kg（最大剂量不超过 125mg）肌注或静脉注射，单次给药。新生儿可发生播散性淋病，在生后不久出现淋菌关节炎、脑膜炎、败血症等，治疗不及时可导致新生儿死亡。淋病新生儿双亲必须同时治疗。

知识点 8：淋病的健康指导 副高：掌握 正高：熟练掌握

治疗期间严禁性交。同时监测阴道滴虫、梅毒血清反应。教会患者自行消毒隔离的方法，患者的内裤、浴盆、毛巾需煮沸消毒 5~10 分钟，患者所接触的物品及器具用 1% 石炭酸溶液浸泡。

第三节　梅　毒

知识点 1：梅毒的概念　　　　　　　　副高：熟练掌握　正高：熟练掌握

梅毒是由梅毒螺旋体（又称苍白密螺旋体）引起的慢性全身性的性传播疾病。

知识点 2：梅毒的病因及发病机制　　　　副高：熟练掌握　正高：熟练掌握

梅毒可累及全身各器官，产生各种症状和体征，并可通过胎盘传染给胎儿，导致流产、早产、死产及先天梅毒。梅毒螺旋体在体外干燥条件下不易生存，一般消毒剂和肥皂即可将它杀灭。其耐寒力强，4℃存活 3 天。90% 的梅毒患者是通过性交经皮肤、黏膜破损处被传染的，潜伏期平均为 6~8 周。未经治疗的患者在感染后 1 年内最具传染性，随着病程的延长，传染性越来越小，病程超过 4 年者基本无传染性。但孕妇仍可通过胎盘感染给胎儿。孕妇软产道有梅毒病灶时，新生儿也可以通过软产道而被感染。偶有经过哺乳、输血、衣物等间接传播。

知识点 3：梅毒的临床表现　　　　　　　　副高：掌握　正高：掌握

梅毒的潜伏期为 2~4 周。不同期别的梅毒患者临床表现不同。

（1）一期梅毒主要表现为硬下疳。

（2）二期梅毒主要表现为梅毒疹。

（3）三期梅毒主要表现为永久性皮肤黏膜损害，愈后留有瘢痕。

早期主要表现为皮肤黏膜损害，晚期能侵犯心血管、神经系统等重要脏器，产生各种严重症状和体征，造成劳动力丧失甚至死亡。

知识点 4：梅毒的辅助检查　　　　　　　　副高：掌握　正高：掌握

（1）涂片检查：取病损处分泌物涂片，经银染色法染色后镜检。

（2）梅毒血清学检查：梅毒螺旋体进入机体后产生两种抗体，非特异的抗心脂质抗体和抗梅毒螺旋体特异抗体。可进行非螺旋体抗原试验及血清螺旋体抗原试验。

（3）脑脊液检查：此检查用于怀疑神经梅毒者。神经梅毒患者脑脊液中淋巴细胞 $\geq 10 \times 10^6/L$，蛋白质 $>500mg/dl$，为阳性。

知识点5：梅毒的治疗要点　　　　　　　　　　副高：掌握　正高：掌握

（1）药物治疗：以青霉素治疗为主，用药应尽早、足量、规范。

（2）性伴侣治疗：应用同法进行检查、治疗。

（3）治疗期间应禁止性生活。

知识点6：梅毒的护理诊断　　　　　　　　　副高：熟练掌握　正高：熟练掌握

（1）自尊紊乱：与确诊性病后的羞耻心理有关。

（2）焦虑：与担心治疗效果不佳有关。

（3）知识缺乏：缺乏梅毒的相关知识。

知识点7：梅毒的护理措施　　　　　　　　　副高：熟练掌握　正高：熟练掌握

（1）随访指导：经充分治疗后，应随访2~3年。第1年每3个月复查1次，以后每半年复查1次，包括临床及非密螺旋体抗原血清试验。若在治疗后6个月内血清滴度未下降4倍，应视为治疗失败或再感染，除需重新加倍治疗剂量外，还应行脑脊液检查，观察有无神经梅毒。多数一期梅毒在1年内、二期梅毒在2年内血清学试验转阴。少数晚期梅毒血清非密螺旋体抗体滴度低水平持续3年以上，可判为血清固定。

（2）孕妇护理：建议所有孕妇在初次产科检查时做梅毒血清学筛查，必要时在妊娠末期或分娩期重复检查，以明确诊断及时治疗。对用药的孕妇提供相应护理，使患有梅毒的孕妇了解治疗方案，用药目的、原则及注意事项，取得配合。首选青霉素治疗，青霉素过敏者，可选用盐酸红霉素、多西环素或四环素，但疗效较青霉素差。妊娠晚期患者采用红霉素治疗梅毒同样有效，但不能防治先天梅毒，可改用头孢类抗生素，如头孢类过敏，最好采用青霉素脱敏法处理。所有已确诊为先天梅毒的新生儿均需要按医嘱接受治疗，若青霉素过敏，可改用红霉素。在治疗过程中，要求患者主动配合，并严格按医嘱及时、足量、规范完成治疗方案。

（3）心理护理：正确对待患者，尊重患者，帮助其建立治愈的信心和生活的勇气。

知识点8：梅毒的健康指导　　　　　　　　　　副高：掌握　正高：熟练掌握

治疗期间禁止性生活，性伴侣应同时进行检查及治疗，治疗后接受随访。治愈标准为临床治愈及血清学治愈。各种损害消退及症状消失为临床治愈。抗梅毒治疗2年内，梅毒血清学试验由阳性转为阴性，脑脊液检查阴性，为血清学治愈。治疗后至少2年内不妊娠。

第四节　获得性免疫缺陷综合征

知识点 1：获得性免疫缺陷综合征的概念　　副高：熟练掌握　正高：熟练掌握

获得性免疫缺陷综合征（acquired immunodeficiency syndrome，AIDS）又称艾滋病，是由人类免疫缺陷病毒（human immunodeficiency virus，HIV）引起的一种性传播疾病，其特征为全身性严重免疫功能缺陷伴机会性感染和（或）继发性肿瘤。其高危人群为：①静脉毒瘾者；②性伴侣证实感染 HIV 者；③有多个性伴侣者；④来自 HIV 高发区者；⑤患有多种性传播疾病者；⑥使用过不规范血制品者。

知识点 2：获得性免疫缺陷综合征的病因及发病机制　副高：熟练掌握　正高：熟练掌握

HIV 属于 RNA 反转录病毒，典型的病毒颗粒呈球形，直径为 90～130nm。现有 HIV-1 和 HIV-2 两型。HIV 侵入机体后，选择性地感染 CD_4 阳性淋巴细胞，使之功能受损，当免疫功能严重缺陷时，机体易于并发各种严重的机会性感染和恶性肿瘤，成为 AIDS 患者的直接死因。此外，HIV 感染造成神经系统损伤可引发相应的神经系统症状。HIV 对外界抵抗力较弱，离开人体后不易存活。对热敏感，60℃ 以上可迅速被杀死，56℃，30 分钟灭活。乙醚、丙酮、0.2% 次氯酸钠、2% 戊二醛溶液等可迅速灭活 HIV，但对紫外线不敏感。

知识点 3：获得性免疫缺陷综合征的临床表现　　　副高：掌握　正高：掌握

获得性免疫缺陷综合征潜伏期不等，6 个月至 5 年或更长，儿童最短，妇女最长。

（1）急性感染：HIV 感染后 6 日至 6 周，可出现一过性发热、乏力、咽痛、全身不适等上呼吸道感染症状，出现颈、腋及腹部淋巴结肿大和肝脾大，个别可出现斑丘疹或荨麻疹、头痛、脑膜脑炎等，上述症状可自行消退。

（2）无症状感染：常无症状及体征，但有传染性。此期可持续 2～10 年或更久。

（3）持续性全身淋巴结肿大综合征：除腹股沟淋巴结以外，全身其他部位两处或两处以上淋巴结肿大。肿大淋巴结直径 1cm 以上，质地柔韧，无压痛，无粘连，能自由活动。肿大一般持续 3 个月以上，部分肿大 1 年后逐渐消散，可有再次肿大者。

（4）获得性免疫缺陷综合征期　此期可有以下四种表现。

1）全身性症状：发热、乏力不适、盗汗、厌食、体重下降、慢性腹泻和易感冒等。除全身淋巴结肿大外，可有肝脾大。

2）神经系统症状：头痛、癫痫、下肢瘫痪、进行性痴呆等。

3）各种机会性病原体感染：如卡氏肺孢子菌、弓形虫、隐孢子虫、隐球菌、念珠菌、结核杆菌、巨细胞病毒、疱疹病毒、EB 病毒感染等。

4）继发肿瘤：卡波西肉瘤、非霍奇金淋巴瘤等。

知识点 4：获得性免疫缺陷综合征的辅助检查　　　副高：掌握　正高：掌握

辅助检查 HIV 抗体检测：初筛试验有酶联免疫吸附试验和颗粒凝集试验，确认试验有免疫印迹试验。抗 HIV 抗体阳性经确认试验证实即可诊断。

知识点 5：获得性免疫缺陷综合征的治疗要点　　　副高：掌握　正高：掌握

无特异治疗，主要为抗病毒、抗肿瘤、治疗条件致病菌感染及支持疗法等。

（1）一般治疗积极地心理治疗，注意劳逸结合，加强营养。

（2）抗病毒药物核苷类反转录酶抑制剂，如齐多夫定、司坦夫定；蛋白酶抑制剂，如英地那韦、尼非那韦；非核苷类反转录酶抑制剂，如台拉维定。

（3）其他免疫调节药物：α-干扰素、白细胞介素-2、丙种球蛋白。

（4）对症治疗。

知识点 6：获得性免疫缺陷综合征的护理诊断　　　副高：熟练掌握　正高：熟练掌握

（1）知识缺乏：缺乏疾病的相关知识。

（2）恐惧：与担心治疗效果不佳有关。

知识点 7：获得性免疫缺陷综合征的护理措施　　　副高：熟练掌握　正高：熟练掌握

（1）心理护理

1）尊重患者的人格，对患者表示同情和理解，给予适当的关心、安慰，不表现出鄙视、厌恶。

2）保护患者的隐私：不向无关人员泄露患者姓名、住址和病情。

3）患者常出现恐惧、怀疑、悲观绝望等心理，应积极疏导患者。

4）在护理过程中应注意与患者及其家人、朋友一起学习获得性免疫缺陷综合征的相关知识，动员亲友及社会团体给患者提供生活上、精神上最大限度的帮助，鼓励患者尽最大能力进行自我护理。

5）帮助患者积极寻求社会支持。

（2）一般护理

1）保持室内空气新鲜，定时通风，每次 15~30 分钟，每天空气消毒 1 次。

2）注意休息，避免劳累；给予高热量、高蛋白、高维生素易消化的饮食，保证食物的色、香、味及安全。

3）做好口腔和皮肤护理，鼓励有效咳嗽，减少感染的机会。

4）感染 HIV 患者最好安置在单人房间。对患者的血液、排泄物、分泌物应进行消毒。护理人员在工作时应采取自我保护措施，如正确应用防护用具（手套、防护眼罩、口罩等），避免针头、器械刺伤皮肤，正确处理针头、器械刺伤。

（3）病情观察：严密观察生命体征，仔细观察口腔黏膜及皮肤情况，出现不明原因的高热或明显的肺部、消化系统、中枢神经系统等症状时，及时通知医生。

（4）症状护理：针对患者出现的各种症状，如发热、咳嗽、呼吸困难、呕吐、腹泻等进行对症护理，并密切观察病情变化。

知识点 8：获得性免疫缺陷综合征的健康指导　　　副高：掌握　正高：熟练掌握

（1）教给患者抗病毒药、抗真菌药和预防用药方面的知识，包括药物剂量、作用、副作用等。

（2）指导患者正确使用避孕套避孕。

（3）告知患者不要捐献血液、器官，不要与他人共用剃须刀和牙刷等。

（4）告诉患者少到公共场所活动，少接触猫、犬等，以免感染弓形虫病等其他传染病。

（5）对 HIV 感染合并妊娠者，建议终止妊娠。若坚持妊娠，在产前、产时或产后正确应用抗病毒药物治疗，以降低新生儿感染率，放弃母乳喂养，采用其他的替代方式，如动物奶制品、奶粉和天然牛奶等进行人工喂养，防止通过母乳喂养发生感染。

第十二章　月经失调妇女的护理

第一节　功能失调性子宫出血

知识点1：功能失调性子宫出血的概念　　　　　　副高：熟练掌握　　正高：熟练掌握

凡月经不正常，内、外生殖器无明显器质性病变或全身出血性疾病，而由神经内分泌调节紊乱引起的异常子宫出血，称为功能失调性子宫出血（dysfunctional uterine bleeding，DUB），简称功血。DUB是一种常见的妇科疾病，可发生于月经初潮至绝经间的任何年龄，50%的患者发生于绝经前期，育龄期占30%，青春期占20%。

DUB可分为无排卵性功血和排卵性功血两类，其中，85%为无排卵性功血。无排卵性功血多见于青春期和围绝经期，排卵性功血多见于育龄期女性。

知识点2：功能失调性子宫出血的病因及发病机制　　副高：熟练掌握　　正高：熟练掌握

（1）无排卵性功能失调性子宫出血：无排卵性功能失调性子宫出血是由于机体受到内部和外部各种异常因素，诸如精神过度紧张、情绪变化、环境气候改变、营养不良、贫血、代谢紊乱、甲状腺功能异常等疾病影响时，通过中枢神经系统引起下丘脑-垂体-卵巢轴功能调节异常，从而导致月经失调。无排卵性功血主要包括青春期功血和绝经过渡期功血，育龄期功血少见。其发病机制各不相同。

1）青春期功血：青春期无排卵功血的主要原因是下丘脑-垂体对雌激素的正反馈反应异常。同时青春期功血患者下丘脑-垂体-卵巢轴尚未成熟，未能建立稳定的周期性调控机制，如果此时受到机体内部和外界等诸多因素的应激刺激或肥胖等遗传因素的影响，就可能引起功血。

2）绝经过渡期功血：绝经过渡期无排卵功血的主要原因是卵巢功能逐渐减退，卵泡逐渐耗尽，剩余卵泡对垂体促性腺激素的反应性减低，雌激素分泌量波动，不能形成排卵前高峰，排卵停止。

3）育龄期功血：可因某种内外环境刺激，如劳累、应激、流产、手术或疾病等引起短暂的无排卵。亦可因肥胖、多囊卵巢综合征、高催乳素血症等长期存在的因素引起持续无排卵性。

4）其他因素：无排卵性功血还与子宫内膜出血的自限性机制缺陷有关，如子宫内膜组织脆性增加、子宫内膜脱落不全、血管结构与功能异常、凝血与纤溶异常、血管舒缩因子异常等。

（2）排卵性功能失调性子宫出血：排卵性功能失调性子宫出血较无排卵性功能失调性子宫出血少见，多发生于生育期妇女，患者有排卵，但黄体功能异常。常见两种类型。

1）黄体功能不足（LPD）：黄体功能健全发育的前提是足够水平的促卵泡激素（FSH）和黄体生成素（LH），LH/FSH 比值以及卵巢对 LH 的良好反应，而黄体功能不全的因素主要有卵泡发育不良，LH 排卵高峰分泌不足，LH 排卵峰后低脉冲缺陷。

2）子宫内膜不规则脱落：又称黄体萎缩不良，是由于下丘脑-垂体-卵巢轴调节功能紊乱或溶黄体机制异常引起黄体萎缩不全，内膜持续受孕激素影响，使子宫内膜不能如期完全脱落。

知识点 3：功能失调性子宫出血的临床表现　　　　　副高：掌握　正高：掌握

（1）无排卵性功血：临床最常见的症状是子宫不规则出血，表现为经期长短不一，甚至可达 1 个月以上，经量多少不定，从淋漓不断而至大量出血。出血期一般不伴有下腹疼痛或其他不适，出血量多或时间长的患者常继发贫血。

（2）排卵性功血：多见于育龄女性，部分见于青春期少女和更年期女性。其中可分为排卵型月经过多、黄体功能不全、子宫内膜脱落不规则脱落和排卵期出血等类型。

1）黄体功能不足表现为月经周期缩短，月经频发。患者不易受孕或易流产。

2）子宫内膜不规则脱落者，表现为月经周期正常，但经期延长，长达 9~10 日，且出血量多，后几日常表现为少量淋漓不断出血。

3）表现为月经过多，周期正常。

4）表现为排卵期出血，即在月经中期有少量阴道流血，伴或不伴腹痛。

知识点 4：功能失调性子宫出血的辅助检查　　　　　副高：掌握　正高：掌握

（1）妇科检查：盆腔检查排除器质性病灶，常无异常发现。

（2）诊断性刮宫：于月经前 3~7 天或月经来潮 12 小时内刮宫，以确定排卵或黄体功能。为确定是否子宫内膜不规则脱落，应在月经期第 5~6 日进行诊刮。不规则流血者可随时进行刮宫。

（3）宫腔镜检查可直接观察子宫内膜情况：表面是否光滑、有无组织突起及充血。

（4）基础体温测定：测定排卵的简易可行方法。

（5）宫颈黏液结晶检查：经前出现羊齿植物叶状结晶提示无排卵。

（6）阴道脱落细胞涂片检查：判断雌激素影响程度。

（7）激素测定：于月经周期黄体期合适时间（第 21 日）测定血孕酮值，若升高提示近期有排卵。

知识点 5：功能失调性子宫出血的治疗要点 　　　　　副高：掌握　正高：掌握

（1）无排卵性功血

1）支持治疗：加强营养，保证休息；贫血者补充铁剂、维生素 C 和蛋白质，严重贫血者遵医嘱输血；出血时间长者遵医嘱给予抗生素预防感染。

2）药物治疗：青春期和育龄期女性以止血、调整月经周期、促排卵为主；围绝经期女性以止血、调整月经周期、减少经量和防止子宫内膜病变为主。多采用性激素止血和调整月经周期，出血期可辅以促凝血和抗纤溶药物治疗。

3）手术治疗：①刮宫术：最常用，围绝经期女性激素治疗前常规刮宫以排除子宫内膜病变，青春期患者应持谨慎态度；②子宫内膜切除术：适用于经量多的围绝经期患者和经激素治疗无效且无生育要求的育龄期女性；③子宫切除术：用于对各种治疗效果不佳或无效者。要在患者和家属了解所有治疗功血的可行方法后，由患者和家属自行选择是否切除子宫。

（2）排卵性功血

1）支持治疗：同无排卵性功血。

2）黄体功能不足的治疗：①促进卵泡发育：于月经第 5 日开始每日口服氯米芬 50mg，连服 5 日；②刺激黄体功能：于基础体温上升后开始隔日肌内注射绒毛膜促性腺激素（hCG）1000~2000U，共 5 次；③黄体功能替代：于排卵后开始每日肌内注射黄体酮 10mg，共 10~14 日。

3）子宫内膜不规则脱落的治疗：其治疗原则为调节下丘脑-垂体-卵巢轴的反馈功能，促进黄体及时萎缩。常用药物为孕激素和 hCG。

知识点 6：功能失调性子宫出血的护理评估 　　　　副高：熟练掌握　正高：熟练掌握

（1）健康史：详细了解患者异常子宫出血的类型、发病时间、病程经过、出血前有无停经史及以往治疗经过，注意患者的年龄、月经史、婚育史、避孕措施、激素类治疗药物使用史及全身和生殖系统有无相关疾病，如肝病、血液病、糖尿病、甲状腺功能亢进或甲状腺功能低下等。

（2）身体状况：观察营养状况、有无贫血貌；询问阴道流血量。青春期功血患者因缺乏对疾病的认识而不能及时就诊，导致病程延长或止血效果不佳；绝经过渡期及生育期功血患者因异常阴道流血，怀疑患恶性肿瘤。患者会表现出情绪不稳定、烦躁、焦虑不安等心理反应。

（3）心理-社会状况：年轻患者常因害羞或其他顾虑而不及时就诊。因病程时间长并发感染或因止血效果不佳，绝经前期患者往往怀疑或惧怕长期不规则出血是生殖器官肿瘤所致。生育年龄女性因黄体功能不全而导致的孕早期流产与不孕，也同样造成患者的极大精神负担与心理障碍。

知识点 7：功能失调性子宫出血的护理诊断　　副高：熟练掌握　正高：熟练掌握

（1）活动无耐力：与子宫异常出血导致的继发性贫血有关。

（2）焦虑：与子宫不规则出血、月经紊乱导致的工作、学习不方便有关，与性激素治疗的不良反应有关。

（3）知识缺乏：缺乏性激素相关知识。

（4）有感染的危险：与子宫不规则出血、出血量多导致严重贫血，机体抵抗力下降有关。

知识点 8：功能失调性子宫出血的护理措施　　副高：熟练掌握　正高：熟练掌握

（1）一般护理

1）休息与活动：出血期间患者卧床休息，适当限制活动及探视时间，充分休息。

2）营养指导：患者加强营养，改善全身情况，可以补充铁剂、维生素 C 和蛋白质，经量多者应额外补充铁，向患者推荐含铁较多的食物，如猪肝、豆角、蛋黄、胡萝卜、葡萄干等。多食粗纤维食物。

3）保持清洁，预防感染：勤换卫生垫和内裤；出血期间禁止性生活及盆浴；保持室内空气新鲜，每天通风 2 次。

（2）疾病护理

1）疾病观察：注意观察患者阴道流血情况、皮肤及黏膜苍白的程度。

2）预防感染：严密观察与感染有关的症状及体征，监测白细胞计数和中性粒细胞分类。同时做好会阴护理保持局部清洁。如果有感染征象，及时与医生联系并遵医嘱进行治疗。

3）大出血患者的护理：绝对卧床休息，注意观察意识状态；详细记录患者的生命体征及出血量，嘱患者保留会阴垫和内裤等以便准确估计出血量；对出血量多者，应绝对卧床休息，遵医嘱做好配血、输血和采取止血措施，执行治疗方案维持患者正常血容量；配合医生采取止血措施，如刮宫术等。

4）用药护理：遵医嘱正确使用性激素，指导患者在治疗期间如出现不规则阴道流血，应及时就诊。

5）心理护理：加强护患沟通；帮助患者减轻心理负担，向患者解释病情及提供相关信息。

知识点9：功能失调性子宫出血的健康指导　　　　副高：掌握　正高：熟练掌握

（1）通过健康教育，使患者及其家属提高对疾病的认识，及早察觉异常，及时就医。

（2）青春发育期少女及更年期女性分别处于生殖功能发育和衰退的过渡时期，情绪不稳定，应保持身心健康，注意增加营养，加强身体锻炼。

（3）月经期避免剧烈活动，勤换内裤，禁止盆浴，出血期间禁止性交，出血时间长者更应该保持会阴清洁，以防上行感染。

（4）有贫血者要补充铁剂，加强营养。

（5）指导测定基础体温，预测是否为排卵周期，如为持续单相体温，提示无排卵，应及时治疗。

第二节　闭　　经

知识点1：闭经的概念　　　　副高：熟练掌握　正高：熟练掌握

闭经是妇科常见症状，表现为无月经或月经停止，根据既往有无月经来潮分为原发性闭经与继发性闭经两类。原发性闭经是指年龄＞15岁、第二性征已发育、月经尚未来潮，或年龄＞13岁、尚无女性第二性征发育。继发性闭经是指既往曾建立正常月经周期，后因某种病理性原因致月经停止6个月以上者，或按照自身原来月经周期计算停经3个周期以上者。青春期前、妊娠期、哺乳期及绝经后的月经不来潮均属于生理现象，此节不介绍。

知识点2：闭经的病因及发病机制　　　　副高：熟练掌握　正高：熟练掌握

原发性闭经较少见，往往由于遗传学原因或先天性发育缺陷引起，如苗勒管发育不全综合征、雄激素不敏感综合征、卵巢不敏感综合征等。继发性闭经发生率明显高于原发性闭经，病因复杂。闭经按生殖轴病变和功能失调的部位分为下丘脑性闭经、垂体性闭经、卵巢性闭经、子宫性闭经以及下生殖道发育异常性闭经。

知识点3：闭经的临床表现　　　　副高：掌握　正高：掌握

（1）下丘脑性闭经：是最常见的一类闭经，由中枢神经系统下丘脑功能和器质性疾病引起的闭经。其机制可能与应激状态下下丘脑分泌的促肾上腺皮质激素释放激素和皮质激素分泌增加，进而刺激内源性阿片肽分泌，抑制下丘脑分泌促性腺激素释放激素（GnRH）和垂体促性腺激素（Gn）有关，即促卵泡素（FSH）和黄体生成素（LH）尤其是LH分泌功能低下。临床上按病因分为 3 大类。

1）功能性闭经：此类闭经是因各种应激因素抑制 GnRH 分泌引起的闭经，如治疗及时，可以逆转。①应激性闭经：精神打击、环境变化等可引起内源性阿片类物质、多巴胺和促肾上腺皮质激素释放激素水平应激性升高，继而抑制下丘脑 GnRH 的分泌；②运动性闭经：长期剧烈运动如长跑、芭蕾舞、现代舞训练等易致闭经，原因是多方面的。初潮发生和月经的维持有赖于一定比例（17%~20%）的机体脂肪，若运动员机体肌肉/脂肪增加或总体脂肪减少，而脂肪是合成甾体激素的原料，故可致月经异常。另外，运动加剧后 GnRH 释放受到抑制，使 LH 释放受到抑制也可以引起闭经。中华医学会《闭经诊断和治疗》指南指出若体质量减轻 10%~15% 或体脂丢失 30% 时将出现闭经；③神经性厌食所致闭经：因过度节食导致体质量急剧下降，最终导致下丘脑多种神经内分泌激素分泌水平的降低，引起垂体前叶多种促性腺激素包括 LH、FSH、ACTH 等分泌水平下降；④营养相关性闭经：慢性消耗性疾病、肠道疾病、营养不良等导致体质量过度降低及消瘦均可引起闭经。

2）基因缺陷或器质性闭经：因基因缺陷引起的先天性 GnRH 分泌缺陷，主要存在伴有嗅觉障碍的 Kallmann 综合征与不伴有嗅觉障碍的突发性低 Gn 性闭经。导致器质性闭经包括下丘脑肿瘤，还有炎症、创伤、化疗等原因。

3）药物性闭经：长期使用抑制中枢或下丘脑的药物，如抗抑郁药、抗精神病药、避孕药等可抑制 GnRH 分泌而致闭经，但一般停药后均可恢复月经。

（2）垂体性闭经：闭经的主要病变在垂体。垂体病变或功能失调可影响促性腺激素的分泌，继而影响卵巢功能而引起闭经，如垂体肿瘤、空蝶鞍综合征、先天性垂体病变、Sheehan（席恩）综合征。

（3）卵巢性闭经：闭经的原因在卵巢。卵巢性激素水平低落，子宫内膜不发生周期性变化而导致闭经，如先天性卵巢发育不全、酶缺陷、卵巢抵抗综合征、卵巢早衰等。

（4）子宫性及下生殖道发育异常性闭经：子宫性闭经的原因在子宫。此时月经调节功能正常，第二性征发育也往往正常，但子宫内膜受到破坏或对卵巢激素不能产生正常的反应，从而引起闭经，包括先天性子宫性闭经和获得性子宫性闭经两种。先天性子宫性闭经的病因包括苗勒管发育异常的 MRKH 综合征和雄激素不敏感综合征；获得性子宫性闭经的病因包括感染、创伤导致宫腔粘连引起的闭经。

下生殖道发育异常性闭经包括宫颈闭锁、阴道横隔、阴道闭锁及处女膜闭锁等，经血引流障碍从而导致闭经。

（5）其他

1）雄激素水平升高的疾病：包括多囊卵巢综合征（PCOS）、先天性肾上腺皮质增生症（CAH）、分泌雄激素的肿瘤及卵泡膜细胞增殖症等。

2）甲状腺疾病：常见的甲状腺疾病为桥本病及毒性弥漫性甲状腺肿（Graves 病）。常因自身免疫抗体引起甲状腺功能减退或亢进，并抑制 GnRH 分泌进而引起闭经；也可因抗体的交叉免疫破坏卵巢组织引起闭经。

知识点4：闭经的辅助检查　　　　　　　　　　　　　　　　　　　副高：掌握　正高：掌握

（1）妇科检查：检查第二性征发育程度，注意内、外生殖器的发育有无缺陷、畸形和肿瘤，腹股沟区有无肿块。

（2）诊断性刮宫：适用于已婚女性。用于了解宫腔深度和宽度，宫颈管或宫腔有无粘连。

（3）子宫输卵管碘油造影：了解宫腔形态、大小及输卵管情况，用于诊断生殖系统发育不良、畸形、结核及宫腔粘连等病变。

（4）宫腔镜检查：在宫腔镜直视下观察子宫腔及内膜有无宫腔粘连、可疑结核病变，常规取材送病理学检查。

（5）药物撤退试验：常用于孕激素试验和雄、孕激素序贯试验。

（6）基础体温测定：基础体温呈双相型，提示卵巢内有排卵和黄体形成，卵巢功能正常。

（7）阴道脱落细胞检查：脱落细胞出现周期性改变提示卵巢有排卵。

（8）宫颈黏液结晶检查：根据涂片上羊齿状结晶及椭圆体的周期变化，判断卵巢功能。

（9）血甾体激素测定：雌二醇、孕酮及睾酮的放射免疫测定。

（10）垂体功能检查：雌激素试验阳性提示患者体内雌激素水平低落，为确定原发病因在卵巢、垂体或下丘脑，需做特殊检查。

（11）其他检查：包括染色体检查、甲状腺功能检查、肾上腺功能检查、B超检查等。

知识点5：闭经的治疗要点　　　　　　　　　　　　　　　　　　　副高：掌握　正高：掌握

（1）全身治疗
1）因全身性急慢性疾病引起的闭经应积极治疗全身性疾病。
2）营养不良引起者需增加营养保持标准体重。
3）运动性闭经者需减少运动量。

（2）病因治疗
1）由器质性病变引起的闭经，需针对病因进行治疗。如阴道闭锁者可行阴道成形术。
2）宫腔粘连者可行宫腔粘连分离后放置避孕环。
3）垂体肿瘤者可根据病情制定相应的治疗方案。

（3）激素治疗
1）性激素替代治疗：目的是维持女性全身健康及生殖健康、促进和维持第二性征及月经。①雌激素替代治疗：适用于无子宫者；②雌、孕激素人工周期疗法：适用于有子宫者；③孕激素疗法：适用于体内有一定内源性雌激素水平者。
2）促排卵治疗：适用于卵巢功能存在，且有生育要求者。

3）其他激素治疗：如肾上腺皮质激素治疗、甲状腺素治疗。

（4）心理治疗：精神因素导致闭经者，应行心理疏导疗法。

知识点6：闭经的护理评估　　　　　　副高：熟练掌握　　正高：熟练掌握

（1）健康史：详细询问月经史，包括初潮年龄、第二性征发育情况、月经周期、经期、经量、有无痛经，了解闭经前情况。已婚女性询问其生育史及产后并发症。此外，特别注意询问闭经期限及伴随症状，发病前有无引起闭经的诱因如精神因素、环境改变、体重增加、剧烈运动、各种疾病及用药影响等。

（2）身体状况：注意观察患者精神状态、营养、全身发育状况，测量身高、体重、智力情况、躯干和四肢的比例。观察五官生长特征，检查有无多毛；观察患者第二性征发育情况，如音调、乳房发育、阴毛及腋毛情况、骨盆是否具有女性体态，挤双乳观察有无乳汁分泌。

（3）心理-社会状况：闭经是主要的症状，患者担心闭经对健康、性生活和生育能力的影响。表现为情绪低落，对治疗和护理丧失信心，反过来又会加重闭经。

知识点7：闭经的护理诊断　　　　　　副高：熟练掌握　　正高：熟练掌握

（1）功能障碍性悲哀：与长期闭经及治疗效果不明显有关。

（2）焦虑：与不了解疾病发展结果，不了解诊断结果出现精神上的紧张，缺乏安全感有关。

（3）恐惧：与不了解检查方法和检查结果，使患者有危险感有关。

（4）自尊紊乱：与不能正常每月月经来潮而出现自我否定有关。

知识点8：闭经的护理措施　　　　　　副高：熟练掌握　　正高：熟练掌握

（1）一般护理：加强营养，保证充足的睡眠，注意锻炼，增强体质，如果是肥胖导致的闭经，则指导患者低热量饮食。

（2）心理护理：对于闭经的患者应特别重视心理护理，建立良好的护患关系，帮助患者正确对待疾病。向患者提供疾病的相关信息，强调闭经的发生与精神因素密切相关，尽力使其了解闭经的发生与神经内分泌的调控有关，耐心解答患者及家属提出的疑问，减轻精神压力。促进患者与社会的交往。鼓励患者参与力所能及的社会活动，保持心情舒畅。

（3）治疗配合

1）性激素替代疗法：常用雌激素、孕激素序贯疗法和雌激素、孕激素合并疗法。

2）诱发排卵：下丘脑垂体功能失调而卵巢功能存在，可根据具体情况选用氯米芬、hCG等诱导排卵。指导患者遵医嘱用药，详细说明性激素的作用、不良反应、剂量、具体用药方法等问题。告知患者应用性激素后会出现撤药性出血。

知识点9：闭经的健康指导 副高：掌握 正高：熟练掌握

（1）鼓励患者耐心接受有关检查，针对病因治疗。

（2）加强体育锻炼，增强体质，提高机体抵抗力。

（3）合理安排工作和生活，稳定情绪，保持心情舒畅。

（4）注意营养，调节饮食，维持正常体重。

第三节 痛 经

知识点1：痛经的概念 副高：熟练掌握 正高：熟练掌握

凡在行经前后或在行经期出现腹痛、腰酸、下腹坠胀或其他不适并影响生活和工作者称为痛经。痛经分为原发性和继发性两种。前者是指生殖器官无器质性病变的痛经，后者指由于盆腔器质性疾病所引起的痛经。此节主要讲述原发性痛经。

知识点2：痛经的病因及发病机制 副高：熟练掌握 正高：熟练掌握

原发性痛经多见于青少年期，其疼痛与子宫肌肉活动增强所导致的子宫张力增加和过度痉挛性收缩有关。

原发性痛经的发生与月经时子宫内膜释放前列腺素（PG）含量增高有关。痛经患者子宫内膜和月经血中 $PGF_{2\alpha}$ 和地诺前列酮较正常妇女明显升高，尤其是 $PCF_{2\alpha}$ 含量增高是造成痛经的主要原因。前列腺素诱发子宫平滑肌收缩，产生分娩样下腹痉挛性绞痛。子宫平滑肌过度收缩历时稍长，可使子宫腔压力升高至 8kPa 以上，造成子宫供血不足，当子宫压力超过平均动脉压即可引起子宫缺血，结果刺激子宫自主神经疼痛纤维而发生痛经。PG 的刺激还可使子宫收缩图形与正常妇女的不同，痛经患者子宫基础张力升高，收缩强度及频率增加，且收缩不协调或非节律性，异常的子宫收缩使子宫缺血缺氧引起疼痛。原发性痛经的发生受内分泌因素、遗传因素、免疫因素、精神因素、神经因素等的影响。

（1）内分泌因素：痛经经常发生在有排卵的月经周期，无排卵型子宫内膜因无黄体酮刺激，所含 PG 浓度甚低，月经周期一般不伴有腹痛。

（2）精神、神经因素：内在或外来的应激可使痛阈降低，精神紧张、焦虑、恐惧、寒冷刺激、经期剧烈运动以及生化代谢产物均可通过中枢神经系统刺激盆腔疼痛纤维。

（3）遗传因素：女儿与母亲发生痛经有相关关系。

（4）免疫因素：痛经患者免疫细胞和免疫反应有改变。

知识点3：痛经的临床表现 　　　　　　　　　　副高：掌握　正高：掌握

原发性痛经在青少年期常见，多在初潮后6~12个月发病，无排卵型月经一般不发生痛经。痛经多于月经第1、2天出现，常为下腹部阵发性绞痛，有时也放射至肛门、腰部及阴道，疼痛程度也多变异，可表现为轻微痉挛性疼痛，严重时患者不能忍受，疼痛剧烈时出现头昏、低血压、面色苍白及出冷汗，甚至昏厥。也有部分患者经前1~2天即开始下腹部疼痛，月经来潮时加剧。膜样月经患者疼痛剧烈，一旦排出后疼痛迅速减轻。妇科检查可无异常发现。

知识点4：痛经的辅助检查 　　　　　　　　　　副高：掌握　正高：掌握

（1）妇科检查：无阳性体征。

（2）盆腔超声检查：原发性痛经患者盆腔B超检查无异常情况发生。继发性痛经患者盆腔B超检查可发现子宫畸形、子宫均匀增大或不规则增大、盆腔包块等病变。

（3）宫腔镜检查：宫腔镜检查可发现黏膜下子宫肌瘤及双子宫、纵隔子宫等子宫畸形。

（4）腹腔镜检查：腹腔镜检查可明确盆腔有无内膜异位症病变、粘连等情况。

（5）CT和MRI检查：可以了解盆腔包块的大小、部位及质地。

知识点5：痛经的治疗要点 　　　　　　　　　　副高：掌握　正高：掌握

（1）病因治疗：加强营养、增强体质、保持身心适当休息。宫颈狭窄者可行宫颈扩张术。

（2）中药治疗：以活血行气、散瘀止痛为原则，宜用少腹逐瘀汤加减。

（3）激素治疗：①雌激素：常用于子宫发育不良者。妊马雌酮0.625mg或17β-雌二醇1mg，连续21天，可在服药后期加用孕激素，停药8~10天，重复使用3~6个月，停药观察，根据情况可重复使用。②孕激素：抑制子宫收缩。a. 自经前7~10天开始，每天肌内注射黄体酮10~20mg，连续5天；或从经前10天起口服甲羟孕酮4~8mg，连服7天。b. 自月经第5天开始，每天口服炔诺酮2.5~5mg或甲羟孕酮4~8mg，连服22天，连用3个周期。③雌激素、孕激素复合物：适用于少量女性痛经较顽固者。口服避孕药1号或2号，与避孕药服用方法相同，连服3~6个周期。

（4）前列腺素抑制剂的应用：从月经第20~22天开始，用复方阿司匹林0.5g，每天2~3次，或吲哚美辛25mg，每天3次，连服7天；氟芬那酸（氟灭酸）200mg，每天3次，或甲芬那酸（甲灭酸）500mg，每天3次，于月经第1天开始服药至月经干净停用。

（5）对症治疗：痛经发作期间可用阿托品、颠茄合剂等解痉药物。吗啡类镇痛药物因容易成瘾，不宜久用。

知识点6：痛经的护理评估　　　　　　　　副高：熟练掌握　正高：熟练掌握

（1）健康史：了解患者的年龄、月经史与婚育史，询问与诱发痛经相关的因素，疼痛和月经的关系，疼痛发生的时间、部位、性质和程度，是否服用镇痛药缓解疼痛，用药量及持续时间，疼痛时伴随的症状以及自觉最能缓解疼痛的方法和体位。

（2）身体状况：评估下腹痛严重程度及伴随症状。注意与其他原因造成的下腹部疼痛症状相鉴别。

（3）心理-社会状况：倾听和观察患者的精神、神经方面的表现。注意神经质患者的性格特点。

知识点7：痛经的护理诊断　　　　　　　　副高：熟练掌握　正高：熟练掌握

（1）疼痛：与月经期子宫收缩、子宫肌组织缺血缺氧、刺激疼痛神经元有关。

（2）恐惧：与长时间痛经造成的精神紧张有关。

（3）睡眠型态紊乱：与痛经有关。

知识点8：痛经的护理措施　　　　　　　　副高：熟练掌握　正高：熟练掌握

（1）一般护理：提醒患者注意生活规律，劳逸结合，适当增加营养并保证充足的睡眠，加强经期卫生，避免剧烈运动，防止受寒。

（2）治疗护理：对于痛经不能忍受者，可用镇痛、解痉药。常用前列腺素合成酶抑制剂减少PG产生，如奥沙普秦0.2g/d或氟芬那酸0.6g/d。月经来潮即开始服药，连续2~3日。必要时用镇痛剂对症处理，但应防止药物依赖或成瘾。顽固性病例可口服避孕药抑制排卵，因分泌型子宫内膜中前列腺素含量明显高于增殖型子宫内膜，药物抑制排卵后，使子宫内膜不呈分泌型改变，疗效达90%以上。

（3）心理护理：原发性痛经应重视心理护理，要关心并理解患者的不适和恐惧心理，讲解有关月经期的生理反应及痛经有关知识，消除患者恐惧、焦虑及精神负担，鼓励患者积极参与社会活动，保持乐观情绪，减轻心理压力。

知识点9：痛经的健康指导　　　　　　　　副高：掌握　正高：熟练掌握

（1）进行月经期保健指导：指导患者经期忌食生冷、寒凉食物，注意保暖，避免焦虑、精神紧张和过度劳累。经期保持清洁卫生，禁止性生活，加强经期保护，预防感冒。饮食宜清淡，加强营养，保证充足睡眠。

（2）提供精神心理支持：关心并理解患者的不适和恐惧心理，经期不适是正常人可以承受的生理反应。疼痛不能忍受时可以采用非麻醉性镇痛治疗，适当使用镇痛、镇静、解痉药可以缓解痛经症状，不必恐惧。

（3）应用生物反馈法：增加患者的自我控制感，使身体放松，以解除痛经。

（4）减轻疼痛症状：指导患者用热水袋敷下腹部，可以减轻疼痛症状。

第四节　经前期紧张综合征

知识点1：经前期综合征的概念　　　副高：熟练掌握　正高：熟练掌握

经前期综合征（premenstrual syndrome，PMS）是指在月经前，周期性发生的影响妇女日常生活和工作、涉及躯体精神及行为的症候群，月经来潮后，症状自然消失。伴有严重情绪不稳定的经前期综合征称为经前焦虑性障碍。80%的PMS发生在生育年龄的妇女，发病率为2.5%~5%。

知识点2：经前期综合征的病因及发病机制　　　副高：熟练掌握　正高：熟练掌握

目前对引起经前期综合征的原因仍不清楚，可能与卵巢激素比例失调、中枢神经递质异常、缺乏维生素B_6以及精神、社会等因素有关。

（1）雌、孕激素比例失调：由孕激素水平不足、雌激素水平相对过高引起，也可能由于组织对孕激素敏感性失常所致。孕激素促进远端肾小管钠和水的排泄，雌激素则通过肾素-血管紧张素-醛固酮系统使水钠潴留，从而出现体重增加等征象。

（2）神经递质异常：研究证实神经类阿片肽在月经周期中对性激素的波动和变化敏感。排卵期或黄体晚期阿片肽浓度下降可引起紧张、忧虑、易激动和攻击行为，从而引起PMS。

（3）缺乏维生素B_6：维生素B_6是合成多巴胺和5-羟色胺的辅酶，在经前期综合征患者中，黄体晚期和经前期全血的5-羟色胺水平下降，脑5-羟色胺活性降低时机体对应激刺激的敏感性增加，对环境的应激处理能力降低而易受伤害，引起行为和精神症状。

（4）精神社会因素：一些研究反映经前期综合征患者的精神心理与社会环境因素之间的相互作用参与了经前期综合征的发生，而患者的应激反应性和心理两方面的调节在经前期综合征中产生影响。

知识点3：经前期综合征的临床表现　　　副高：掌握　正高：掌握

为周期性发生的系列异常现象，多见于25~45岁妇女，常常因家庭不和睦或工作紧张激发。症状常出现于月经前1~2周，月经来潮后迅速、明显减轻至消失，有周期性和自止性的特点。主要症状有3类。

（1）精神症状

1）焦虑型：如精神紧张、情绪不稳定、易怒，琐事就可引起感情冲动、争吵哭闹。

2）抑郁型：无精打采、情绪淡漠、忧愁不乐、失眠、健忘、注意力不集中、判断力减弱，有时精神错乱、偏执妄想甚至产生自杀意图。

（2）躯体症状

1）水钠潴留症状：手、足、颜面水肿，体重增加，腹部胀满。

2）疼痛：乳房胀痛，头痛可伴恶心、呕吐或腹泻，腰骶部痛，盆腔痛或全身各处疼痛。

3）其他症状：疲乏、食欲增加，喜食甜食或咸食。

（3）行为改变 思想不集中，工作效率低，意外事故倾向，易有犯罪行为或自杀意图。

知识点 4：经前期综合征的辅助检查 副高：掌握 正高：掌握

全身检查有水肿体征，但妇科检查常无异常。通过全面检查以排除心、肝、肾等疾病引起的水肿。

知识点 5：经前期综合征的治疗要点 副高：掌握 正高：掌握

临床处理分为非药物治疗和药物治疗。

（1）非药物治疗：给予心理安慰与疏导，使精神松弛，重新调整生活状态。

（2）药物治疗：以解除症状为主，如利尿、镇静、镇痛等。常用药物有镇静剂（艾司唑仑）、抗抑郁药（氟西汀）、利尿剂（螺内酯）、激素（孕激素）、溴隐亭及维生素 B_6。

知识点 6：经前期综合征的护理评估 副高：熟练掌握 正高：熟练掌握

（1）健康史：评估患者生理、心理方面的疾病史，既往妇科、产科等病史；排除精神病及心、肝、肾等疾病引起的水肿。不在经前期发生但在经前期加重的疾病如偏头痛、子宫内膜异位症等都不属于经前期综合征。

（2）身体状况：月经前 7~14 天，出现一种周期性的身体症状，包括乳房胀痛不适、水肿、体重增加、腹胀、疲劳、腰背疼痛、头痛等。

（3）心理-社会状况：经前期综合征患者的心理方面的症状包括紧张、焦虑、沮丧、不安、情绪起伏不定等，更严重者自杀、出现叛逆性或虐待儿童的行为。

知识点 7：经前期综合征的护理诊断 副高：熟练掌握 正高：熟练掌握

（1）焦虑：与周期性经前出现不适症状有关。

（2）体液过多：与雌、孕激素比例失调有关。

（3）疼痛：与精神紧张有关。

知识点 8：经前期综合征的护理措施　　副高：熟练掌握　正高：熟练掌握

（1）心理护理：月经期的疼痛或羞耻感使得一些妇女对月经出血异常反感，由此产生的恐惧、担心、害怕心理，又增加了她们对经前主诉和适应不良性逃避习性的易感性。这是由于这些妇女把月经看成是一种持久的反复发作的不良事件有关。实际上，PMS 患者的多数症状是其固有心理特征的表现，是她们不能有效地适应环境和控制自我的表现。

（2）疾病护理

1）心理指导：配合医师指导患者进行应付技巧训练、生物反馈、放松训练及合理化情绪疗法等。采取积极的社会心理干预措施，有效开展 PMS 妇女心理咨询及其干预，提高PMS 妇女生活及其生存质量，心理健康。

2）饮食指导：减少盐、糖、酒精和咖啡因的摄入，增加糖类的摄入。在黄体后期给予糖类与低蛋白质饮食，可改善抑郁、紧张、易怒、悲伤、全身乏力、敏感及迟钝症状。

3）活动指导：进行有氧运动，例如舞蹈、慢跑、游泳等。有氧运动可致内啡肽增高，可能改善情绪症状。

4）药物指导：遵医嘱指导患者正确使用药物。

知识点 9：经前期综合征的健康指导　　副高：掌握　正高：熟练掌握

向患者和家属讲解可能造成经前期综合征的原因、识别诱发因素和目前处理措施，指导患者记录月经周期，帮助患者获得家人的支持，增加女性自我控制的能力。

第五节　围绝经期综合征

知识点 1：围绝经期综合征的概念　　副高：熟练掌握　正高：熟练掌握

围绝经期是指围绕女性绝经前后的一段时期，从接近绝经出现与绝经有关的内分泌、生物学和临床特征开始，至最后一次月经后 1 年。围绝经期综合征是指女性绝经前后出现的因性激素波动或减少所致的一系列躯体及精神心理症状。

绝经可分为自然绝经和人工绝经。其中，前者指卵巢内卵泡生理性耗竭所致的绝经；后者指双卵巢经手术切除或受放射线等因素影响致卵巢功能丧失所致的绝经。人工绝经者更易发生围绝经期综合征。

知识点2：围绝经期综合征的病因及发病机制　　　副高：熟练掌握　正高：熟练掌握

（1）内分泌因素：卵巢功能减退，血中雌、孕激素水平降低，使正常的下丘脑-垂体-卵巢轴之间平衡失调，影响了自主神经中枢及其支配下的各脏器功能，从而出现一系列自主神经功能失调的症状。在卵巢切除或受放疗影响后雌激素急剧下降，症状更为明显，而雌激素补充后可迅速改善。

（2）神经递质：血β-内啡肽及其自身抗体含量明显降低，引起神经内分泌调节功能紊乱。神经递质5-羟色胺（5-HT）水平异常，与情绪变化密切相关。

（3）种族、遗传因素：个体人格特征、神经类型以及职业、文化水平均与围绝经期综合征的发病及症状严重程度有关。围绝经期综合征患者大多神经类型不稳定，且有精神压抑或精神上受过较强烈刺激的病史。另外，经常从事体力劳动的人发生围绝经综合征的较少，即使发生也较轻、消退较快。

知识点3：围绝经期综合征的临床表现　　　　　　副高：掌握　正高：掌握

（1）近期症状

1）月经紊乱：月经紊乱是绝经过渡期的常见症状，由于稀发排卵或无排卵，表现为月经周期不规则、经期持续时间长及经量增多或减少。该症状的出现取决于卵巢功能状态的波动性变化。

2）血管舒缩症状：主要表现为潮热，是雌激素降低的特征性症状。其特点是反复出现短暂的面部、颈部及胸部皮肤阵阵发红，继之出汗。通常持续1~3分钟。症状轻者每天发作数次，严重者10余次或更多，夜间或应激状态易促发。该症状可持续1~2年，有时长达5年或更长。

3）自主神经失调症状：常出现如心悸、眩晕、头痛、失眠、耳鸣等自主神经失调症状。

4）精神神经症状：绝经过渡期妇女常表现为注意力不易集中，记忆力减退，且情绪波动大，如激动易怒、焦虑不安或情绪低落、抑郁、不能自我控制情绪等症状。

（2）远期症状

1）泌尿生殖道症状：主要表现为泌尿生殖道萎缩，出现阴道干燥、性交困难及反复阴道感染，排尿困难、尿痛、尿急等反复发生的尿路感染。

2）骨质疏松：绝经后妇女雌激素缺乏使骨质吸收增加，导致骨量迅速丢失而出现骨质疏松。50岁以上妇女半数以上会发生绝经后骨质疏松，最常发生在椎体，通常发生在绝经后5~10年内。

3）阿尔茨海默病：绝经后期妇女比老年男性患病风险高，可能与绝经后内源性雌激素水平降低有关。

4）心血管病变：绝经后妇女糖、脂肪代谢异常增加，动脉粥样硬化、冠心病的发病风险较绝经前明显增加，可能与雌激素水平低下有关。

知识点4：围绝经期综合征的辅助检查　　　　　　　　副高：了解　正高：掌握

（1）妇科检查：发现外阴阴道萎缩，大小阴唇变薄，皱襞减少，如合并感染，阴道分泌物增多、味臭，子宫颈及子宫萎缩变小，尿道口因萎缩而成红色。

（2）血常规检查：了解贫血程度及有无出血倾向。

（3）心电图及血脂检查：胆固醇增高，主要是 β 脂蛋白增高。

（4）尿常规、细菌学检查、膀胱镜检查：以排除泌尿系病变。

（5）宫颈刮片：进行防癌涂片检查。

（6）分段诊断性刮宫：除外器质性病变。

（7）B 超检查：了解子宫及附件情况。

（8）其他检查：心电图，必要时行 X 线、阴道脱落细胞、腹腔镜等检查。

知识点5：围绝经期综合征的治疗要点　　　　　　　　副高：掌握　正高：掌握

选择心理治疗配合对症治疗或激素治疗。

（1）一般治疗：围绝经期精神症状可因神经类型不稳定或精神状态不健全而加剧，故应进行心理治疗。必要时可选用适量的镇静药以助睡眠，谷维素有助于调节自主神经功能，可以缓解潮热症状。为预防骨质疏松，患者应坚持身体锻炼，增加日晒时间，饮食注意摄取足量蛋白质及含钙丰富食物，并遵医嘱补充钙剂。

（2）激素替代治疗（HRT）：是一种医疗措施。当机体缺乏性激素，并由此发生或将会发生健康问题时，需要外源地给予具有性激素活性的药物，以纠正与性激素不足有关的健康问题。

1）适应证、禁忌证及慎用情况

A. 适应证：①缓解绝经相关症状（如血管舒缩症状及与其相关的睡眠障碍等）尤其是血管舒缩障碍如潮热、盗汗，睡眠障碍等；同时有助于改善疲倦感；缓解患者易激动、烦躁的情绪，以及焦虑、紧张或心境低落等。②泌尿生殖道萎缩相关的问题，如阴道干涩、疼痛、排尿困难、性交痛、反复发作的阴道炎、反复泌尿系感染、夜尿、尿频和尿急。③预防绝经后期骨质疏松症，包括有骨质疏松症的危险因素（如低骨量）及绝经后期骨质疏松症。

B. 禁忌证：①已知或怀疑妊娠，原因不明的阴道流血；②已知或怀疑患有乳腺癌；③已知或怀疑患有性激素依赖性恶性肿瘤；④患有活动性静脉或动脉血栓栓塞性疾病（最近6个月内）；⑤严重肝肾功能障碍，血卟啉症、耳硬化症；⑥脑膜瘤（禁用孕激素）等。

C. 慎用情况：与禁忌证不同，下列情况是可以应用激素补充治疗的。但是在应用之前和应用过程中应该咨询相关专业的医师，共同确定应用 HRT 的时机和方式，同时采取比常规随诊更为严密的措施，监测病情的进展。慎用情况包括：子宫肌瘤、子宫内膜异位症、子宫内膜增生史，尚未控制的糖尿病及严重高血压，有血栓形成倾向，胆囊疾病、癫痫、偏头痛、哮喘、高催乳素血症，系统性红斑狼疮，乳腺良性疾病，乳腺癌家族史。

2）制剂及剂量：主要药物为雌激素，常同时使用孕激素。剂量个体化，以取最小有效量为佳。原则上尽量选用天然性激素，以雌三醇和雌二醇间日给药最为安全有效。我国应用最多的是国产尼尔雌醇，可有效地控制潮热、多汗、阴道干燥和尿路感染。国外常用的有妊马雌酮、微粒化 17-β 雌二醇和替勃龙（7-甲异炔诺酮），孕激素制剂中最常用的是甲羟孕酮。

3）用药途径：性激素可经不同途径使用，根据患者不同情况选择不同制剂。口服以片剂为主；经皮肤有皮贴、皮埋片、涂抹胶；经阴道有霜、片、栓、硅胶环及盐悬剂；肌内注射有油剂及鼻喷用制剂。

4）用药方案：①序贯给药，有子宫者在雌激素治疗的后半周期加用孕激素制剂；②联合用药，雌、孕激素合剂。

5）用药时间：应用 HRT 时，应个性化用药，且在综合考虑治疗目的和危险的前提下，使用能达到治疗目的的最低有效剂量，没有必要限制 HRT 的期限。应用 HRT 时应至少每年进行 1 次个体化危险/受益评估，根据评估情况决定疗程的长短，并决定是否长期应用。在受益大于危险时，可继续给予 HRT。

知识点 6：围绝经期综合征的护理评估　　副高：熟练掌握　正高：熟练掌握

（1）健康史：对 40 岁以上女性，若月经紊乱应重点了解月经史、生育史、有无泌尿生殖道炎症及高血压等，并注意其社会环境以及精神、经济因素等。

（2）身体状况：了解卵巢功能减退及雌激素不足引起的症状，如月经紊乱、潮热；了解家庭因素或社会因素诱发的症状；了解个性特点与精神因素引起的症状。

（3）心理-社会状况：妇女进入绝经过渡期以后，因为家庭和社会环境的变化可加重身体与精神的负担，如自己健康与容貌的变化、工作责任的加重、子女长大离家自立、丈夫工作地位的改变、父母年老或去世等引起心情不愉快、忧虑、多疑、孤独等。

知识点 7：围绝经期综合征的护理诊断　　副高：熟练掌握　正高：熟练掌握

（1）自我形象紊乱：与月经紊乱、精神和神经症状等绝经综合征症状有关。

（2）焦虑：与绝经过渡期内分泌改变、家庭和社会环境改变、个性特点、精神因素等有关。

（3）有感染的危险：与绝经过渡期膀胱黏膜变薄致反复发作膀胱炎有关，与内分泌及局部组织结构改变致抵抗力低下有关。

知识点 8：围绝经期综合征的护理措施　　　　副高：熟练掌握　正高：熟练掌握

（1）疾病护理

1）血管舒缩失调症状的护理：鼓励患者参加有益身心健康的活动，以转移注意力、消除心理症状。提醒患者衣被冷暖要适度，发热出汗时不可过度地减少衣服，适当进食冷饮，症状消失后要立即增加衣被。病室宜清静，空气要新鲜，光线勿过强。饮食在避免辛辣油腻刺激、不易消化的前提下，提倡增加食物的花样品种，强调食物的色、香、味，以增进患者食欲，顺从患者的心意。

2）泌尿生殖系统症状的护理：注意个人卫生，保持皮肤、阴部清洁，温水洗浴，内裤勤换洗并于阳光下暴晒。鼓励患者多饮水以冲洗尿道，减轻炎症反应，症状严重者应卧床休息。此外，应保持和谐的性生活，注意避孕。饮食应富于营养，易于消化，勿食生冷隔餐饭菜及辛辣刺激食物。

3）心血管系统症状的护理：合理安排工作，劳逸结合；清淡饮食，少食高脂、高糖食物，绝对禁烟忌酒，以保护心血管的功能。

4）皮肤症状的护理：避免皮肤冻伤、烧伤；外出行动小心谨慎，以免造成创伤难愈合；常食新鲜易消化的蔬菜、瓜果，多进含钙、蛋白质、维生素丰富的食物。

5）保证充足睡眠：指导患者注意安排好工作、生活与休息，睡眠时间要充足。对于心悸、失眠者应保持周围环境的安静舒适，光线柔和，避免声、光、寒冷等刺激，睡前避免喝浓茶、咖啡，看紧张、刺激的小说或电视等。

6）指导正确用药：近年来，国内外多项研究成果表明补充雌激素类药物治疗是针对病因的预防性措施。因此应让患者了解雌激素替代治疗的机制、药物剂量，用药途径及不良反应，告诫患者严格按医嘱用药。并定期随访指导用药。调整用药量以适合个体的最佳用药量，防止不良反应的发生。

7）注意补充营养：饮食上注意荤素搭配、粗细搭配，多食蔬菜和水果。由于更年期妇女易发生骨质疏松，应给予蛋白质饮食，如豆类、鱼、牛奶、瘦肉等，必要时补充钙剂，应让其到户外活动，晒太阳等，以补充骨钙的丢失。

8）积极参加体育活动：指导患者参加适当的体育活动，如：跑步、打太极拳、羽毛球、散步等，并选择适合自己的运动方式。研究表明适度的运动可减轻思想压力，消除紧张情绪。也可以听音乐，跳舞等分散注意力，以缓解身体的不适。

9）情绪疗法：可培养患者做各种适合自己的工作，从而取得心理平衡。

（2）心理护理

1）与患者沟通交流：通过语言、表情、态度、行为等去影响患者的认识、情绪和行为，耐心回答患者提出的问题，建立信任与合作的护患关系，使护理人员和患者双方发挥积极性，相互配合，达到缓解症状的目的。

2）家庭和社会的帮助：使其家人了解患者可能出现的症状并给予同情、安慰和鼓励。

鼓励患者多和人交往，多参加一些社会活动，以缓解不良情绪的影响，应保持心情舒畅、精神乐观，建立良好的人际关系及社会支持。

知识点9：围绝经期综合征的健康指导	副高：掌握　正高：熟练掌握

（1）解释病情：向绝经综合征妇女及家属介绍绝经是一个生理过程，绝经发生的原因和绝经前后身体将发生的变化，帮助患者消除绝经变化产生的恐惧心理，并对将发生的变化做好心理准备，以乐观积极的态度对待老年的到来。

（2）预防措施：如适当地摄取钙质和维生素 D，可减少因雌激素降低导致的骨质疏松；适当的体育锻炼能够促进血液循环，维持肌肉良好的张力，延缓老化的速度，还可以刺激骨细胞的活动，延缓骨质疏松症的发生。

（3）指导患者了解绝经综合征的常见、多发的妇科疾病：如阴道炎症、绝经后出血、子宫脱垂、尿失禁等相关知识，使她们能够做到"预防为主，防治结合，早期发现，早期治疗"。

（4）防癌检查：主要包括对女性生殖道和乳腺肿瘤的检查。

（5）积极防治绝经综合征的常见病、多发病：如糖尿病、高血压、冠心病、肿瘤和骨质疏松症。

（6）性生活指导：对绝经综合征患者的性需求和性生活等方面给予关心和指导。

第十三章 妊娠滋养细胞疾病妇女的护理

第一节 葡 萄 胎

知识点 1：葡萄胎的概念	副高：熟练掌握　正高：熟练掌握

妊娠后胎盘绒毛滋养细胞增生、间质水肿变性，形成大小不一的水泡，水泡间借蒂相连成串形如葡萄，称为葡萄胎，也称水泡状胎块（hydatidiform mole，HM）。葡萄胎是一种滋养细胞的良性病变，可发生于任何年龄的生育期妇女，葡萄胎可分为完全性葡萄胎与部分性葡萄胎两类。完全性葡萄胎表现为宫腔内充满水泡状组织，没有胎儿及其附属物，年龄 < 20 岁及 > 35 岁妊娠妇女的发病率明显升高，可能与该年龄段容易发生异常受精有关。

部分性葡萄胎表现为有胚胎，胎盘绒毛部分水泡状变性，并且有滋养细胞增生。部分性葡萄胎的发病率远低于完全性葡萄胎，其高危因素可能与口服避孕药及不规则月经等有关，但与年龄和饮食因素无关。

知识点 2：葡萄胎的病因及发病机制	副高：熟练掌握　正高：熟练掌握

葡萄胎的发病原因尚不清楚。目前认为可能与种族、营养状况、社会经济因素、病毒感染、卵巢功能失调、细胞遗传异常及免疫功能有关。

知识点 3：葡萄胎的病理生理	副高：熟练掌握　正高：熟练掌握

病变局限于子宫腔内，不侵入肌层，也不发生远处转移。完全性葡萄胎大体检查水泡状物形如串串葡萄，大小自直径数毫米至数厘米不等，其间由纤细的纤维素相连，常混有血块及蜕膜碎片。水泡状物占满整个宫腔，无胎儿及其附属物或胎儿痕迹。镜下为滋养细胞呈不同程度的增生，绒毛间质水肿呈水泡样，间质内胎源性血管消失。部分性葡萄胎仅部分绒毛变为水泡，常合并胚胎或胎儿组织，胎儿多已死亡，合并足月儿极少，且常伴发育迟缓或多发性畸形。镜下见部分绒毛水肿，轮廓不规则，滋养细胞增生程度较轻，间质内可见胎源性血管。

知识点 4：葡萄胎的临床表现	副高：掌握　正高：掌握

（1）完全性葡萄胎

1）停经后阴道流血：为最常见的症状。停经 8 ~ 12 周开始出现不规则阴道流血，时出时停，量多少不定，如果母体大血管破裂可造成大量出血，导致休克甚至死亡，有时在血中可发现水泡状物。如果出血时间长又未及时治疗，可导致贫血和感染。

2）子宫异常增大、变软：约半数以上患者的子宫大于停经月份，质地极软，并伴血清hCG水平异常升高。约1/3患者的子宫大小和停经月份相符，子宫小于停经月份的只占少数。

3）妊娠呕吐：出现时间较正常妊娠早，症状严重且持续时间长。发生严重呕吐未及时纠正者可导致水、电解质紊乱。

4）妊娠期高血压疾病征象：多发生于子宫异常增大和hCG水平异常升高者，可在妊娠早期出现高血压、蛋白尿和水肿，而且症状严重，容易发展为子痫前期，但子痫罕见。

5）卵巢黄素化囊肿：大量绒毛膜促性腺激素（hCG）刺激卵巢卵泡内膜细胞发生黄素化而形成囊肿，称为卵巢黄素化囊肿。常为双侧性，也可单侧，大小不等，囊壁薄，表面光滑。通常无症状，偶可发生扭转。黄素化囊肿在水泡状胎块清除后2~4个月自行消退。

6）腹痛：为阵发性下腹隐痛。常发生在阴道流血前，往往不剧烈，可忍受。如黄素化囊肿扭转或破裂时则可出现急性腹痛。

7）甲状腺功能亢进征象：约7%患者出现轻度甲状腺功能亢进，表现为心动过速、皮肤潮湿和震颤，但突眼少见。

（2）部分性葡萄胎：除阴道流血外，患者常没有完全性葡萄胎的典型症状，子宫大小与停经月份多数相符或小于停经月份，妊娠呕吐少见而且较轻，多无子痫前期症状，常无腹痛及卵巢黄素化囊肿。易误诊为不全流产或过期流产，需对流产组织进行病理学检查方能确诊。

知识点5：葡萄胎的辅助检查　　　　　　　　　　　副高：掌握　正高：掌握

（1）绒毛膜促性腺激素（hCG）测定：正常妊娠时hCG的分泌高峰在妊娠的60~70天。葡萄胎滋养细胞高度增生，产生大量hCG，血清中hCG浓度大，高于正常妊娠月份值或持续不降。

（2）超声检查：B超下见异常增大的子宫内有弥漫分布的光点及囊状无回声区或呈粗大点状、落雪样影像。

（3）组织学检查

1）全部或部分胎盘绒毛变性、肿胀呈葡萄样水泡，无胚胎、脐带、羊膜等胎儿附属物。

2）镜下，绒毛肿大、间质水肿；间质血管稀少或消失；滋养细胞不同程度的增生。

知识点6：葡萄胎的治疗要点　　　　　　　　　　　副高：掌握　正高：掌握

（1）清宫：葡萄胎一经确诊，应及时清除宫腔内容物，一般采用吸刮术。

（2）子宫切除术：对于年龄>40岁、无生育要求者，或临床有恶变可能，可行预防性子宫切除术。

（3）预防性化疗：因葡萄胎有恶变可能，故对下列高危病例应进行预防性化疗。

1）年龄 >40 岁。

2）葡萄胎排空前 hCG 异常增高或清宫后 hCG 下降缓慢或始终处于高值。

3）伴有咯血者。

4）无条件随访者。一般采用氟尿嘧啶或放线菌素 D（更生霉素）单药化疗一疗程。

（4）卵巢黄素囊肿：一般不需要处理，随着 hCG 的下降就会自然消失。若发生扭转，可以在 B 超或腹腔镜下穿刺吸出囊液，使其复位，扭转时间较长发生坏死者，需行患侧附件切除术。

知识点 7：葡萄胎的护理评估　　　　　　　副高：熟练掌握　正高：熟练掌握

（1）健康史：询问患者年龄、社会经济情况、营养状况等相关致病因素。了解患者及家族的既往疾病史，包括滋养细胞疾病史、月经史、生育史等。葡萄胎患者多有 2~4 个月停经史。

（2）身体状况

1）询问患者停经后有无不规则阴道流血及流血发生的时间和量的多少，有无水泡样物随血排出，是否伴有腹痛。葡萄胎患者因子宫快速增大可有腹部不适或阵发性隐痛，发生黄素囊肿急性扭转时则有急性腹痛。出血时间长者可有贫血和感染表现。

2）了解早孕反应情况，症状严重程度及持续时间。葡萄胎患者早孕反应重、持续时间长，常为妊娠剧吐；还可在妊娠 24 周前出现高血压、蛋白尿及水肿等妊娠期高血压疾病征象。

3）检查子宫、卵巢的大小、质地。约半数以上患者子宫大于停经月份，质地变软，系因葡萄胎迅速增长及宫腔积血所致。少数因绒毛退行性变，停止发育，子宫大小与停经月份相符或小于停经月份。子宫大小如孕 5 个月时，仍触不到胎体、听不到胎心、无自觉胎动。双侧卵巢常呈囊性增大。

（3）心理-社会状况

1）评估患者及家属的情绪反应，对葡萄胎有关知识了解的程度，是否有错误认识及不必要的担心和顾虑，对清宫术有无恐惧或焦虑心理。

2）葡萄胎发生不规则流血时，部分患者会误认为流产而行保胎治疗，当治疗效果欠佳或明确诊断后，患者及家属常感不安，担忧此次妊娠的结局及今后是否能生育正常孩子，并表现出对清宫手术的恐惧。

知识点 8：葡萄胎的护理诊断　　　　　　　副高：熟练掌握　正高：熟练掌握

（1）焦虑：与担心清宫手术及预后有关。

（2）自尊紊乱：与分娩的期望得不到满足及对将来妊娠担心有关。

（3）有感染的危险：与长期阴道流血、贫血造成免疫力下降有关。

知识点9：葡萄胎的护理措施　　　　　　　　　　　副高：熟练掌握　　正高：熟练掌握

（1）护理措施

1）心理护理：详细评估患者对疾病的心理承受能力，鼓励患者表达不能得到良好妊娠结局的悲伤，对疾病、治疗手段的认识，确定其主要的心理问题。向患者和家属讲解有关葡萄胎的疾病知识，说明及早清宫手术的必要性。告诉患者治愈两年后可正常生育，让患者以比较平静的心理接受手术。

2）严密观察病情：观察和评估腹痛及阴道流血情况，流血过多时，密切观察血压、脉搏、呼吸等生命体征。观察每次阴道排出物，一旦发现有水泡状组织应送病理检查，并保留消毒纸垫，以评估出血量及流出物的性质。

3）做好术前准备及术中护理：刮宫前配血备用，建立静脉通路，准备好缩宫素和抢救药品及物品。缩宫素应在充分扩张宫口、开始吸宫后使用。葡萄胎清宫不易一次吸刮干净，通常于1周后再次刮宫。注意选用大号吸管吸引，等到子宫缩小后再慎重刮宫，刮出物选取靠近宫壁的葡萄状组织送病理检查。对合并妊娠期高血压疾病者做好相应的护理。

4）避孕：葡萄胎患者随访期间必须严格避孕一年。一般不选用宫内节育器。

（2）随访指导：葡萄胎的恶变率为10%~25%，正常情况下，葡萄胎排空后血清hCG稳定下降，首次降至阴性的平均时间约为9周，最长不超过14周。如果葡萄胎排空后hCG持续异常，需考虑为滋养细胞肿瘤。

1）hCG定量测定，葡萄胎清空后每周一次，直至连续3次正常，然后每月一次持续至少半年，此后可每半年一次，共随访两年。

2）在随访血、尿hCG的同时应注意月经是否规律，有无阴道异常流血，有无咳嗽、咯血及其他转移灶症状，定时做妇科检查、盆腔B超及X线胸片检查。

知识点10：葡萄胎的健康指导　　　　　　　　　　　副高：掌握　　正高：熟练掌握

让患者和家属了解坚持正规的治疗和随访是根治葡萄胎的基础，懂得监测hCG意义。指导患者摄取高蛋白、富含维生素A、易消化饮食，适当活动，保证充足的睡眠时间和质量，以改善机体的免疫功能，保持外阴清洁和室内空气清新，每次刮宫手术后禁止性生活及盆浴1个月以防感染。对于年龄大于40岁、刮宫前hCG值异常升高、刮宫后hCG值不进行性下降、子宫比相应的妊娠月份明显大或短期内快速增大、黄素化囊肿直径>6cm、滋养细胞高度增生或伴有不典型增生、出现可疑的转移灶或无条件随访的患者可以采用预防性化疗。

第二节　恶性滋养细胞肿瘤

知识点1：恶性滋养细胞肿瘤的概念　　　　　　副高：掌握　正高：熟练掌握

恶性滋养细胞肿瘤包括侵蚀性葡萄胎和绒癌，其中60%继发于葡萄胎，30%继发于流产，10%继发于足月妊娠或异位妊娠。恶性滋养细胞肿瘤发生在葡萄胎排空半年以内的多数为侵蚀性葡萄胎；而1年以上者多数为绒癌；半年至1年者，侵蚀性葡萄胎和绒癌均有可能，但一般来说时间间隔越长，绒癌的可能性越大。继发于流产、足月妊娠、异位妊娠，后者组织学诊断多为绒癌。

侵蚀性葡萄胎是指葡萄胎组织侵入子宫肌层引起组织破坏，其恶性程度一般不高，多数仅造成局部侵犯，仅有4%的患者并发远处转移，一般预后较好。

绒癌是一种高度恶性的滋养细胞肿瘤，早期就可以通过血液转移至全身各个组织器官，并引起出血坏死。在化疗药物问世以前，其死亡率高达90%以上。由于现代诊疗技术及化疗药物的发展，绒癌患者的预后已经得到极大的改善。

知识点2：恶性滋养细胞肿瘤的病理生理　　　　　副高：掌握　正高：掌握

侵蚀性葡萄胎的大体检查可见子宫肌壁内有大小不等、深浅不一的水泡状组织。当侵蚀病灶接近子宫浆膜层时，子宫表面可见紫蓝色结节，侵蚀较深时可穿透子宫浆膜层或阔韧带。镜下可见侵入子宫肌层的水泡状组织的形态与葡萄胎相似，可见绒毛结构及滋养细胞增生和分化不良。绒毛结构也可退化仅见绒毛阴影。

绒毛膜癌多原发于子宫，肿瘤常位于子宫肌层内，也可突入宫腔或穿破浆膜，单个或多个，无固定形态，与周围组织分界清，质地软而脆，解剖视可见癌组织呈暗红色，常伴出血、坏死及感染。镜下表现为滋养细胞不形成绒毛或水泡状结构，极度不规则增生，排列紊乱，广泛侵入子宫肌层及血管，周围大片出血、坏死。肿瘤不含间质和自身血管，瘤细胞靠侵蚀母体血管获取营养。

知识点3：恶性滋养细胞肿瘤的临床表现　　　　　副高：掌握　正高：掌握

（1）无转移滋养细胞肿瘤：多数继发于葡萄胎后，仅少数继发于流产或足月产后。

1）不规则阴道流血：葡萄胎清除后、流产或足月产后出现不规则阴道流血，量多少不定，也可表现为一段时间的正常月经后再停经，然后又出现阴道流血。长期流血者可致继发贫血。

2）子宫复旧不全或不均匀增大：葡萄胎排空后4~6周子宫未恢复正常大小，质软，也可因子宫肌层内病灶部位和大小的影响表现为子宫不均匀性增大。

3）卵巢黄素化囊肿：由于 hCG 持续作用，在葡萄胎排空、流产或足月产后，卵巢黄素化囊肿可持续存在。

4）腹痛：一般无腹痛，若肿瘤组织穿破子宫，可引起急性腹痛和腹腔内出血症状。黄素化囊肿发生扭转或破裂时也可出现急性腹痛。

5）假孕症状：由于肿瘤分泌 hCG 及雌、孕激素的作用，表现为乳房增大，乳头、乳晕着色，甚至有初乳样液体分泌，外阴、阴道、宫颈着色，生殖道质地变软。

（2）转移性妊娠滋养细胞肿瘤：大多为绒毛膜癌，症状和体征视转移部位而异。主要经血行播散，最常见的转移部位是肺（80%），其次是阴道（30%）、盆腔（20%）、肝（10%）、脑（10%）等，各转移部位共同特点是局部出血。

1）肺转移：常见症状为咳嗽、血痰或反复咯血、胸痛及呼吸困难。常急性发作，少数情况下可因肺动脉滋养细胞瘤栓形成造成急性肺梗死，出现肺动脉高压和急性肺衰竭。当转移灶较小时也可无任何症状。

2）阴道转移：转移灶常位于阴道前壁。局部表现紫蓝色结节，破溃后引起不规则阴道流血，甚至大出血。

3）肝转移：预后不良，多同时伴有肺转移，表现为上腹部或肝区疼痛，若病灶穿破肝包膜可出现腹腔内出血，导致死亡。

4）脑转移：预后凶险，为主要死亡原因。按病情进展可分为三期：①瘤栓期：表现为短暂性脑缺血症状，如暂时性失语、失明、突然跌倒等；②脑瘤期：瘤组织增生侵入脑组织形成脑瘤，表现为头痛、喷射性呕吐、偏瘫、抽搐直至昏迷；③脑疝期：瘤组织增大及周围组织出血、水肿，表现为颅内压升高，脑疝形成压迫生命中枢而死亡。

5）其他转移：包括脾、肾、膀胱、消化道、骨等，症状视转移部位而异。

知识点 4：恶性滋养细胞肿瘤的辅助检查　　　　　　　　副高：掌握　正高：掌握

（1）妇科检查：子宫增大，质软，发生阴道宫颈转移时局部可见紫蓝色结节。

（2）血和尿的绒毛膜促性腺激素（hCG）测定：患者往往于葡萄胎排空后 9 周以上，或流产、足月产、异位妊娠 4 周以上，血、尿 hCG 测定持续高水平或一度下降后又上升，排除妊娠物残留或再次妊娠，结合临床表现可诊断为滋养细胞肿瘤。

（3）胸部 X 线摄片：是诊断肺转移的重要检查方法，肺转移者最初 X 线征象为肺纹理增粗，继而发展为片状或小结节阴影，棉球状或团块状阴影是肺部转移的典型 X 线表现。

（4）超声检查：子宫正常大小或呈不同程度增大，肌层内可见高回声团，边界清但无包膜；或肌层内有回声不均区域或团块，边界不清且无包膜；彩色多普勒超声主要显示丰富的血流信号和低阻力型血流频谱。

（5）CT 和磁共振成像：CT 对发现肺部较小病灶和脑等部位的转移灶有较高的诊断价值，磁共振成像主要用于脑、肝和盆腔病灶的诊断。

（6）组织学诊断：在子宫肌层或子宫外转移灶中若见到绒毛结构或退化的绒毛阴影，

则诊断为侵蚀性葡萄胎；若仅见大量的滋养细胞浸润和坏死出血，未见绒毛结构者诊断为绒癌。若原发灶和转移灶诊断不一致，只要在任一组织切片中见有绒毛结构均可诊断为侵蚀性葡萄胎。

知识点 5：恶性滋养细胞肿瘤的治疗要点　　　　副高：掌握　正高：掌握

以化疗为主，手术和放疗为辅。年轻未生育者尽可能不切除子宫，以保留生育能力，如不得已切除子宫者仍可保留正常卵巢。需手术治疗者一般主张先化疗，待病情基本控制后再手术，对肝、脑有转移的重症患者可加用放射治疗。

知识点 6：恶性滋养细胞肿瘤的护理评估　　　　副高：掌握　正高：掌握

（1）健康史：采集患者及家属的既往史，包括滋养细胞疾病史、药物使用史及药物过敏史；若既往曾患葡萄胎，应详细了解第一次清宫的时间、水泡大小、吸出组织物的量等；以后清宫次数及清宫后阴道流血的量、质、时间，子宫复旧情况；收集血、尿 hCG 随访的资料；肺 X 线检查结果。采集阴道不规则流血的病史，询问生殖道、肺部、脑等转移的相应症状的主诉，是否用过化疗及化疗的时间、药物、剂量、疗效及用药后机体的反应情况。

（2）身体状况：大多数患者有阴道不规则流血，量多少因人而异。当滋养细胞穿破子宫浆膜层时则有腹腔内出血及腹痛；若发生转移，要评估转移灶症状，不同部位的转移病灶可出现相应的临床表现。若出血较多，患者可有休克表现。

（3）心理-社会状况：由于不规则阴道流血，患者会有不适感、恐惧感，若出现转移症状，患者和家属会担心疾病的预后，害怕化疗药物的不良反应，对治疗和生活失去信心。有些患者会感到悲哀、情绪低落，不能接受现实，因为需要多次化疗而发生经济困难，表现出焦虑不安。若需要手术，生育过的患者因为要切除子宫而担心女性特征的改变；未生育过的患者则因为生育无望而产生绝望，迫切希望得到丈夫及家人理解、帮助。

知识点 7：恶性滋养细胞肿瘤的护理诊断　　　　副高：熟练掌握　正高：熟练掌握

（1）角色紊乱：与较长时间住院和接受化疗有关。
（2）潜在并发症：肺转移、阴道转移、脑转移。

知识点 8：恶性滋养细胞肿瘤的护理措施　　　　副高：熟练掌握　正高：熟练掌握

（1）心理护理：评估患者及家属对疾病的心理反应，让患者宣泄痛苦心理及失落感；对住院者需减轻患者的陌生感；向患者提供有关化学药物治疗及其护理的信息，以减少恐惧及无助感；详细解释患者所担心的各种疑虑，减轻患者的心理压力。

（2）严密观察病情：严密观察患者腹痛及阴道流血情况，记录出血量，出血多时除了密切观察患者的血压、脉搏、呼吸外，配合医师做好抢救工作，及时做好手术准备。动态观察并记录血 β-hCG 的变化情况，识别转移灶症状，发现异常立即通知医师并配合处理。

（3）做好治疗配合：接受化疗者按化疗患者的护理常规护理，手术治疗者按妇科手术前后护理常规实施护理。

（4）减轻不适：对疼痛、化疗不良反应等问题积极采取措施减轻症状，尽可能满足患者的合理要求。

知识点9：恶性滋养细胞肿瘤的健康指导　　　　副高：掌握　　正高：熟练掌握

（1）鼓励患者进食，向其推荐高蛋白、高维生素、易消化的饮食。

（2）注意休息，有转移灶症状出现时应卧床休息，待病情缓解后再适当活动。

（3）注意外阴清洁，防止感染，节制性生活，做好避孕指导。

（4）出院后严密随访，两年内的随访同葡萄胎患者，两年后仍需每年一次，持续 3~5 年，随访内容同葡萄胎。

（5）随访期间需严格避孕，应于化疗停止≥12 个月方可妊娠。

第三节　恶性滋养细胞肿瘤转移患者的护理

知识点1：恶性滋养细胞肿瘤病肺转移的护理评估　　　副高：熟练掌握　　正高：熟练掌握

（1）健康史：了解患者的婚育情况，月经周期、末次月经的时间、有无葡萄胎病史等。

（2）身体状况：了解患者阴道出血时间、量、颜色等，评估一般情况、呼吸情况，有无呼吸困难、咯血、胸闷等症状。

（3）心理-社会状况：了解患者患病后的心理状态。

知识点2：恶性滋养细胞肿瘤病肺转移的护理诊断　　　副高：熟练掌握　　正高：熟练掌握

（1）潜在的并发症：出血，与肺部转移病灶可能破溃出血有关。

（2）有感染的危险：与肺转移可并发肺部感染有关。

知识点3：恶性滋养细胞肿瘤病肺转移的护理措施　　　副高：熟练掌握　　正高：熟练掌握

（1）密切观察病情：护士应密切观察患者有无咳嗽、咯血、胸闷、胸痛等症状，遵医嘱给予镇静药物以减轻症状。

（2）吸氧：呼吸困难的患者可间断给予吸氧，取半坐卧位，有利于呼吸及痰液排出。

（3）血胸的护理：患者出现血胸时需保持安静，避免剧烈活动；出血多、症状重的患者应遵医嘱进行胸腔穿刺，穿刺时应严格无菌操作，防止胸腔感染，同时注意观察患者脉搏、呼吸的变化。当肺部转移病灶破溃大出血时，立即将患者置于头高脚低位，头偏向一侧，以利于引流，同时通知医师，及时清除口腔及呼吸道的血块，保持呼吸道通畅，建立静脉通路，配合医生抢救。

（4）化疗：患者按化疗护理常规护理。

知识点4：恶性滋养细胞肿瘤阴道转移的概念　　副高：熟练掌握　正高：熟练掌握

恶性滋养细胞肿瘤阴道转移瘤多发生在阴道前壁，尤多见于尿道下，瘤体数目不一，大小不等，多位于黏膜下，呈紫蓝色，破溃后引起大出血，容易发生感染。由于阴道黏膜静脉丛血流丰富且无瓣膜，出血往往是大量、活跃，可致休克，甚至危及生命。如能及时采取有效的治疗，转移结节可完全消失。因此，护士要严密观察，精心护理，防止转移结节破溃出血，一旦发现出血应能立即采取抢救措施。

知识点5：恶性滋养细胞肿瘤阴道转移的护理评估　　副高：掌握　正高：掌握

（1）健康史：了解患者的婚育情况，月经周期、末次月经的时间、有无葡萄胎病史等。

（2）身体状况：评估患者阴道转移结节的大小、位置、有无破溃出血，近期治疗和用药情况、一般情况。

（3）心理-社会状况：了解患者患病后的心理状态。

知识点6：恶性滋养细胞肿瘤阴道转移的护理诊断　　副高：熟练掌握　正高：熟练掌握

（1）潜在的并发症——出血：与阴道转移结节随时有大出血的可能有关。

（2）有感染的危险：与阴道出血有关。

（3）生活自理能力受限：与卧床、静脉输液有关。

（4）知识缺乏：缺乏疾病相关知识及保健知识。

知识点7：恶性滋养细胞肿瘤阴道转移的护理措施　　副高：熟练掌握　正高：熟练掌握

（1）预防出血

1）阴道转移患者应尽早开始化疗，以便结节尽快消失。

2）阴道转移结节未破溃的患者应以卧床休息为主，活动时勿用力过猛过重，以免因摩擦引起结节破溃出血。

3）减少一切增加腹压的因素，如患者出现恶心、呕吐、咳嗽时应及时给予有效的处理，同时保持大便通畅，必要时给予缓泻药。

4）注意饮食：保证热量及蛋白质的需要，同时要粗细搭配及确保维生素的供给。

5）做好大出血抢救的药物及物品的准备：备好无菌填塞包及止血药，止血药物应装入喷雾器内备用。

6）避免不必要的阴道检查及盆腔检查。如必须检查要先做指检，动作要轻柔，防止碰破结节引起出血。阴道转移的患者严禁行阴道冲洗。

7）加强巡视，严密观察病情变化。

（2）大出血的抢救

1）护士必须具备大出血抢救的基本知识，操作熟练。当发现患者有阴道大出血时及时通知医生，以最快的速度建立静脉通路、备好抢救物品及药品，积极进行抢救。

2）滋养细胞阴道转移结节大出血时，立即将患者移至治疗室并用双拳压迫腹主动脉以达到紧急止血的目的，同时请其他人员通知医师，配血，配合医师进行阴道填塞。当患者出血多、病情危急时，抢救可在床边进行。

3）阴道填塞过程中，护士要严密观察患者血压、脉搏、呼吸及面色的变化，定时测量血压，必要时应用心电监护仪，以随时了解病情变化，防止发生出血性休克。

（3）阴道填塞后护理

1）心理护理：患者发生阴道出血后多表现为紧张、焦虑并担心再次出血，此时要多与患者交谈，了解患者的心理状况及需要，及时解除患者的心理负担，使其能积极配合治疗。

2）加强生活护理：填塞后的患者需绝对卧床休息，做好患者生活护理，满足其基本生活需要。

3）饮食护理：阴道填塞后患者可根据病情给予相应的饮食，但要注意保持大便通畅，必要时可应用缓泻药或用1%肥皂水低压灌肠，以减少增加腹压因素，避免再次出血。

4）加强巡视：必要时每15分钟巡视1次，严密观察填塞纱条有无渗血，如出现较多渗血，及时通知医生并保留会阴垫，以估计出血量。

5）留置尿管的护理：阴道填塞期间为防止纱条脱落和小便污染填塞纱条，要置保留尿管，操作时注意无菌操作防止感染，每日更换尿袋，保持尿管通畅。

6）保持外阴清洁：每日用消毒剂或无菌生理盐水擦洗外阴，大便后亦应擦洗，切忌冲洗外阴。

7）观察体温的变化：每日测3~4次体温，体温升高时要警惕感染发生，必要时遵医嘱使用抗生素。

8）更换阴道填塞纱条：阴道填塞纱条应每24小时更换1次。第1次填塞之纱条亦不应超过36小时，以免填塞时间过长发生感染。更换纱条应在抢救措施准备好的情况下进行。

知识点8：恶性滋养细胞肿瘤脑转移的概念　　　副高：熟练掌握　正高：熟练掌握

恶性滋养细胞肿瘤脑转移瘤是由于肺内瘤细胞向上沿颈内动脉或脊椎动脉进入脑血管而

形成的，且脑转移患者病情变化快。

知识点9：恶性滋养细胞肿瘤脑转移的辅助检查　　　副高：掌握　正高：掌握

注意相关的辅助检查如：脑脊液的蛋白测定、hCG 测定等。

知识点10：恶性滋养细胞肿瘤脑转移的护理评估　　副高：熟练掌握　正高：熟练掌握

（1）健康史：了解患者的月经周期，末次月经的时间，有无葡萄胎病史及治疗用药史。

（2）身体状况：评估患者的生命体征，特别注意患者的意识、瞳孔及血压，肢体活动情况，有无偏瘫；评估患者的语言能力、听力、视力等。有无一过性症状、有无喷射性呕吐等。

（3）心理-社会状况：了解患者患病后的心理状态。

知识点11：恶性滋养细胞肿瘤脑转移的护理诊断　　副高：熟练掌握　正高：熟练掌握

（1）头痛：与颅内压升高有关。

（2）有皮肤完整性受损的危险：与脑转移引起偏瘫、昏迷使局部皮肤长期受压有关。

（3）生活自理能力受限：与卧床、昏迷、静脉输液有关。

（4）有受伤的危险：与脑转移引起意识障碍有关。

知识点12：恶性滋养细胞肿瘤脑转移的护理措施　　副高：掌握　正高：熟练掌握

（1）病室环境：脑转移患者应置于单间并有专人护理，病室内保持空气新鲜，暗化光线，防止强光引起患者烦躁、紧张、头痛而加重病情。抽搐的患者应安置床挡，防止发生意外。

（2）病情观察：绒癌脑转移是病情已进入晚期，患者可出现因瘤栓引起的一过性症状，如猝然摔倒，一过性肢体失灵，失语，失明等，约数分钟或数小时可恢复。亦可因瘤体压迫致颅压增高，或瘤体破裂引起颅内出血，出现剧烈头痛、喷射性呕吐、偏瘫、抽搐、昏迷等，以上症状往往来势凶猛，护士应随时观察病情变化，认真倾听患者的主诉，以便能及时发现病情变化及时进行抢救。

（3）生活护理：做好生活护理，满足患者的基本生活需要，保持口腔卫生，协助其每日用生理盐水漱口。

（4）皮肤护理：保持皮肤的清洁干燥及床单位的清洁无污物，偏瘫、昏迷的患者要定时翻身，防止压疮的发生。

（5）严格准确记录出入量：认真书写病情记录及准确记录出入量，注意患者每天的总入量应限制在 2000~3000ml，以防止加重脑水肿，同时应尽量控制脑转移患者钠的摄入量。

应用脱水药物时，应根据药物的特性掌握好输入速度，以保证良好的药效。

（6）脑转移抽搐的护理：脑瘤期的患者，由于肿瘤压迫，患者可突然出现抽搐，当抽搐发生时应立即用开口器，以防舌咬伤，同时通知医生进行抢救。保持呼吸道通畅，定时吸痰，有义齿的患者取下义齿防止吞服。抽搐后，患者常有恶心、呕吐，此时为防止患者吸入呕吐物，应使其去枕平卧，头偏向一侧。大小便失禁者给予保留导尿管长期开放。昏迷患者要定时翻身叩背，并做好口腔及皮肤护理，防止肺部并发症及压疮的发生。

（7）腰穿的护理：绒癌脑转移患者进行腰穿目的是：①测定颅内压及脑积液生化及hCG的变化；②注入化疗药物达到治疗目的。可以说腰穿是诊断和治疗的重要手段之一。因此做好腰穿患者的护理是非常重要的。

腰穿前护士协助患者摆好体位，患者去枕侧卧，背齐床边，低头手抱双膝，腰部尽量后凸，使腰椎间隙增宽，便于操作。腰穿一般选择第3或第4腰椎间隙。在治疗过程中，要严格无菌操作，防止感染。护士要观察患者的呼吸、脉搏、瞳孔及意识的变化。如有异常发现应停止操作，进行抢救。操作时应注意放脑脊液的速度不可过快，防止形成脑疝。留取脑脊液标本时，1次不可超过6ml。腰穿后患者宜头低脚高位6小时，平卧24小时，以便达到较好的治疗目的，亦可防止低颅压性头痛。腰穿前疑有颅内压升高或体温升高的患者不行腰穿，控制体温及降低颅压后再进行。

第四节 妇科恶性肿瘤化疗患者的护理

知识点1：妇科恶性肿瘤化疗的概念 　　　副高：熟练掌握　正高：熟练掌握

化学药物治疗妇科恶性肿瘤已取得了肯定的功效，目前化学治疗（简称化疗）已经成为恶性肿瘤的主要治疗方法之一。滋养细胞疾病是所有肿瘤中对化疗最为敏感的一种，随着化疗的方法学和药物学的快速进展，绒毛膜癌患者的死亡率已大为降低。

知识点2：妇科恶性肿瘤化疗的作用机制 　　　　　副高：掌握　正高：掌握

化疗药物的主要作用机制为：①影响脱氧核糖核酸（DNA）的合成；②直接干扰核糖核酸（RNA）的复制；③干扰转录、抑制信使核糖核酸（mRNA）的合成；④阻止纺锤丝的形成；⑤阻止蛋白质的合成。

知识点3：妇科恶性肿瘤化疗的常见不良反应 　　　　副高：了解　正高：了解

（1）骨髓抑制：主要表现为外周血白细胞和血小板计数减少，且有一定的规律性。服药期间细胞计数虽有下降，在停药后多可自然恢复。

（2）消化系统损害：最常见的表现为恶心、呕吐，多数在用药后2~3天开始，5~6天后达高峰，停药后慢慢好转。如呕吐过多可造成离子紊乱，出现低钠、低钾或低钙症状，患者可有腹胀、乏力、精神淡漠及痉挛等。有些患者会发生腹泻或便秘，消化道溃疡，以口腔溃疡多见，多数是在用药后7~8天出现，通常于停药后能自然消失。

（3）神经系统损害：长春新碱对神经系统有毒性作用，表现为指、趾端麻木，复视等。

（4）药物中毒性肝炎：主要表现为用药后血转氨酶值升高，偶见黄疸。往往在停药后一定时期恢复正常，但未恢复时不能继续化疗。

（5）泌尿系统损伤：环磷酰胺对膀胱有损害，某些药如顺铂、甲氨蝶呤对肾脏有一定的毒性，肾功能正常者才能应用。

（6）皮疹和脱发：皮疹最常见于应用甲氨蝶呤后，严重者可引起剥脱性皮炎。脱发最常见于应用放线菌素D（更生霉素）者，1个疗程即可全脱，但停药后都可生长。

知识点4：妇科恶性肿瘤化疗的辅助检查　　　　副高：掌握　正高：掌握

测血常规、尿常规、肝肾功能等，化疗前如有异常则暂缓治疗。密切观察血常规的变化趋势，每天或隔天检查，为用药提供依据。如果在用药前白细胞低于$4.0 \times 10^9/L$，血小板低于$5.0 \times 10^9/L$者不能用药；患者在用药过程中如白细胞低于$3.0 \times 10^9/L$需考虑停药；用药后一周继续监测各项化验指标，如有异常及时处理。

知识点5：妇科恶性肿瘤化疗的护理评估　　　　副高：熟练掌握　正高：熟练掌握

（1）健康史：采集患者既往用药史，特别是化疗史及药物过敏史。记录既往接受化疗过程中出现的药物不良反应及应对情况。询问有关造血系统、肝脏、消化系统及肾脏疾病史，了解疾病的治疗经过及病程。采集患者的肿瘤疾病史、发病时间、治疗方法及效果，了解总体及本次治疗的化疗方案，目前的病情状况。

（2）身体状况：测量体温、脉搏、呼吸、血压、体重，了解患者的一般情况；了解患者的日常生活规律，观察皮肤、黏膜、淋巴结有无异常；了解原发肿瘤的症状和体征，了解每日进食情况，本次化疗的不良反应等。

（3）心理-社会状况：患者往往会对疾病的预后及化疗效果产生焦虑、悲观情绪，也可因为长期的治疗产生经济困难而显得闷闷不乐或烦躁。

知识点6：妇科恶性肿瘤化疗的护理诊断　　　　副高：掌握　正高：掌握

（1）营养失调——低于机体需要量：与化疗所致的消化道反应有关。

（2）自我形象紊乱：与化疗所致头发脱落有关。

（3）有感染的危险：与化疗引起的白细胞减少有关。

知识点7：妇科恶性肿瘤化疗的护理措施　　　　　　　　　副高：掌握　正高：掌握

（1）心理护理

1）让患者和家属与同病种的、治疗效果满意的患者相互交流，认真倾听患者诉说恐惧、不适及疼痛，关心患者以取得信任。

2）提供国内外及本科室治疗滋养细胞疾病的治愈率及相关信息，增强患者战胜疾病的信心。

3）鼓励患者克服化疗不良反应，帮助患者度过脱发等所造成的心理危险期。

（2）用药护理

1）准确测量并记录体重：在每个疗程的用药前及用药中各测一次体重，应在早上、空腹、排空大小便后进行测量，酌情减去衣服重量。

2）正确使用药物：根据医嘱严格"三查七对"，正确溶解和稀释药物，并做到现配现用，一般常温下不超过1小时。联合用药应根据药物的性质排出先后顺序。

3）合理使用静脉血管并注意保护：遵循长期补液保护血管的原则，从远端开始，有计划地穿刺，用药前先注入少量生理盐水，确认针头在静脉中后再注入化疗药物。一旦怀疑或发现药物外渗应重新穿刺，遇到局部刺激较强的药物外渗，需立即停止滴入并给予局部冷敷，同时使用生理盐水或普鲁卡因局部封闭，以后用金黄散外敷。化疗结束前用生理盐水冲管。对经济条件允许的患者建议使用 PICC 及输液港等给药。

（3）病情观察

1）经常巡视患者，观察体温以判断有否感染。

2）观察有无牙龈出血、鼻出血、皮下淤血或阴道活动性出血等倾向。

3）观察有无上腹疼痛、恶心、腹泻等肝脏损害的症状和体征。

4）如有腹痛、腹泻，要严密观察次数及性状，并正确收集大便标本。

5）观察有无尿频、尿急、血尿等膀胱炎症状。

6）观察有无皮疹等皮肤反应。

7）观察有无如肢体麻木、肌肉软弱、偏瘫等神经系统的副作用。

（4）药物不良反应护理

1）口腔护理：保持口腔清洁，预防口腔炎症。鼓励患者进食促进咽部活动，减少咽部溃疡引起的充血、水肿、结痂。

2）止吐护理：采取有效措施，减轻恶心、呕吐症状，降低因化疗所引起的条件反射发生的可能性。

3）骨髓抑制的护理：白细胞计数低于 $3.0 \times 10^9/L$ 应与医师联系考虑停药；对于白细胞计数低于正常的患者要采取预防感染的措施，严格无菌操作。白细胞低于 $1.0 \times 10^9/L$，要进行保护性隔离、尽量谢绝探视、禁止带菌者入室、净化空气；按医嘱应用抗生素、输入新鲜血或白细胞浓缩液、血小板浓缩液等。

4）出血的护理：术后应密切观察穿刺点有无渗血及皮下淤血或大出血。用沙袋压迫穿刺部位 6 小时，穿刺肢体制动 8 小时，卧床休息 24 小时。如有渗出应及时更换敷料，出现血肿或大出血者立即对症处理。

知识点 8：妇科恶性肿瘤化疗的健康指导　　　　副高：掌握　正高：熟练掌握

（1）化疗护理常识

1）了解化疗药物的类别，不同药物对给药时间、剂量浓度、滴速、用法的不同要求。

2）有些药物需要避光。

3）化疗药物可能发生的不良反应的症状。

4）出现口腔溃疡或恶心、呕吐等消化道不适时仍需坚持进食的重要性。

5）化疗造成的脱发并不影响生命器官，化疗结束后就会长出秀发。

（2）自我护理

1）进食前后用生理盐水漱口，用软毛牙刷刷牙，如有牙龈出血，改用手指缠绕纱布清洁牙齿。

2）化疗时和化疗后 2 周内是化疗反应较重的阶段，不宜吃损伤口腔黏膜的坚果类和油炸类食品。

3）为减少恶心呕吐，避免吃油腻的、甜的食品，鼓励患者少量多餐，每次进食以不吐为度，间隔时间以下次进食不吐为准。

4）与家属商量根据患者的口味提供高蛋白、高维生素、易消化饮食。

5）指导患者应经常擦身更衣，保持皮肤干燥和清洁，在自觉乏力、头晕时以卧床休息为主，尽量避免去公共场所，如非去不可应戴口罩，加强保暖。

6）白细胞低于 $1.0 \times 10^9/L$，则需进行保护性隔离，告知患者和家属保护性隔离的重要性，使其理解并能配合治疗。

第十四章　女性生殖系统肿瘤患者的护理

第一节　宫　颈　癌

知识点1：宫颈癌的概念　　　　　　　　　　副高：熟练掌握　正高：熟练掌握

宫颈癌是女性生殖系统最常见的恶性肿瘤之一，高发年龄为30~55岁，严重威胁广大女性的健康。近年来我国政府高度重视对宫颈癌的普查、普治工作，大力开展对宫颈癌的早期发现、早期诊断和早期治疗工作，有效地控制了宫颈癌的发生和发展，使晚期宫颈癌的发病率和死亡率明显下降。

知识点2：宫颈癌的病因及发病机制　　　　　副高：熟练掌握　正高：熟练掌握

宫颈癌的发病因素目前尚不清楚。多种迹象表明，宫颈癌的发病可能是多种因素综合引起的，至于各种因素间有无协同或对抗作用，尚待进一步研究。国内外大量流行病学资料表明宫颈癌与人乳头瘤病毒（HPV）感染、多个性伴侣、性生活过早（<16岁）、性传播疾病、吸烟、经济状况低下和免疫抑制等因素有关。

（1）病毒感染：人乳头瘤病毒（HPV）感染是宫颈癌的主要危险因素。应用核酸杂交技术检测发现90%以上宫颈癌患者伴有HPV感染，其中以HPV-16及HPV-18型最常见。此外单纯疱疹病毒Ⅱ型及人巨细胞病毒等也可能与宫颈癌发生有关，可能是妊娠期妇女免疫功能低下、病毒活性增强所致。

（2）不良性行为及婚育史：早婚、早育、多产以及有性乱史者宫颈癌的发病率明显增高。初次性生活<16岁者发病的危险性是20岁以上的两倍，可能与青春期宫颈发育尚未成熟对致癌物比较敏感有关。分娩次数增多，致使宫颈创伤概率增加；妊娠及分娩期的内分泌及营养变化使患宫颈癌的危险性增加。凡患有阴茎癌、前列腺癌或其妻曾患宫颈癌者均为高危男子，与高危男子有性接触的妇女易患宫颈癌。

（3）其他：吸烟可抑制机体的免疫功能，增加感染效应。宫颈癌发病率还与经济状况、种族和地理因素等有关。近年来还发现，应用屏障避孕法可降低宫颈癌发病的危险性。

宫颈上皮是由宫颈阴道部的鳞状上皮和宫颈管柱状上皮共同组成，二者交接部位在宫颈外口，称为原始鳞-柱交接部或鳞-柱交界。但此交接部并非固定不变，大量雌激素可使其外移。新生女婴受母体雌激素的影响，可使柱状上皮向外扩展，占据一部分宫颈阴道部；幼女期受母体雌激素影响的作用消失后，柱状上皮便退至宫颈管内。青春期和生育期，尤其妊娠期妇女由于体内雌激素水平增多，柱状上皮又外移至宫颈阴道部；绝经后体内雌激素水平降低，柱状上皮再度内移至宫颈管。这种随着体内雌激素水平变化而移位的鳞-柱交接部称为生理性鳞-柱交接部，在原始鳞-柱交接部和生理性鳞-柱交接部之间所形成的区域称为移行带区。

宫颈的移行带区是宫颈癌的好发部位，在移行带形成的过程中，宫颈上皮化生过度活跃，在病毒或精液蛋白及其他致癌物质的刺激下，使未成熟的化生鳞状上皮或增生的鳞状上皮细胞出现间变或不典型的表现，即发生不同程度的细胞分化不良、排列紊乱、细胞核异常、有丝分裂增加，形成宫颈上皮内瘤变（cervical intraepithelial neoplasia，CIN）。CIN 是一组与宫颈浸润癌密切相关的癌前期病变的统称，包括宫颈不典型增生及宫颈原位癌，反映了宫颈癌发生中连续的发展过程，即由不典型增生→原位→癌→早期浸润癌→浸润癌的一系列病理变化。随着 CIN 的继续发展，有以下不同结局：①病变自然消退（或逆转）；②病情稳定（持续不变）；③病变发展（或癌变），突破上皮下基底膜，浸润间质，形成宫颈浸润癌。

知识点 3：宫颈癌的病理生理　　　　　　　　　　副高：熟练掌握　　正高：熟练掌握

根据肿瘤的组织来源，宫颈癌的病理类型有鳞状细胞癌、腺癌和腺鳞癌。以鳞状细胞癌为主，占 80%~85%，多发生于宫颈鳞状上皮与柱状上皮交界处，常呈外生型生长。腺癌占15%~20%，来自宫颈管腺上皮，常呈内生型生长。腺鳞癌较少见，占 3%~5%，来源于宫颈黏膜柱状上皮下细胞。按宫颈病变的发生和发展过程可分为宫颈上皮内瘤变（CIN）和宫颈浸润癌。

知识点 4：宫颈癌的临床表现　　　　　　　　　　　　副高：掌握　　正高：掌握

（1）症状

1）阴道流血：早期多为接触性出血；中晚期为不规则出血。出血量根据病灶大小、侵及间质内血管情况而不同，若侵袭大血管可引起大出血。

2）阴道排液：多数患者有阴道排液，液体为白色或血性，可稀薄如水样或米泔状，或有腥臭味。晚期患者因癌组织坏死伴感染，可有大量米汤样或脓性恶臭白带。

3）晚期症状：根据癌灶累及范围出现不同的继发症状。肿瘤压迫或累及输尿管时，可引起输尿管梗阻、肾盂积水及尿毒症。晚期可有贫血、恶病质等全身衰竭症状。

（2）体征：原位癌及微小浸润癌可无明显肉眼病灶，宫颈光滑或仅为柱状上皮异位。外生型宫颈癌可见息肉状、菜花状赘生物，常伴感染，肿瘤质脆易出血；内生型宫颈癌表现为宫颈肥大、质硬、宫颈管膨大；晚期癌组织坏死脱落，形成溃疡或空洞伴恶臭。阴道壁受累时，可见赘生物生长于阴道壁或阴道壁变硬；宫旁组织受累时，双合诊、三合诊检查可扪及宫颈旁组织增厚、结节状、质硬或形成冰冻状盆腔。

知识点5：宫颈癌的辅助检查　　　　　　　　　　　副高：掌握　正高：掌握

（1）宫颈刮片细胞学检查：用于宫颈癌筛查的主要方法，应在宫颈移行带区取材，行染色和镜检。

（2）宫颈碘试验：正常宫颈阴道部鳞状上皮含丰富糖原，碘溶液涂染后呈棕色或深褐色，不染色区说明该处上皮缺乏糖原，可能有病变。在碘不染色区行活组织检查可提高诊断率。

（3）阴道镜检查：宫颈刮片细胞学检查巴氏Ⅲ级及Ⅲ级以上，TBS分类为鳞状上皮内瘤变，均应在阴道镜观察下。选择可疑癌变区行活组织检查。

（4）宫颈和宫颈管活组织检查：为确诊宫颈癌及其癌前病变的依据。宫颈无明显癌变可疑区时，可在鳞-柱状细胞交接部的3、6、9、12点4处取材或在碘试验、阴道镜下取材做病理检查。所取组织应包括间质及邻近正常组织。若宫颈有明显病灶，可直接在癌变区取材。

（5）宫颈锥切术：宫颈刮片检查多次阳性而宫颈活检阴性；或活检为原位癌需确诊者，均应做宫颈锥切送病理组织学检查。

知识点6：宫颈癌的治疗要点　　　　　　　　　　　副高：掌握　正高：掌握

可根据患者的临床分期、年龄、全身情况、生育要求以及医院的设备和医疗技术水平等因素，综合分析后确定个体化治疗方案。目前主要采用以手术和放疗为主、化疗为辅的综合治疗。

（1）手术治疗：主要适用于早期、无手术禁忌证的宫颈癌患者。

1）宫颈原位癌一般主张行全子宫切除术。如果患者有生育要求，也可在充分与患者及家属沟通的前提下，行宫颈锥形切除术，术后密切定期随访。

2）Ⅰa～Ⅱa期患者多采用根治性子宫切除术及盆腔淋巴结切除术。由于宫颈癌较少发生卵巢转移，因此卵巢无病变的年轻患者可保留双侧或单侧卵巢。

（2）放射治疗：简称放疗，可用于宫颈癌各期患者。临床上主要用于有手术禁忌证、年老或晚期不能手术以及术后需做补充治疗的患者。

（3）化疗：主要适用于晚期或有复发转移的患者，也可用于手术或放疗的辅助治疗。

知识点7：宫颈癌的护理评估　　　　　　　　　　副高：熟练掌握　正高：熟练掌握

（1）健康史：询问婚育史、性生活史，特别是与高危男子有无性生活接触史。注意未治疗的慢性宫颈炎、遗传等诱发因素。评估患者有无接触性出血，评估患者疼痛的程度及性质。

（2）身体状况：早期患者一般无自觉症状，多在普查中发现子宫颈刮片报告异常。随病程进展出现典型的临床表现。评估患者及家属对预后的焦虑、恐惧的程度，了解患者家庭经济承受能力及对患者的关心支持情况等。

（3）心理-社会状况：患者在被确诊为早期宫颈癌后感到震惊，首先的反应是不相信，继而希望癌肿没有转移，开始寻求帮助。鉴于目前医治宫颈癌的医疗水平，一般患者的心理反应不算太大，她们将治愈的希望寄托于医护人员。已有浸润性癌肿的患者其心理反应剧烈，极度恐惧感使患者出现血压升高、心率加快、食欲下降、睡眠障碍等表现。

| 知识点 8：宫颈癌的护理诊断 | 副高：熟练掌握　正高：熟练掌握 |

（1）恐惧：与担心疾病预后有关。
（2）排尿障碍：与宫颈癌根治术后影响膀胱功能有关。
（3）疼痛：与晚期癌浸润或手术后创伤有关。
（4）知识缺乏：缺乏疾病相关知识和手术相关知识。

| 知识点 9：宫颈癌的护理措施 | 副高：熟练掌握　正高：熟练掌握 |

（1）一般护理

1）预防保健：积极宣传与宫颈癌发病相关的高危因素，及时诊治宫颈肿瘤。30 岁以上妇女到妇科门诊就医时应常规接受宫颈刮片检查，有异常者及时处理。已婚妇女，特别是绝经前后有月经异常或接触性出血者应及时就医。

2）饮食护理：评估患者目前营养状况，纠正不良饮食习惯，满足患者营养需求，维持体重不继续下降。术前 3 天半流质饮食，术前 2 天流质饮食，术前 1 天晚 22：00 后禁食、禁水直至手术。

3）注意卫生：协助患者勤擦身、更衣，保持床单位清洁，注意室内空气流通。指导患者勤换会阴垫，定期会阴护理。

（2）术前护理

1）术前 3 天选用消毒剂或氯己定等消毒宫颈和阴道。

2）菜花型癌患者有活动性出血可能，需用消毒纱条填塞止血，并认真交班。

3）术前夜做好清洁灌肠，保证肠道呈清洁、空虚状态。

4）拟行全子宫切除术者，手术日晨阴道常规冲洗后，用 1% 龙胆紫涂宫颈、阴道穹隆以作为手术中切除子宫的标记。

5）发现异常及时与手术医生联系。

（3）术后康复

1）每 15~30 分钟观察记录患者的生命体征及出入液量，待病情平稳后改为每 4 小时 1 次。

2）注意保持导尿管、腹腔及盆腔各种引流管通畅，认真观察引流液的色、质、量。

3）通常于术后48~72小时取出引流管，术后7~14天拔除导尿管。

4）拔除导尿管前3天训练膀胱功能，促进恢复正常排尿功能。

5）拔除导尿管后不能自行排尿或残余尿量超过100ml，需继续留置导尿管。

6）指导卧床患者进行床上肢体活动，正确穿着抗血栓弹力袜。鼓励患者参与生活自理，渐进性地增加活动量。

（4）对症护理：宫颈癌并发大出血时应及时报告医生，备齐急救药品和物品，配合抢救，并以吸收性明胶海绵及纱布填塞阴道，压迫止血。有大量米汤样或恶臭脓样阴道排液者，可用1∶5000高锰酸钾溶液擦洗阴道。有贫血、消瘦、感染、发热等恶病质表现者，应加强护理，预防肺炎、口腔感染、压疮等并发症，按医嘱行支持疗法和抗生素治疗。

（5）化疗药物不良反应护理

1）胃肠道护理：在患者出现恶心、呕吐时应采取舒服的卧位，鼓励患者漱口，注意口腔清洁。遵医嘱予镇吐剂，口服镇吐剂后应卧床休息半小时至1小时后再起床。及时去除呕吐物，保持环境清洁、安静。告知患者化疗前后不要大量进食，饮食清淡，饭后1~2小时不要马上卧床。

2）骨髓抑制及护理：密切观察骨髓抑制征象，定时为患者进行血细胞计数和骨髓检查，当白细胞计数 $<4 \times 10^9/L$，血小板计数 $<100 \times 10^9/L$ 时，除停止化疗外，应予以保护性隔离。

3）皮肤、黏膜护理：化疗期间应嘱患者多次饮水。保持口腔清洁，口腔炎发生后应改用2%雷夫诺尔与1%过氧化氢交替漱口，并给予西瓜霜等治疗。嘱患者不要使用牙刷，而使用棉签轻轻擦洗口腔牙齿。给予无刺激性软食，因口腔疼痛而导致进食困难者给予2%普鲁卡因含漱，镇痛后再进食。

4）泌尿系统毒性：除医嘱外，应鼓励患者多次饮水，保证每天液体入量 >4000ml，尿量 >3000ml；对液体入量已够、但尿量少者，应给予利尿剂以促进药物排泄。尿碱化时保证尿液 pH >6.5。

知识点10：宫颈癌的健康指导　　　　　　　　副高：掌握　　正高：熟练掌握

（1）鼓励患者及家属积极参与出院计划的制订，向出院患者说明认真随访的重要性。

（2）一般出院后第1年内，出院后1个月进行首次随访，以后每2~3个月复查1次；出院后第2年，每3~6个月复查1次；出院后3~5年，每半年复查1次；第6年开始，每年复查1次。

（3）患者出现任何症状均应及时就诊。

（4）护士应帮助患者调整自我状态，根据患者具体状况提供有关术后生活方式的指导，性生活的恢复需依术后复查结果而定。

第二节　子宫肌瘤

知识点1：子宫肌瘤的概念　　　　　　　　副高：掌握　正高：熟练掌握

　　子宫肌瘤为女性生殖器官最常见的良性肿瘤，是由子宫平滑肌组织增生而形成，也称为子宫平滑肌瘤。多发生于30~50岁的女性，以40~50岁最为多见。由于子宫肌瘤生长较快，当供血不良时，可以发生不同变性，使肌瘤失去原有结构，包括玻璃样变、囊性变、红色变、肉瘤变、钙化，肌瘤越大，缺血越严重，则继发变性越多。

知识点2：子宫肌瘤的病因及发病机制　　　　　副高：掌握　正高：掌握

　　确切的发病因素尚不清楚，一般认为其发生和生长可能与女性性激素长期刺激有关。雌激素能使子宫肌细胞增生肥大，肌层变厚，子宫增大；雌激素还通过子宫肌组织内的雌激素受体起作用。近年来发现，孕激素也可以刺激子宫肌瘤细胞核分裂，促进肌瘤生长。分子生物学研究结果提示，子宫肌瘤是由单克隆平滑肌细胞增殖而成，多发性子宫肌瘤则由不同克隆细胞形成。此外，由于卵巢功能、激素代谢均受高级神经中枢的调节控制，故有人认为神经中枢活动对肌瘤的发病也可能起作用。

知识点3：子宫肌瘤的病理生理　　　　　　　副高：掌握　正高：掌握

　　（1）巨检：多为球形实质性包块，表面光滑，质地较子宫肌层硬；单个或多个，大小不一，大体观可为大瘤体上附有小的仔瘤，但常为散在性多个分布。肌瘤外表有被压缩的肌纤维束和结缔组织构成的假包膜覆盖。肌瘤切面呈灰白色，可见漩涡状或编织状结构。肌瘤的颜色和硬度则与所含纤维组织的多少有关。

　　（2）镜检：可见肌瘤主要由梭形平滑肌细胞和不等量的纤维结缔组织相互交织而成，细胞大小均匀，排列成漩涡状或棚状，核为杆状。

　　肌瘤的血运来自肿瘤的假包膜，当肿瘤生长迅速时血运不足，可发生中心性缺血，造成一系列变性。肿瘤生长越快、越大，缺血越严重，可引起急性或慢性退行性变，常见变性有玻璃样变、囊性变、红色样变、肉瘤样变及钙化。

知识点4：子宫肌瘤的临床表现　　　　　　　副高：掌握　正高：掌握

　　（1）月经改变：为最常见的症状。可出现月经周期缩短、经量增多、经期延长、不规则阴道流血等。肌瘤一旦发生坏死、溃疡、感染时，则有持续性或不规则阴道流血或脓血性排液等。

（2）腹部肿块：腹部胀大，下腹扪及肿物，伴有下坠感，尤其是膀胱充盈将子宫推向上方时更容易扪及。

（3）白带增多：肌壁间肌瘤使宫腔内膜面积增大，内膜腺体分泌增加，并伴盆腔充血致白带增多，脱出于阴道内的黏膜下肌瘤表面极易感染、坏死，产生大量脓血性排液及腐肉样组织排出伴臭味。

（4）腹痛、腰酸、下腹坠胀：一般患者无腹痛，当肌瘤压迫盆腔器官、神经、血管时，常有下腹坠胀、腰背酸痛等，月经期加重。当浆膜下肌瘤蒂扭转时，可出现急性腹痛；肌瘤红色变时，腹痛剧烈且伴发热。

（5）压迫症状：肌瘤向前或向后生长，可压迫膀胱、尿道或直肠，引起尿频、排尿困难、尿潴留或便秘。当肌瘤向两侧生长，则形成阔韧带肌瘤，其压迫输尿管时，可引起输尿管或肾盂积水；如压迫盆腔血管及淋巴管，可引起下肢水肿。

（6）不孕或流产：肌瘤压迫输卵管使之扭曲，或使宫腔变形，影响精子运行、妨碍受精卵着床，导致不孕或流产。

（7）继发性贫血：若患者长期月经过多可导致继发性贫血，出现全身乏力、面色苍白、气短、心慌等症状。

（8）低血糖症：子宫肌瘤伴发低血糖症亦属罕见。主要表现为空腹血糖低，意识丧失以致休克，经葡萄糖注射后症状可以完全消失。肿瘤切除后低血糖症状即完全消失。

（9）体征：肌瘤较大时，腹部检查可触及形状不规则、质硬的结节状肿物。妇科检查有时可见宫口扩张，肌瘤位于宫口内或脱出宫颈外口，呈粉红色，表面光滑，伴感染时，表面有坏死、出血及脓性分泌物。双合诊检查子宫增大，表面有单个或多个结节状突起，形状不规则；浆膜下肌瘤可扪及单个实质性球形肿物与子宫有蒂相连；黏膜下肌瘤在宫腔内时，子宫呈均匀性增大。

知识点5：子宫肌瘤的辅助检查　　　　　　　　　　　　副高：了解　正高：掌握

（1）B超：B超能较准确地显示肌瘤数目、大小和部位，为更好确定肌瘤的位置，最好在分泌期子宫增厚，内膜回声清楚时检查。

1）子宫增大：增大的程度视肌瘤的大小和部位而定，微小的肌瘤子宫增大可不明显。

2）子宫形态改变：大的子宫肌瘤引起子宫形态失常，局部突起或凹凸不平。

3）瘤体样回声：肌瘤回声一般表现为较均匀的圆形低回声光团，边界清楚，可见包膜回声；当肌瘤含纤维的成分多、细胞的成分少时，也可表现为近似漩涡状结构的不规则较强回声光团；如肌瘤变性或为几个肌瘤融合的大肌瘤可表现为混合性回声，囊性变时可见液性暗区并可有分隔。

4）子宫内膜线移位或受压中断：黏膜下肌瘤或肌壁间肌瘤可导致内膜线移位，肌瘤占据宫腔可使内膜受压而内膜线中断。

5）子宫肌壁不对称增厚：由于生长部位的子宫壁明显增厚引起。

（2）子宫输卵管碘油造影：现已少用于子宫肌瘤的诊断，主要用于不孕症患者，可以显示宫腔是否变形，有无占位性病变，输卵管是否通畅及阻塞的部位。

（3）腹腔镜检查：子宫旁发现的实质性肿块难以确定其来源和性质，尤其在 B 超检查也难以确定时，可行腹腔镜检查并可在直视下进行穿刺活检以明确诊断。

（4）宫腔镜检查：宫腔镜可直视观察宫腔内情况，有助于黏膜下肌瘤及内突型肌壁间肌瘤的诊断。此外，可在直视下确定病变部位，准确取材活检，并能同时切除黏膜下肌瘤。在宫腔镜下，可见瘤体位于宫腔内或部分在宫腔内，呈圆形或半球形隆起，表面有被膜包裹且光滑，较规则，基底部较宽或有蒂，不随宫液移动，表面浅粉或苍白，有溃疡或出血者呈紫红色，有时可见粗大血管，血管走向规则，大肌瘤可致宫腔狭窄变形，呈芽形裂隙状。

（5）宫腔探查及诊断性刮宫：通过宫腔探针探测宫腔的大小，感觉宫腔形态（有肌瘤的宫腔一般较深或有变形），尤其应注意宫腔底部有无突起，有无肿瘤悬吊的感觉，并将刮出的子宫内膜送病理检查，以除外子宫内膜增生过长或其他内膜疾病。对小的黏膜下肌瘤的诊断有帮助，但常有 10%~35% 宫腔内病变被漏诊。

知识点6：子宫肌瘤的治疗要点　　　　　　　　副高：掌握　　正高：掌握

（1）随访观察：肌瘤小，症状不明显或已近绝经期的女性，可每 3~6 个月定期复查，加强随访观察，必要时再考虑进一步治疗措施。

（2）药物治疗：子宫小于 2 个月妊娠大小，症状不明显或较轻者，尤其已近绝经期或全身情况不能手术者，在排除子宫内膜癌的情况下，可采用药物对症治疗。常用雄激素对抗雌激素，促使子宫内膜萎缩；直接作用于平滑肌，使其收缩而减少出血。也可用抗雌激素制剂他莫昔芬治疗。月经量明显增多者，用药后月经量明显减少，肌瘤也能缩小，但停药后又逐渐增大；不良反应为出现潮热、急躁、出汗、阴道干燥等围绝经期综合征的症状。也可用米非司酮，是受体水平的孕激素拮抗药，达到控制症状和抑制肌瘤生长的目的。还可以选用促性腺激素释放激素激动药（GnRH-a），通过抑制垂体、卵巢功能，降低体内性激素水平，达到治疗目的。

（3）手术治疗

1）肌瘤切（剔）除术：年轻又希望生育的患者，术前排除子宫及宫颈的癌前病变后可考虑经腹或经腹腔镜切（剔）除肌瘤，保留子宫。突出于子宫颈口或阴道内的黏膜下肌瘤可经阴道或宫腔镜切除。

2）子宫切除术：子宫大于 2.5 个月妊娠子宫大小，或临床症状明显者，或经非手术治疗效果不明显，又无需保留生育功能的患者可行子宫切除术。年龄 50 岁以下，或虽 50 岁以上但未绝经，卵巢外观正常者应考虑保留。

知识点7：子宫肌瘤的护理评估　　　　　副高：掌握　正高：掌握

（1）健康史：追溯病史应注意月经史、婚育史，是否有不孕、自然流产史；是否长期使用雌激素；月经变化情况及伴随症状；曾接受治疗的经过、疗效及用药后机体反应；排除因妊娠、内分泌失调及癌症所致的子宫出血现象。

（2）身体状况：多数患者无明显症状，或没有自觉症状，仅在妇科检查时偶然发现。患者的症状与肌瘤生长的部位、大小、数目及有无并发症有关，其中与肌瘤生长部位关系更为密切。当肌瘤大到使腹部扪及包块时，患者会有"压迫"感。

（3）心理-社会状况：部分患者得知患有子宫肌瘤时会产生恐惧心理。有些会在明确诊断后为如何选择处理方案而显得迷茫，或因要接受手术治疗而害怕、不安。

知识点8：子宫肌瘤的护理诊断　　　　　副高：掌握　正高：掌握

（1）知识缺乏：缺乏子宫肌瘤相关知识。
（2）感染：与黏膜下肌瘤有关。
（3）营养失调——低于机体需要量：与长期出血导致贫血有关。
（4）应对无效：与选择子宫肌瘤治疗方案的无助感有关。

知识点9：子宫肌瘤的护理措施　　　　　副高：掌握　正高：掌握

（1）一般护理：耐心解答患者提出的问题，消除患者顾虑，纠正错误认识，配合治疗。严密观察并记录其生命体征变化情况，协助医生完成血常规及凝血功能检查、备血、查验血型、交叉配血等。注意收集会阴垫，记录出血量。按医嘱给予止血药和子宫收缩剂，必要时输血、补液、抗感染或刮宫止血。

（2）对症护理：巨大子宫肌瘤常出现局部压迫症状，排尿不畅者可予以导尿，便秘者可用缓泻剂。带蒂的浆膜下肌瘤发生扭转或肌瘤红色变性时应评估腹痛的程度、部位、性质，有无恶心、呕吐、体温升高征象。需剖腹探查时，护士应迅速做好急诊手术前准备和术中、术后护理。保持患者的外阴清洁干燥，如黏膜下肌瘤脱出宫颈口者，应保持其局部清洁，预防感染，为经阴道摘取肌瘤做好术前准备。

（3）经腹或腹腔镜下行肌瘤切除或子宫切除术患者的护理

1）床旁交接：手术完毕患者被送回病房时，护士应与麻醉医师、手术室护士进行详细的床旁交班，了解患者术中的情况，包括麻醉类型、手术范围、有无特殊护理注意事项。及时为患者测体温、血压、脉搏、呼吸；检查患者的输液情况、腹部切口、阴道出血情况、背部麻醉管是否拔除及引流管是否通畅等，认真做好床旁交接班，详细记录观察情况。

2）体位：采用全麻方式的患者，在尚未完全清醒前应有专人守护，去枕平卧，头侧向一旁，稍垫高一侧肩胸。蛛网膜下腔麻醉者去枕平卧12小时；硬膜外麻醉者去枕平卧6~8小时。硬脊膜外腔阻滞麻醉患者术后宜多平卧一段时间。病情稳定的受术者，术后次日晨可采取半卧。

3）切口情况：根据术式，腹部切口有纵切口和横切口之分，腹腔镜切口在脐孔周围及两侧下腹小切口0.5~1.0cm。术后注意观察切口有无渗血、渗液，应用腹带包扎腹部，用1~2kg沙袋压迫腹部伤口6~8小时。术后48小时切口疼痛逐渐减轻，若切口持续疼痛则提示有血肿、感染等异常情况，需报告医生及时处理。

4）留置管的观察：根据病情部分患者术后需要在腹腔或盆腔留置引流管，妇科手术后引流管可经腹部或经阴道放置，术后注意固定引流管。24小时内引流液不超过200ml，性状应为淡血性或浆液性，引流量应逐渐减少。根据引流量，引流管一般术后2~3天拔除。妇科手术后留置尿管24~48小时，在此期间护士应观察并记录尿量、颜色、性质，并保持导尿管通畅。导尿管拔出后4~6小时应督促并协助患者自行排尿。

5）阴道情况：子宫全切患者阴道残端有伤口，应注意观察阴道分泌物的性质、量、颜色。术后阴道有少许浆液性分泌物属正常现象。注意观察术后阴道出血情况。经阴道黏膜下肌瘤摘除术常在蒂部留置止血钳24~48小时，取出止血钳后需继续观察阴道出血情况，按阴道手术患者进行护理。

知识点10：子宫肌瘤的健康指导　　　　　　　　副高：掌握　　正高：熟练掌握

（1）保守治疗的患者需定期随访（3~6个月），护士要告知患者随访的目的、意义和随访时间。

（2）随访注意监测肌瘤生长状况、了解患者症状的变化，如有异常及时和医生联系。

（3）针对应用激素治疗的患者，护士要向患者讲解药物的相关知识，使患者掌握药物的治疗作用、使用剂量、服用时间、方法、不良反应以及应对措施，避免擅自停药和服药过量引起撤退性出血和男性化。

（4）指导手术后的患者出院后1个月回门诊复查，了解患者术后康复情况，并给予术后性生活、自我保健、日常工作恢复等健康指导。

（5）嘱患者任何时候出现不适或异常症状，需及时就诊。

第三节　子宫内膜癌

知识点1：子宫内膜癌的概念　　　　　　　　　副高：熟练掌握　　正高：熟练掌握

子宫内膜癌发生于子宫体的内膜层，以腺癌为主，又称子宫体癌，是女性生殖器官三大恶性肿瘤之一，约占女性癌症总数的7%，多见于老年妇女。腺上皮来源的肿瘤通常生长缓慢，发生转移也较晚。随着妇女寿命的延长，在发达国家子宫内膜癌的发病率已经跃居女性生殖器官恶性肿瘤的第一位，在我国，该病的发病率也已明显上升。

知识点 2：子宫内膜癌的病因及发病机制　　　　副高：熟练掌握　正高：熟练掌握

子宫内膜癌的病因尚未得到肯定的结论，但就目前的研究结果而言，可能有两种发病机制。

（1）雌激素依赖型：其发生可能是在无孕激素拮抗的雌激素长期作用下，发生子宫内膜增生症，甚至癌变。根据其流行病学特点，其危险因素包括：肥胖、未孕、晚绝经、糖尿病、高血压及其他心血管疾病等。

（2）非雌激素依赖型：发病与雌激素无明确关系。

知识点 3：子宫内膜癌的病理生理　　　　副高：熟练掌握　正高：熟练掌握

（1）巨检：不同组织类型的内膜癌肉眼表现无明显区别，大体分为以下两种。

1）弥散型：子宫内膜大部或全部为癌组织侵犯并突向宫腔，常伴有出血、坏死，但较少浸润肌层。晚期癌灶可侵犯深肌层或宫颈，堵塞宫颈管时可导致宫腔积脓。

2）局灶型：癌灶局限于宫腔的一小部分，多见于子宫底或宫角部，早期病灶很小，呈息肉或菜花状，易浸润肌层。

（2）显微镜检：镜下可见 4 种类型。

1）内膜样腺癌：占 80%~90%，镜下见内膜腺体异常增生、上皮复层并形成筛孔状结构。癌细胞异型明显，核大、不规则、深染，核分裂活跃，分化差的癌则腺体少，腺结构消失，成为实性癌块。按腺癌分化程度分为 3 级：Ⅰ 级为高度分化癌，Ⅱ 级为中度分化癌，Ⅲ 级为低度分化或未分化癌。分级越高，恶性程度越高。

2）腺癌伴鳞状上皮分化：腺癌组织中含有鳞状上皮成分，伴化生鳞状上皮成分者称为棘腺癌（腺角化癌）；伴鳞癌者称为鳞腺癌；介于二者之间称腺癌伴鳞状上皮不典型增生。

3）透明细胞癌：癌细胞呈实性片状、腺管状或乳头状排列。癌细胞胞质丰富、透明，核呈异型性，或由鞋钉状细胞组成，恶性程度较高，易早期转移。

4）浆液性腺癌：又称子宫乳头状浆液性腺癌，占 1%~9%。癌细胞异型性明显，多为不规则复层排列，呈乳头状或簇状生长。恶性程度高，易有深肌层浸润和腹腔、淋巴及远处转移，预后极差。无明显肌层浸润时也可能发生腹腔播散。

知识点 4：子宫内膜癌的临床表现　　　　副高：掌握　正高：掌握

（1）症状

1）阴道流血：经期前后的不规则阴道流血是子宫内膜癌的主要症状，通常表现为少量至中等量流血，大量流血少见。个别患者也有月经周期延迟，但表现不规律。绝经后患者可出现持续或间断性阴道流血，占本病患者人数的75%。子宫内膜癌患者通常无接触性出血。晚期出血中可杂有烂肉样组织。

2）阴道排液：子宫内膜癌早期感染机会较宫颈癌少，初期可能仅有少量血性白带，但如果发生感染、坏死，则有大量恶臭的脓血样液体自阴道排出，排出的液体中可夹杂癌组织的小碎片。倘若宫腔积脓，引起发热、腹痛、白细胞计数增多，一般情况会快速恶化。

3）疼痛：肿瘤、出血与排液的淤积，会刺激子宫不规则收缩而引起阵发性疼痛，发生率为10%~46%。这种症状大多发生在晚期。晚期癌组织穿透浆膜或侵蚀宫旁结缔组织、膀胱、直肠或压迫宫旁其他组织也可引起疼痛，并呈顽固性、进行性加重，痛感多从腰骶部、下腹向大腿及膝放射。

4）其他：晚期可触及下腹部增大的子宫，其压迫输尿管可引起肾盂输尿管积水或致肾脏萎缩，也可以出现贫血、消瘦、发热、恶病质等全身衰竭表现。

（2）体征

1）全身表现：部分患者有糖尿病、高血压或肥胖。出血时间较长的患者会发生贫血。患者晚期因肿瘤消耗、疼痛、食欲缺乏、发热等，出现恶病质表现。

2）妇科检查：早期盆腔器官多无明显变化，子宫正常者占40%左右，合并肌瘤或病变至晚期，则子宫增大。绝经后患者子宫不显萎缩反而饱满、变硬，需提高警惕。卵巢可正常或增大，可伴有肿瘤。双合诊多无显著异常。晚期肿瘤侵犯子宫颈时，可见癌组织自宫颈口突出。

3）转移病灶：晚期腹股沟处可触及肿大变硬或融合成块的淋巴结，全身检查或有肺、肝等处转移体征。

知识点5：子宫内膜癌的辅助检查　　　　　　　　副高：掌握　正高：掌握

（1）妇科检查：早期患者妇科检查时无明显异常。随病程进展，盆腔检查时发现子宫大于其相应年龄应有大小，质稍软。晚期病例则出现与病程相对应的体征。

（2）分段诊断性刮宫：是目前早期诊断子宫内膜癌最常用的刮取子宫内膜组织的方法。通常要求先环刮宫颈管，后探宫腔，再行宫腔搔刮内膜，标本分瓶做好标记，送病理检查。病理检查结果是确诊子宫内膜癌的依据。

（3）细胞学检查：从阴道后穹隆或宫颈管吸取分泌物做涂片找癌细胞，但阳性率不高。采用特制的宫颈吸管或宫腔刷放入宫腔，吸取分泌物做涂片，阳性率可达90%。但此方法只供筛选，最后确诊仍需依靠病理检查结果。

（4）宫腔镜检查：可直接观察子宫内膜病灶的生长情况，并在直视下取可疑病灶活组织送病理检查。

（5）B超检查：典型的子宫内膜癌声像图表现为子宫增大或大于绝经年龄，子宫内见实质不均的回声区，形态不规则，宫腔线消失。有时见肌层内不规则回声紊乱区，边界不清，可提示肌层浸润的程度。

（6）其他检查：如肿瘤血清标志物检查、CT、磁共振、淋巴造影检查等。

知识点6：子宫内膜癌的治疗要点　　　　　　　　副高：掌握　正高：掌握

子宫内膜癌早期患者以手术治疗为主；晚期则采用手术、放疗、化疗等综合治疗方法。

（1）手术治疗

1）Ⅰ期患者应行筋膜外全子宫切除及双侧附件切除术，必要时行盆腔、腹腔淋巴结切除或取样。

2）Ⅱ期患者行改良根治性子宫切除术、双侧附件切除术及盆腹腔淋巴结切除术。

3）晚期患者的手术范围与卵巢癌相同。

（2）放射治疗：对于老年人、有手术禁忌证或无法手术切除的晚期病例均应考虑放射治疗。也可于术前或术后加用放疗，适用于已有转移或可疑淋巴结转移者，可明显降低局部复发，提高疗效。

（3）化疗：为晚期或复发子宫内膜癌综合治疗的方法之一。也可用于手术后有转移或复发危险患者的治疗。

（4）孕激素药物治疗：适用于晚期或癌症复发不能手术者；早期、年轻、有生育要求需保留子宫者。宜选用大剂量、高效孕激素长期应用，主要采用醋酸甲羟孕酮和己酸孕酮，部分患者可选择三苯氧胺（TMX），又称他莫昔芬。

知识点7：子宫内膜癌的护理评估　　　　　　　　副高：熟练掌握　正高：熟练掌握

（1）健康史：应高度重视患者的高危因素，如老年人、肥胖、绝经期推迟、少育以及停经后接受雌激素补充治疗；询问近亲家属的肿瘤病史；警惕育龄女性用激素治疗效果不佳的月经失调史。

（2）身体状况：多数患者在普查或其他原因做检查时偶尔发现。不规则的阴道流血最为多见，绝经后阴道流血则是最典型的症状。晚期癌患者常伴全身症状，表现为贫血、消瘦、恶病质、发热及全身衰竭等情况。

（3）心理-社会状况：患者得知患子宫内膜癌时，不同的人及其家庭会出现不同的心理反应。疾病初期患者不接受癌症诊断，当患者面对有关内膜癌的各种检查及检查结果时，不安、恐惧或情绪低落、表情呆滞。

知识点8：子宫内膜癌的护理诊断　　　　　　　　副高：熟练掌握　正高：熟练掌握

（1）焦虑：与住院、需接受的诊治方案有关。

（2）知识缺乏：缺乏子宫内膜癌术前常规、术后锻炼及活动方面的知识。

（3）睡眠型态紊乱：与环境（住院）变化有关。

知识点9：子宫内膜癌的护理措施　　　　　　　副高：熟练掌握　　正高：熟练掌握

（1）疾病护理：尽量采用非技术性语言，帮助患者减轻对疾病和手术的焦虑及恐惧，建立信心，能主动配合治疗和护理。为患者提供安静、舒适的睡眠环境，减少夜间不必要的治疗程序；教会患者应用放松等技巧促进睡眠，必要时遵医嘱使用镇静剂。应加强营养，给予患者高热量、高蛋白、高维生素的饮食。

（2）协助患者配合治疗：为需要接受手术治疗的患者提供腹部及阴道手术护理服务，将手术标本及时送交病理学检查。癌组织还需进行雌、孕激素受体检测。术后6～7天阴道残端羊肠线吸收或感染时可致残端出血，需严密观察并记录出血情况，此期间应减少活动。使患者理解放疗的意义，以取得患者的配合。接受盆腔放疗者，事先灌肠并留置尿管。腔内置入放射源期间，保证患者绝对卧床，指导患者进行床上肢体运动。取出放射源后，鼓励患者下床活动，并参与生活自理项目。

（3）激素及其他药物治疗的护理：对于晚期癌、癌复发者、不能手术切除或年轻、早期、要求保留生育功能患者，都可考虑孕激素治疗。一般用药剂量要大，如醋酸甲羟孕酮200～400mg/d，己酸孕酮500mg/d，至少10～12周方可初步评价有无疗效。在治疗过程中应注意观察药物不良反应，如水钠潴留、水肿、药物性肝炎等，需告诉患者停药后会逐步好转。对三苯氧胺治疗的患者，应注意观察药物的不良反应，包括潮热、畏寒，类似更年期综合征的反应；骨髓抑制反应；少数患者可出现阴道出血、恶心、呕吐。如出现不良反应应及时向医生汇报。

（4）化疗药物治疗的护理：化疗药物治疗常用于晚期不能手术、放疗或治疗后复发的病例。护理措施详见子宫颈癌患者的护理。

知识点10：子宫内膜癌的健康指导　　　　　　　副高：掌握　　正高：熟练掌握

（1）出院指导：手术后3～6个月内避免重体力劳动；2～3个月内避免性生活；手术后坚持随访，随访时间：术后2年内每3～6个月1次，3年后每6～12个月1次，5年后每年1次；正确服用激素药物，在服药期间，应注意药物的副作用，如水钠潴留、药物性肝炎、骨髓抑制、恶心、呕吐、潮热、烦躁等类似围绝经期症状，一般停药后即逐渐好转，如果症状明显，应及时就医。

（2）普及防癌知识：应大力宣传定期进行防癌检查的重要性，中年女性应每年进行一次妇科检查；对子宫内膜癌的高危人群应密切监测，对绝经过渡期月经紊乱及绝经后阴道流血的女性，应督促就诊；应严格掌握雌激素的用药指征，加强用药期间的监护和随访。

第四节 卵巢肿瘤

| 知识点1：卵巢肿瘤的概念 | 副高：熟练掌握 正高：熟练掌握 |

卵巢肿瘤是妇科常见肿瘤，有各种不同的形态和性质，又有良性、交界性及恶性之分。卵巢癌是女性生殖器官常见的恶性肿瘤之一，发病率仅次于宫颈癌及子宫内膜癌而位居第3位。但卵巢癌的病死率却占各类妇科恶性肿瘤病死率的首位，对妇女生命造成严重威胁。因为卵巢的胚胎发育、组织解剖及内分泌功能较复杂，早期症状不典型，所以较难早期发现，术前鉴别卵巢肿瘤的组织类型及良恶性也相当困难。卵巢恶性肿瘤中以上皮性肿瘤最多见，其次是恶性生殖细胞肿瘤。恶性卵巢上皮性肿瘤患者手术中发现肿瘤局限于卵巢的只占30%，大多数已扩散到子宫、双侧附件、大网膜及盆腔各器官。

| 知识点2：卵巢肿瘤的病因及发病机制 | 副高：熟练掌握 正高：熟练掌握 |

卵巢上皮性肿瘤是最常见的卵巢肿瘤。卵巢上皮性癌发展迅速，不易早期诊断，治疗困难，死亡率高。卵巢上皮癌的发病原因尚不清楚，其相关的高危因素主要有以下几种。

（1）持续排卵：持续排卵使卵巢表面上皮不断损伤与修复，其结果一方面在修复过程中卵巢表面上皮细胞突变的可能性增加；另一方面增加卵巢上皮包涵囊肿形成的机会。减少或抑制排卵可减少卵巢上皮由排卵引起的损伤，可能降低卵巢癌发病危险。流行病学调查发现卵巢癌危险因素有未产、不孕。

（2）遗传因素：5%~10%的卵巢上皮癌具有遗传异常。人群中卵巢癌的发生率为1.4%，有1个一级亲属患卵巢癌的妇女患上皮性卵巢癌的危险为5%；有1个一级亲属和1个二级亲属患卵巢癌的妇女患上皮性卵巢癌的危险高达7%。这些卵巢癌的家族聚集现象称为"家族性卵巢癌"，认为是基因和环境共同作用的结果。

（3）环境因素：环境因素是人类卵巢癌主要的病因决定因素。工业发达的国家卵巢癌的发病率高，提示工业的各种物理或化学产物可能与卵巢癌的发病有关。

| 知识点3：卵巢肿瘤的病理生理 | 副高：熟练掌握 正高：熟练掌握 |

（1）卵巢上皮性肿瘤：占原发性卵巢肿瘤50%~70%，其恶性类型占卵巢恶性肿瘤85%~90%，是最常见的卵巢肿瘤。卵巢上皮性肿瘤有良性、交界性和恶性之分。交界性肿瘤的上皮细胞增生活跃并有核异型，表现为上皮细胞层次增加但无间质浸润，是一种低度潜在恶性肿瘤，生长慢，转移率低，复发迟。临床观察发现：多见于中老年妇女，少发生于青春期前和婴幼儿；未产、不孕、初潮早、绝经迟等是卵巢癌的高危因素；多次妊娠、哺乳和

口服避孕药是其保护因素。

1）浆液性囊腺瘤：较为常见，约占卵巢良性肿瘤的25%。多为单侧，圆球形，大小不等，表面光滑，囊内充满淡黄清澈浆液。分为单纯性及乳头状两型，前者囊壁光滑，多为单房；后者有乳头状物向囊内突起，常为多房性，偶尔向囊壁外生长。镜下见囊壁为纤维结缔组织，内衬单层立方形或柱状上皮，间质见砂粒体。

2）交界性浆液性囊腺瘤：约占卵巢浆液性囊腺瘤的10%。中等大小，多为双侧，较少在囊内乳头状生长，多向囊外生长。镜下见乳头分支纤细而密，上皮复层不超过3层，细胞核轻度异型，无间质浸润，预后好。

3）浆液性囊腺癌：是最常见的卵巢恶性肿瘤，占卵巢上皮性癌的75%。多为双侧，体积较大，半实质性，囊壁有乳头生长，囊液混浊，有时呈血性。镜下见囊壁上皮明显增生，复层排列。癌细胞为立方形或柱状，细胞明显异型，并向间质浸润。肿瘤生长速度快，预后差。

4）黏液性囊腺瘤：约占卵巢良性肿瘤的20%，恶变率为5%~10%，是人体中生长最大的一种肿瘤。多为单侧多房性，肿瘤表面光滑，灰白色，囊液呈胶冻样。癌壁破裂，黏液性上皮种植在腹膜上继续生长，并分泌黏液，形成腹膜黏液瘤。镜下见囊壁为纤维结缔组织，内衬单层高柱状上皮，产生黏液。

5）交界性黏液性囊腺瘤：一般大小，多为单侧，表面光滑，常为多房。切面见囊壁增厚，有实质区和乳头状形成。镜下见细胞轻度异型性，细胞核大、深染，有少量核分裂，增生上皮向腔内突出形成短粗乳头，上皮细胞不超过3层，无间质浸润。

6）黏液性囊腺癌：约占卵巢恶性肿瘤的20%，多为单侧，瘤体较大，囊壁可见乳头或实质区，囊液混浊或为血性。镜下见腺体密集，间质较少，腺上皮超过3层，细胞明显异型，并有间质浸润。

（2）卵巢生殖细胞肿瘤：好发于青少年及儿童，青春期前患者占60%~90%，绝经后期患者仅占4%。

1）畸胎瘤：由多胚层组织构成，偶见只含一个胚层成分。肿瘤组织多数成熟，少数不成熟。无论肿瘤质地呈囊性或实质性，其恶性程度均取决于组织分化程度。①成熟畸胎瘤：又称皮样囊肿，属于卵巢良性肿瘤，占卵巢肿瘤的10%~20%、生殖细胞肿瘤的85%~97%、畸胎瘤的95%以上。可发生于任何年龄，以20~40岁居多。多为单侧、单房，中等大小，表面光滑，壁厚，腔内充满油脂和毛发，有时可见牙齿或骨质。任何一种组织成分均可恶变、形成各种恶性肿瘤。恶变率为2%~4%，多发生于绝经后妇女。②未成熟畸胎瘤：是恶性肿瘤，占卵巢畸胎瘤的1%~3%。多发生于青少年，平均年龄11~19岁，其转移及复发率均高。多为单侧实性瘤，可有囊性区域，体积较大。肿瘤恶性程度与未成熟组织所占比例、分化程度及神经上皮含量有关。

2）无性细胞瘤：属中等恶性的实性肿瘤，占卵巢恶性肿瘤的5%，主要发生于青春期及生育期妇女。多为单侧，右侧多于左侧，中等大小，包膜光滑。镜下见圆形或多角形大细胞，核大，胞质丰富，瘤细胞呈片状或条索状排列，间质中常有淋巴细胞浸润。对放疗特别敏感。

3）卵黄囊瘤：又名内胚窦瘤，占卵巢恶性肿瘤1%，属高度恶性肿瘤，多见于儿童及青少年。多数为单侧、体积较大，易发生破裂。镜下见疏松网状和内胚窦样结构，瘤细胞扁平、立方、柱状或多角形，并产生甲胎蛋白（AFP），故测定患者血清中AFP浓度可作为诊断和治疗监护时的重要指标。该肿瘤生长迅速，易早期转移，预后差，但对化疗十分敏感，既往平均生存时间仅1年，现经手术及联合化疗后预后有所改善。

（3）卵巢性索间质肿瘤：占卵巢肿瘤4.3%~6%，该类肿瘤常有内分泌功能，故又称为卵巢功能性肿瘤。

1）颗粒细胞瘤：是最常见的功能性肿瘤，成人型颗粒细胞瘤占95%，可发生在任何年龄，45~55岁为发病高峰，属于低度恶性肿瘤。肿瘤能分泌雌激素，故有女性化作用。青春期前的患者可出现性早熟；育龄期患者出现月经紊乱；绝经后患者则有不规则阴道流血，常合并子宫内膜增生过长甚至发生癌变。肿瘤表面光滑，圆形或椭圆形，多为单侧性，大小不一。镜下见瘤细胞呈小多边形，偶呈圆形或圆柱形，胞质嗜淡酸或中性，细胞膜界限不清，核圆，核膜清楚。一般预后较好，5年生存率达80%以上，但仍有远期复发倾向。

2）卵泡膜细胞瘤：属良性肿瘤，多为单侧，大小不一，质硬，表面光滑。由于可分泌雌激素，故有女性化作用，常与颗粒细胞瘤合并存在。镜下见瘤细胞呈短梭形，胞质富含脂质，细胞交错排列呈漩涡状。常合并子宫内膜增生，甚至子宫内膜癌。恶性卵泡膜细胞瘤较少见，可见瘤细胞直接浸润邻近组织，并发生远处转移，但预后较卵巢上皮性癌好。

3）纤维瘤：为较常见的卵巢良性肿瘤，占卵巢肿瘤的2%~5%，多见于中年妇女。肿瘤多为单侧性，中等大小，表面光滑或结节状，切面灰白色，实性，坚硬。镜下见由胶原纤维的梭形瘤细胞组成，排列呈编织状。偶见纤维瘤患者伴有腹水或胸腔积液，称为梅格斯综合征，手术切除肿瘤后胸腔积液、腹水自行消失。

4）支持细胞-间质细胞瘤：也称睾丸母细胞瘤，多发生于40岁以下妇女，罕见。单侧，较小，实性，表面光滑。镜下见由不同分化程度的支持细胞及间质细胞组成。高分化者属于良性，中低分化者为恶性，肿瘤具有男性化作用；少数无内分泌功能，雌激素升高呈现女性化，雌激素由瘤细胞直接分泌或由雄激素转化而来。有10%~30%呈恶性行为，5年生存率为70%~90%。

5）卵巢转移性肿瘤：体内任何部位的原发性癌均可能转移到卵巢，乳腺胃肠、生殖道、泌尿道等是常见的原发肿瘤器官。库肯勃瘤是一种特殊的卵巢转移性腺癌，其原发部位是胃肠道，肿瘤为双侧性，中等大小，多保持卵巢原状或呈肾形；一般无粘连，切面为实性、胶质样。镜下见典型的印戒细胞，能产生黏液，周围是结缔组织或黏液瘤性间质。大部分卵巢转移性肿瘤的治疗效果不佳，恶性程度高，预后极差。

知识点4：卵巢肿瘤的临床表现　　　　　　　　　　　副高：掌握　正高：掌握

（1）卵巢良性肿瘤：发展缓慢，早期肿瘤较小，多无症状，常在妇科检查时偶然发现。

肿瘤增大时，患者常感腹胀或腹部扪及包块；肿瘤继续长大占满盆腹腔时，可出现尿频、便秘、胸闷、心悸、气促等压迫症状。检查可见腹部膨隆，包块活动度好，叩诊呈实音。妇科检查可在子宫一侧或双侧扪及包块，多为囊性，表面光滑，活动，与子宫无粘连。

（2）卵巢恶性肿瘤：早期常无症状，出现症状时往往已属晚期，主要表现为腹胀、腹水、腹部包块和胃肠道症状，症状轻重取决于肿瘤大小、位置、侵犯邻近器官程度、有无并发症及肿瘤的组织学类型。晚期呈明显消瘦、贫血等恶病质表现。妇科检查可在直肠子宫陷凹处扪及质硬的结节或肿块，表面凹凸不平，固定，与子宫分界不清，有时可在腹股沟、腋下或锁骨上扪及肿大的淋巴结。

知识点5：卵巢肿瘤的辅助检查　　　　　　　　　　副高：掌握　正高：掌握

（1）盆腔 B 超检查：可了解肿瘤的部位、大小、形态、性质和来源。临床诊断符合率＞90%，对直径＜2cm 的实性肿瘤不易测出。彩色多普勒超声扫描可测定卵巢肿瘤的血流信号，有助于诊断。

（2）CT、MRI、PET 检查：已广泛应用于临床，可比较清晰显示病变范围及与周围组织的关系，有无其他部位转移等。

（3）腹部 X 线检查：卵巢畸胎瘤可显示牙齿及骨质等。

（4）血清 CA125 检查：80%~90% 卵巢上皮性恶性肿瘤患者血清 CA125 升高，其 CA125 水平与病情缓解或恶化相关，是目前普遍应用的辅助诊断及病情监测指标。

（5）血清甲胎蛋白（AFP）检查：对内胚窦瘤有特异性诊断价值；未成熟畸胎瘤、无性细胞瘤患者血清中 AFP 也可升高。

（6）性激素检查：有利于诊断卵巢性索间质肿瘤，如颗粒细胞瘤、卵泡膜细胞瘤可产生较高水平的雌激素。

（7）细胞学检查：可通过腹水或腹腔穿刺液查找癌细胞以确诊。

（8）腹腔镜检查：可直视病变的大体情况，必要时在可疑部位进行多点活检。巨大肿块或严重粘连者禁用腹腔镜检查。

知识点6：卵巢肿瘤的治疗要点　　　　　　　　　　副高：掌握　正高：掌握

（1）良性肿瘤：一经确诊尽早手术，常用卵巢肿瘤切除术。

（2）交界性肿瘤：早期手术治疗，晚期治疗同恶性肿瘤。

（3）恶性肿瘤：以手术治疗为主，化疗和放疗为辅的综合治疗，临床常用肿瘤细胞减灭术，现多主张同时行后腹膜淋巴结清扫术，年轻患者根据情况考虑是否保留对侧卵巢。

（4）卵巢肿瘤并发症：蒂扭转及破裂一经确诊立即手术切除。发生感染者先控制感染及对症处理，再择期手术，若短期内感染不能控制，宜即刻手术。

知识点7：卵巢肿瘤的护理评估　　　　　　　　副高：熟练掌握　　正高：熟练掌握

（1）健康史：注意询问患者月经、生育情况，有无服用性激素药物史，了解有无家族性肿瘤病史及饮食习惯等，甄别有无高危因素的存在。

（2）身体状况：卵巢肿瘤早期无明显症状和体征，患者多是在妇科检查或诊治其他疾病时偶然发现。随着病情发展可出现腹胀感、胃肠消化不良、不规则阴道流血等表现，伴随肿瘤的增大可出现压迫症状。增大的肿瘤可使腹部隆起，恶性肿瘤还可出现腹水、疼痛、恶病质等征象。若为功能性肿瘤，患者有相应的性激素过多的表现，如性早熟、返老还童、月经紊乱。

评估患者有无消化不良、腹胀、阴道不规则出血等表现，了解患者妇科普查情况；了解患者食欲、营养状态的变化，特别肥胖女性不应忽视；出现性早熟、月经异常表现应警惕，仔细查看患者的体征记录。

（3）心理-社会状况：患者担心肿瘤的性质及预后，处于焦急、恐惧、烦躁状态，一旦了解到肿瘤可能是恶性，会表现出癌症患者的共同心理特点。

知识点8：卵巢肿瘤的护理诊断　　　　　　　　副高：熟练掌握　　正高：熟练掌握

（1）营养失调——低于机体需要量：与癌症、化疗药物的治疗反应等有关。
（2）自我形象紊乱：与切除子宫、卵巢有关。
（3）焦虑：与发现盆腔包块有关。
（4）有感染的危险：与化疗引起的白细胞减少及腹部伤口、留置导尿管、引流管等有关。

知识点9：卵巢肿瘤的护理措施　　　　　　　　副高：熟练掌握　　正高：熟练掌握

（1）心理护理：认真倾听患者诉说恐惧、不适及疼痛，关心患者，取得患者的信任。鼓励患者和家属与同病种的、治疗效果满意的患者相互交流，增强患者战胜疾病的信心。帮助患者克服化疗不良反应，顺利度过心理危险期，让患者接受事实并积极配合治疗。鼓励患者尽可能参与护理活动，以维持其独立性和生活自控能力。

（2）检查和治疗：向患者及家属介绍将经历的手术经过、可能实施的各种检查。协助医生完成各种诊断性检查，如为放腹水者准备好腹腔穿刺用物，协助医生完成操作过程。在放腹水过程中，严密观察、记录患者的生命体征变化、腹水性质及出现的不良反应。需手术治疗的患者，按腹部手术护理内容认真做好术前准备和术后护理，包括与病理科联系快速切片组织学检查事项。巨大肿瘤患者术前应准备沙袋加压腹部。需要放疗、化疗的患者，护士应采取相应护理措施。

（3）做好随访工作：卵巢癌手术后常需辅以化疗，但尚无统一化疗方案，多按组织类型制订不同方案，早期患者常采用静脉化疗3~6个疗程，疗程间隔4周。晚期患者可采用静脉腹腔联合化疗或静脉化疗6~8个疗程，疗程间隔3周，老年患者可用卡铂或紫杉醇单药化疗，护士应协助患者克服实际困难，努力完成治疗计划。卵巢癌易复发，患者需接受长期随访和监测：术后1年内，每月随访1次；术后第2年，每3个月1次；术后第3~5年根据病情每4~6个月1次。

知识点10：卵巢肿瘤的健康指导　　　　　　　　　副高：掌握　正高：熟练掌握

（1）大力宣传卵巢癌的高危因素，多进食高蛋白、富含维生素A的食物。

（2）加强健康体检，30岁以上妇女每年应进行妇科检查，包括B型超声检查。

（3）高危人群，如乳腺癌、胃肠道癌患者治疗后应每半年检查1次，必要时检测血清肿瘤标志物。

第五节　外　阴　癌

知识点1：外阴癌的概念　　　　　　　　　　　　副高：熟练掌握　正高：熟练掌握

外阴癌是女性外阴恶性肿瘤中最常见的一种（约占90%），占女性生殖系统肿瘤的3%~5%，多见于60岁以上妇女，近年发病率具有增高趋势。以外阴鳞状细胞癌最常见（约占95%），其他有恶性黑色素瘤、基底细胞癌、前庭大腺癌等。约2/3的外阴癌发生在大阴唇，其余的1/3发生在小阴唇、阴蒂、会阴、阴道等部位。

知识点2：外阴癌的病因及发病机制　　　　　　　副高：熟练掌握　正高：熟练掌握

外阴癌的病因目前尚不清楚，可能与以下因素有关。

（1）人乳头瘤病毒（HPV）：与外阴癌及其癌前病变具有密切关系，其中以HPV16、HPV18、HPV31等感染较多见。

（2）单纯疱疹病毒Ⅱ型和巨细胞病毒等与外阴癌的发生有关。

（3）慢性外阴营养不良是外阴癌的高危因素，其发展为外阴癌的危险性为5%~10%。

（4）性病包括淋巴结肉芽肿、湿疣及梅毒等与外阴癌的发病有关。

知识点3：外阴癌的临床表现　　　　　　　　　　副高：掌握　正高：掌握

（1）局部肿物：主要为不易治愈的外阴皮肤瘙痒和各种不同形态的肿物，如结节状、菜花状、溃疡状。

（2）疼痛：肿瘤易合并感染，较晚期癌肿向深部浸润，可出现疼痛、渗液、出血。

（3）其他：肿瘤侵犯尿道或直肠时，可出现尿频、尿急、尿痛、血尿、便秘、便血等症状。

知识点4：外阴癌的辅助检查　　　　　　　　　副高：掌握　正高：掌握

（1）妇科检查：外阴局部特别是大阴唇处，有单个或多个融合或分散的灰白色、粉红色丘疹或斑点，也可能是硬结、溃疡或菜花样的赘生物。同时检查双侧腹股沟有无增大、质硬而固定的淋巴结。

（2）特殊检查：通过外阴活体组织病理检查以明确诊断。常采用1%甲苯胺蓝涂抹外阴病变皮肤，等到干后用1%醋酸液擦洗脱色，在仍有蓝染部位做活检，或借助阴道镜做定位活检。

知识点5：外阴癌的治疗要点　　　　　　　　　副高：掌握　正高：掌握

外阴癌以手术治疗为主。对于早期的外阴癌患者应进行个体化治疗，即在不影响预后的前提下，尽量缩小手术范围，减少手术创伤和并发症，尽量保留外阴的生理结构，提高患者的生活质量。对于晚期患者应采用综合治疗的方法，手术治疗的同时辅以放疗、化疗，利用各种治疗的优势，最大限度地减少患者的痛苦，提高治疗效果，改善生活质量。

（1）手术治疗

1）0期：采用单纯浅表外阴切除术。

2）ⅠA期：外阴局部或单侧广泛切除术。

3）ⅠB期：外阴广泛切除术及病灶同侧或双侧腹股沟淋巴结清扫术。

4）Ⅱ期：外阴广泛切除术及双侧腹股沟淋巴结清扫和（或）盆腔淋巴结清扫术。

5）Ⅲ期：同Ⅱ期或并做部分下尿道、阴道与肛门皮肤切除。

6）Ⅳ期：除外阴广泛切除、双侧腹股沟及盆腔淋巴结清扫术外，分别根据膀胱、上尿道或直肠受累情况做相应切除。

（2）放射治疗：外阴鳞癌对放射治疗较敏感，但外阴组织对放射线耐受性极差，易发生放射反应。外阴癌放射治疗常用于下列情况。

1）配合手术治疗进行术前局部照射，缩小癌灶。

2）外阴广泛切除术后进行盆腔淋巴结照射。

3）用于术后局部残存病灶或复发癌治疗。

（3）化学治疗：多用于晚期治疗或复发治疗，配合手术或放射治疗，可缩小手术范围或提高放射治疗效果。常用的药物有博来霉素、阿霉素、顺铂类、氟尿嘧啶等。

知识点 6：外阴癌的护理评估　　　　　　　　副高：熟练掌握　　正高：熟练掌握

（1）健康史：一般发生在 60 岁以上的老年人，该年龄组人群常伴有高血压、冠心病、糖尿病等，应仔细评估患者各系统的健康状况。了解患者有无不明原因的外阴瘙痒史、外阴赘生物史等。

（2）身体状况：评估外阴局部有无丘疹、硬结、溃疡或赘生物，并观察其形态、涉及的范围、伴随的症状，如疼痛、瘙痒、恶臭分泌物、尿频、尿痛或排尿困难等。

（3）心理-社会状况：外阴癌为恶性肿瘤，患者常感到悲哀、恐惧、绝望；外阴部手术致使身体完整性受到影响等原因常使患者出现自尊低下、自我形象紊乱等心理方面的问题

知识点 7：外阴癌的护理诊断　　　　　　　　副高：熟练掌握　　正高：熟练掌握

（1）疼痛：与晚期癌肿侵犯神经、血管和淋巴系统有关。

（2）自我形象紊乱：与外阴切除有关。

（3）有感染的危险：与患者年龄大，抵抗力低下、手术创面大及邻近肛门等有关。

知识点 8：外阴癌的护理措施　　　　　　　　副高：熟练掌握　　正高：熟练掌握

（1）心理护理：给患者讲解外阴癌的相关知识，鼓励患者表达自己的不适，针对具体问题给予耐心的解释、帮助和支持。指导患者采取积极的应对方式，给家属讲解疾病的相关知识，得到家属的理解和支持，让患者体会到家庭的温暖。做好患者的术前指导，向患者讲解手术的方式、手术将重建切除的会阴等。

（2）术前准备：协助患者做好检查，积极纠正内科合并症。指导患者练习深呼吸、咳嗽、床上翻身等，给患者讲解预防术后便秘的方法。外阴需植皮者，应在充分了解手术方式的基础上对植皮部位进行剃毛、消毒后用无菌治疗巾包裹，将患者术后用的棉垫、绷带、各种引流管（瓶）进行消毒备用。

（3）术后护理：除按一般会阴部手术患者护理以外，应给予患者积极镇痛。术后取平卧、外展、屈膝体位，并在膝窝垫一软垫，严密观察切口有无渗血，皮肤有无红、肿、热、痛等感染征象以及皮肤湿度、温度、颜色等移植皮瓣的愈合情况。保持引流通畅，注意观察引流物的量、色、性状等，按医嘱给予抗生素，外阴切口术后 5 天开始间断拆线，腹股沟切口术后 7 天拆线，每日行会阴擦洗，保持局部清洁、干燥。术后 2 天起，会阴部、腹股沟部可用红外线照射，每天 2 次，每次 20 分钟，促进切口愈合。指导患者合理进食，鼓励患者上半身及上肢活动，预防压疮。术后第 5 天，给予缓泻剂口服使粪便软化。

（4）放疗患者的皮肤护理：放射线治疗者常在照射后 8~10 天出现皮肤的反应。护理人

员应在患者放疗期间及以后的一段时间内随时观察照射皮肤的颜色、结构及完整性，根据损伤的程度进行护理。轻度损伤表现为皮肤红斑，然后转化为干性脱屑，此期在保护皮肤的基础上可继续照射。中度损伤表现为水泡、溃烂和组织皮层丧失，此时应停止放疗，待其痊愈，注意保持皮肤清洁、干燥，避免感染，勿刺破水泡，可涂 1% 甲紫或用无菌凡士林纱布换药。重度表现为局部皮肤溃疡，应停止照射，避免局部刺激，除保持局部清洁干燥外，可用生肌散或抗生素软膏换药。

知识点 9：外阴癌的健康指导	副高：掌握　正高：熟练掌握

告知患者应于外阴根治术后 3 个月返回医院复诊以全面评估其术后恢复情况，医师与患者一同商讨治疗及随访计划。

外阴癌放疗以后 2 年内复发的患者约占 80%，5 年内约占 90%，因此应指导患者具体随访时间，第 1 年：1～6 月每个月 1 次，7～12 月每 2 个月 1 次；第 2 年：每 3 个月 1 次；第 3～4 年每半年 1 次；第 5 年及以后每年 1 次。随访内容包括放疗的效果、不良反应及有无肿瘤复发的征象等。

第六节　妇科腹部手术患者的护理

知识点 1：妇科腹部手术的治疗要点	副高：掌握　正高：掌握

遇到急诊手术患者则要求护士动作敏捷，在最短时间内扼要、重点地了解病史，问清医师准备实施的手术类型，医护密切配合使工作有条不紊。

（1）提供安全环境：在患者对病情一无所知的情况下，护士通过实施娴熟技术使患者确信自己正被救治中。配合医师向家属耐心解说病情，解答提问，并告知一些注意事项，让家属了解目前正为患者进行的各种术前准备工作。在条件许可的情况下允许家属陪伴，避免患者初到新环境的孤独感。

（2）迅速完成术前准备：急诊患者通常病情危重，处于极度痛苦、衰竭甚至休克状态。患者到来后，护士需立即观察病情，记录体温、血压、脉搏、呼吸等。遇到失血性休克患者，除抢救休克外，手术前准备力求快捷。如用肥皂水擦洗腹部；常规备皮后不必灌肠；如情况允许，刚进食者手术可推迟 2～3 小时进行；阴道准备可与手术准备同时进行；麻醉前也不必常规给药等。

总之，术前准备的全过程要保证患者在舒适的环境中获得心理安全感。医护人员要以熟练的专业技巧在最短时间内完成腹部手术准备，并取得患者和家属的信任，使护理对象确信自己在接受最佳的处理方案，这里的医护人员具备相当的经验，病痛将迅速得到缓解。

知识点2：妇科腹部手术患者手术前准备	副高：熟练掌握　正高：熟练掌握

（1）心理支持：当确定有手术必要时，患者已开始了术前的心理准备，与所有接受手术治疗者一样，会担心住院使其失去日常习惯的生活方式，手术会引起疼痛，或恐惧手术有夺去生命的危险。女性患者会担心身体的过度暴露，更顾虑手术可能会使自己丧失某些重要的功能，以致改变自己的生活方式。一些妇女视子宫为产生性感和保持女性特征的重要器官，错误地认为切除子宫会引起早衰、影响夫妻关系等。因此，子宫切除术对患者及其家属都会造成精神压力。针对这些情况，护士需要应用医学专业知识，采用通俗易懂的语言耐心解答患者的提问，为其提供相关的信息、资料等，使患者相信在医院现有条件下，她将得到最好的治疗和照顾，能顺利度过手术全过程。部分受术者会因为丧失生育功能产生失落感，护士应协助护理对象度过哀伤过程。

（2）术前指导：与外科手术患者一样，术前需对患者进行全面评估，同时提供针对性的指导。术前指导可以采用团体形式进行，以便相互间分享感受。为使妇产科受术者能完全放松自由地表达自己的情感，也可采用个别会谈方式，这样更能深入了解患者的感受和问题。

1）术前要使子宫切除者了解术后不再出现月经，卵巢切除的患者也会出现停经、潮热、阴道分泌物减少等症状。即使保留一侧卵巢，也会因术中影响卵巢血运，暂时性引起体内性激素水平波动而出现停经。症状严重者，可在医师指导下接受雌激素补充治疗以缓解症状。

2）用通俗易懂的语言向患者介绍手术名称及过程，解释术前准备的内容及各项准备工作所需要的时间、必要的检查程序等，包括将如何接受检查、可能出现的不适感觉等。使患者了解术后所处的环境状况：当自手术室来到恢复室时，可能需要继续静脉输液、必要时吸氧、留置引流管或周围有监护设施等。同时让患者家属了解：护士经常地观察、记录病情是术后护理常规，目的在于能及时发现异常情况，因此不必紧张。让护理对象理解术后尽早下床活动可促进肠功能恢复，增进食欲，预防坠积性肺炎等并发症；下地活动的时间则因人而异，一般手术后24小时便可开始，病重者可适当推迟。早期活动需要扶持，运动量应适当。若是产妇，则应提供有关产后活动、母乳喂养的指导。

3）积极处理术前合并症，例如贫血、营养不良等内科合并症的治疗，纠正患者的身心状况。同时，认真进行预防术后并发症的宣传指导工作，包括床上使用便器，术后的深呼吸、咳嗽、翻身、收缩和放松四肢肌肉的运动等。要求患者在指导、练习后独立重复完成，直至确定患者完全掌握为止。上述内容同样希望家属了解，以便协助、督促患者执行。

4）老年患者各重要脏器趋于老化，修复能力降低，耐受性差，术前应全面评估，并进行必要的处理，为手术创造条件。

5）术前营养状况直接影响术后康复过程，护士要注意指导患者摄入高蛋白、高热量、高维生素及低脂肪全营养饮食。尤其老年人，常因牙齿缺失、松动、咀嚼困难而影响消化及营养摄入，需与营养师共同协商调整饮食结构，安排合理的食谱，以保证机体处于术前最佳的营养状况。研究资料表明：术前接受过指导并有充分心理准备、表现镇静的受术者，更能耐受麻醉的诱导，而且较少出现术后恶心、呕吐及其他并发症。

知识点 3：妇科腹部手术患者术前一日护理　　　　副高：熟练掌握　　正高：熟练掌握

手术前一日，护士应认真核对医嘱并取得患者或家属正式签字的手术同意书。签署手术同意书的目的是为保护患者，避免接受不恰当的手术；也为了保护院方，避免患者因不理解病情和合并症的潜在危险性，对万一的可能性没有思想准备而滥加指责；或涉及不测所引起的法律纠纷。当手术已排表，护士应开始准备工作，并重复核实以下内容。

（1）皮肤准备：受术者于术前一日完成沐浴更衣等个人卫生后，进行手术区域皮肤的准备。通常以顺毛、短刮的方式进行手术区剃毛备皮，其范围是上自剑突下，下至两大腿上 1/3 处及外阴部，两侧至腋中线。备皮完毕用温水洗净、拭干，以消毒治疗巾包裹手术野。美国疾病感染控制中心发表的有关伤口部位感染的预防资料（1999 年）提示：手术患者不必常规去除毛发，除非毛发密集在切口或周围干扰手术进行时需要，并建议采用脱毛剂或剪毛器去除毛发，以避免刮毛、剃毛时损伤皮肤，增加感染机会。还有资料表明，备皮时间越近手术时间感染率越低，即术前即刻备皮者的伤口感染率明显低于手术前 24 小时备皮者。最新观点指出，尽可能使用无损伤性剃毛刀备皮，时间尽量安排在临手术时，以免备皮过程产生新创面，增加感染机会。如经腹行全子宫切除术，在备皮同时需做阴道准备。

（2）消化道准备：一般手术前一日灌肠 1~2 次，或口服缓泻剂，使患者能排便 3 次以上。术前 8 小时禁止由口进食，术前 4 小时严格禁饮，手术日晨禁食，以减少手术中因牵拉内脏引起恶心、呕吐反应，也使术后肠道得以休息，促使肠功能恢复。根据手术需要，有的患者术前一日进行清洁灌肠，直至排出的灌肠液中无大便残渣。预计手术可能涉及肠道时，例如卵巢癌有肠道转移者，肠道准备应从术前 3 天开始；患者于手术前 3 日进无渣半流饮食，并按医嘱给肠道抑菌药物。术前口服番泻叶水，可代替多次灌肠，效果良好；但应少量试服，按个体反应性选择番泻叶用量，尤其年老、体弱者，以防发生腹泻导致脱水。

（3）镇静剂：为减轻患者的焦虑程度，保证患者充足睡眠，完成手术前准备后，按医嘱可给患者适量镇静剂，如异戊巴比妥（阿米妥）、地西泮（安定）等。手术前一日晚间要经常巡视患者，注意说话低声、动作轻巧，避免影响其休息。如有必要，可第二次给镇静剂，但应在手术用药之前 4 小时，以减少这些药物的协同作用，防止出现呼吸抑制状况。护士需为患者提供安静、舒适、有助于保证患者获得充分休息和睡眠的环境。

（4）其他：与外科手术患者一样，护士要认真核对受术者生命体征、药物敏感试验结果、交叉配血情况等；必要时应与血库取得联系，保证术中血源供给；全面复习各项辅助检查和实验室检查报告，发现异常及时与医师联系。确保患者术前处于最佳身心状态。

知识点4：妇科腹部手术患者手术日护理　　　　副高：熟练掌握　　正高：熟练掌握

（1）手术日晨，护士宜尽早看望受术者，核查体温、血压、脉搏、呼吸等，询问患者的自我感受。一旦发现月经来潮、表现为过度恐惧或忧郁的患者，需及时通知医师；若非急诊手术，应协商重新确定手术时间。

（2）术前取下患者可活动的义齿、发夹、首饰及贵重物品交家属或护士长保管，长发者应梳成辫子，头戴布帽以防更换体位时弄乱头发或被呕吐物污染。

（3）术前常规安置导尿管并保持引流通畅，以避免术中伤及膀胱、术后尿潴留等并发症。女性尿道长约4cm，短且直，导尿时必须严格执行无菌操作规程以防逆行感染。合理固定导尿管，防止脱落，目前已有医院常规使用硅胶弗勒尿管代替普通橡皮尿管，以防止尿管脱落、因反复插管增加患者不适和尿路感染的机会。近年来逐渐实行在手术室待患者实施麻醉后安置导尿管，此时患者全身松弛，无痛苦且便于操作。

（4）拟行全子宫切除术者，手术日晨阴道常规冲洗后，分别用2.5%碘酒、75%乙醇消毒宫颈口，擦干后再用1%甲紫涂宫颈及阴道穹隆（作为手术者切除子宫的标志），并用大棉球拭干。

（5）根据麻醉师医嘱于术前半小时给基础麻醉药物，常用苯巴比妥和阿托品或地西泮、山莨菪碱等，目的在于缓解患者的紧张情绪并减少唾液腺分泌，防止支气管痉挛等因麻醉引起的副交感神经过度兴奋的症状。

（6）送患者去手术室前应允许家属或亲友有短暂探视时间。手术室护士、病房护士在床旁需认真核对患者姓名、住院号、床号等病历资料，并随同患者至手术室。由病房护士直接向手术室巡回护士介绍患者，当面点交、核对无误后签字。

（7）病房护士根据患者手术种类及麻醉方式铺好麻醉床，准备好术后监护用具及急救用物等。

知识点5：妇科腹部手术患者手术后护理　　　　副高：熟练掌握　　正高：熟练掌握

（1）在恢复室

1）床边交班：手术完毕患者被送回恢复室时，值班护士应向手术室护士及麻醉师详尽了解术中情况，包括麻醉类型、手术范围、用药情况、有无特殊护理注意事项等；及时为患者测量血压、脉搏、呼吸；观察患者的呼吸频率与深度，检查输液、腹部伤口、阴道流血情况、背部麻醉管是否拔除等，认真做好床边交班，详尽记录观察资料。

2）体位：按手术及麻醉方式决定患者的术后体位。采用全身麻醉的患者在尚未清醒前应有专人守护，去枕平卧，头侧向一旁，稍垫高一侧肩胸，以免呕吐物、分泌物呛入气管，引起吸入性肺炎或窒息。蛛网膜下腔麻醉者，去枕平卧12小时；硬膜外麻醉者，去枕平卧

6~8 小时。腰麻者术后宜多平卧一段时间，以防头痛；由于腰麻穿刺留下的针孔约需 2 周方能愈合，蛛网膜下腔的压力较硬膜外间隙高，脑脊液有可能经穿刺孔不断流出，致使颅内压力降低、颅内血管扩张而引起头痛，尤其在头部抬高时头痛加剧；平卧时，封闭针孔的血凝块不易脱落，可减少脑脊液流失量减缓头痛。病情稳定的患者，术后次晨可采取半卧位，这样有助于腹部肌肉松弛，降低腹部切口张力，减轻疼痛；也利于深呼吸，增加肺活量，减少肺不张情况的发生。同时，半卧位有利于腹腔引流，减少渗出液对膈肌和脏器的刺激。

护士要经常巡视患者，保持床单清洁、平整，协助患者维持正确的平卧姿势。鼓励患者活动肢体，每 15 分钟进行一次腿部运动，防止下肢静脉血栓形成；每小时翻身、咳嗽、做深呼吸一次，有助于改善循环和促进良好的呼吸功能。老年患者的卧床时间、活动方式及活动量需根据具体情况进行调整。注意防止老年人因体位变化引起血压不稳定、突然起床时发生跌倒的情况，随时提供必要的扶助，特别需要耐心重复交待相关事项，直到确定其完全掌握为止，例如呼唤开关的使用等。

3）观察生命体征：需依手术大小、病情，认真观察并记录生命体征。通常术后每 15~30 分钟观察一次血压、脉搏、呼吸并记录，直到平稳后改为每 4 小时一次，持续 24 小时后病情稳定者可改为每日 4 次测量并记录体温、血压、脉搏、呼吸，直至正常后 3 天。患者手术后 1~2 日体温稍有升高，但一般不超过 38℃，此为手术后正常反应。术后持续高热，或体温正常后再次升高则提示可能有感染存在。

4）观察尿量：在子宫颈外侧约 2cm 处，子宫动脉自外侧向内跨越输尿管前方。在子宫切除术中有可能伤及输尿管，术中分离粘连时牵拉膀胱、输尿管将会影响术后排尿功能。为此，术后应注意保持存留尿管通畅，并认真观察尿量及性质。妇产科手术后患者通常于术后 24 小时拔除尿管，身体虚弱者可延至 48 小时。术后患者每小时尿量至少 50ml 以上，若每小时尿量少于 30ml，伴血压逐渐下降、脉搏细数、患者烦躁不安或诉说腰背疼痛、肛门处下坠感等，应考虑有腹腔内出血，需及时通报医师。拔除尿管前要协助患者排尿，以观察膀胱功能恢复情况。留置尿管期间应擦洗外阴，保持局部清洁，防止发生泌尿系感染。

5）缓解疼痛：虽然术后疼痛是常见的问题，但一般情况下妇产科手术患者术后疼痛并不严重。腹式子宫切除术后疼痛和不适通常集中在切口处，其他还可能有下背部和肩膀，多因在手术台上的体位所致。患者在麻醉作用消失后会感到伤口疼痛，通常手术后 24 小时内最为明显。持续而剧烈的疼痛会使患者产生焦虑、不安、失眠、食欲不振甚至保持被动体位，拒绝翻身、检查和护理。护士应牢记：患者只有在不痛的情况下才能主动配合护理活动，进行深呼吸、咳嗽和翻身。为此，应根据患者具体情况及时给予镇痛处理，以保证患者在舒适状态下完成护理活动。按医嘱术后 24 小时内可用哌替啶（杜冷丁）等镇痛药物充分镇痛；如果采用镇痛泵者则根据医嘱或患者的痛感调节泵速，保证患者舒适并得到充分休息。镇痛剂的使用应在术后 48 小时后逐渐减少，否则提示切口血肿、感染等异常情况，需报告医师及时给予处理。

有关伤口的护理、术后饮食及镇痛护理等内容与外科术后患者一样，其中要特别注意老年患者的特殊情况。经过一段时间的精心护理，患者各种生命体征稳定，呼吸、循环功能已适合转入病房，此时与病房联系将患者转入。

（2）在病房：护士在患者返回病房之前要做好全面准备。病房护士了解患者在手术室及恢复室的情况后需重新全面评估患者，继续执行恢复室的观察与护理，逐渐增加患者的活动量，并为促进患者尽早康复、预防并发症、增强自理能力制订护理计划。

1）切口情况：观察切口有无渗血、渗液，发现异常及时联系医师。采用腹带包扎腹部，必要时用 1~2kg 沙袋压迫腹部伤口 6~8 小时，可以减轻切口疼痛，防止出血。

2）留置管的观察：部分术后患者需要在腹腔或盆腔留置引流管，引流管可经腹部或经阴道放置，术后注意合理固定引流管。一般 24 小时内引流液不超过 200ml，性状应为淡血性或浆液性，引流量逐渐减少，根据引流量，一般术后 2~3 天拔除引流管；术后留置尿管 24~48 小时，观察并记录尿量、颜色、性质，并保持通畅。若为宫颈癌根治术加盆腔淋巴结清扫术患者，术后留置尿管需保留 7~14 天，期间应指导患者做盆底肌肉锻炼，拔管前 3 天每 3~4 小时放尿一次，定期开放尿管，锻炼膀胱功能，防止尿潴留。尿管拔除后 4~6 小时应督促协助患者自行排尿，以免发生尿潴留。

3）阴道分泌物：子宫全切术后患者阴道残端有切口，应注意观察阴道分泌物的性质、量、颜色，以便判断阴道残端切口的愈合情况。由于受阴道残端缝线反应的影响，术后有少许浆液性阴道分泌物属正常现象。

（3）术后常见并发症及护理：手术后主要的护理目标就是预防并发症。无论手术大小都有发生术后并发症的危险，术后并发症可直接发生在切口，也可以在手术位置周围的器官，或远离手术的部位或体腔内。并发症可能在术后立即发生，或迟些时间发生，为了预防术后并发症，护士必须熟知常见并发症的临床表现。

1）腹胀：术后腹胀多因术中肠管受到激惹使肠蠕动减弱所致。患者术后呻吟、抽泣、憋气等可咽入大量不易被肠黏膜吸收的气体加重腹胀。通常术后 48 小时恢复正常肠蠕动，一经排气，腹胀即可缓解。如果术后 48 小时肠蠕动仍未恢复正常，应排除麻痹性肠梗阻、机械性肠梗阻的可能。刺激肠蠕动、缓解腹胀的措施很多，例如采用生理盐水低位灌肠、"1、2、3" 灌肠、热敷下腹部等。在肠蠕动已恢复但仍不能排气时，可针刺足三里、肛管排气或按医嘱皮下或肌内注射新斯的明等。术后早期下床活动可改善胃肠功能，预防或减轻腹胀。如因炎症或缺钾引起，则分别补以抗生素或钾；形成脓肿者则应及早切开引流。

2）泌尿系统感染：①尿潴留：是盆腔内和经阴道手术后常见的并发症之一，也是发生膀胱感染的重要原因之一。多数患者因不习惯于卧位排尿而致尿潴留；术后留置尿管的机械性刺激或因麻醉性镇痛剂的使用减低了膀胱膨胀感等也是尿潴留的主要原因。为了预防尿潴留的发生，根据患者的具体情况可采用不同措施，如术后鼓励患者定期坐起来排尿，床边加用屏风，增加液体入量，通过听流水声等方法帮助患者建立排尿反射；拔除留置尿管前，注意夹管定时开放以训练膀胱恢复收缩力等。如上述措施无效则应导尿，一次导尿量不要超过 1000ml，以免患者因腹压骤然下降引起虚脱，宜暂时留置尿管，每 3~4 小时开放 1 次，逐渐恢复膀胱功能。②尿路感染：尿潴留者多需留置尿管，尽管注意无菌操作技术也难免发生细菌上行性感染。老年患者、术后必须长期卧床者以及过去有尿路感染史的患者都容易发生泌尿系统感染。术后出现尿频、尿痛并有高热等症者，应按医嘱做尿培养，确定是否有泌尿系感染。受术者一般在拔管后 4~8 小时内可自解小便，注意记录尿量和排尿时间。

3）切口血肿、感染、裂开：妇产科手术切口多数是清洁封闭创口，能迅速愈合，甚少形成瘢痕。如果创口上没有引流物，直到拆线都无需更换敷料。切口出血甚多，或压痛明显、肿胀、检查有波动感，应考虑为切口血肿。血肿极易感染，常为切口感染的重要原因。遇到异常情况，护士应及时报告医师，协助处理。少数患者，尤其年老体弱或过度肥胖者，可出现切口裂开的严重并发症。此时患者自觉切口部位轻度疼痛，有渗液从切口流出；更有甚者腹部敷料下可见大网膜、肠管脱出。护士在通知医师的同时应立即用无菌手术巾覆盖包扎，并送手术室协助处理。

| 知识点6：妇科腹部手术患者出院准备 | 副高：掌握　正高：掌握 |

早期出院已成为一种趋势，出院前需要为患者提供详尽的出院计划，其目标是使个人自我照顾能力达到最大程度。事实上，入院伊始就应着手协助患者和家属对出院休息做好计划，并要求家属在患者出院前完成一切准备。为此，需要评估患者所拥有的支持系统，如亲属参与照顾的能力和程度、个案学习自我护理的能力，按患者的不同情况提供相应的出院指导，尽可能将家属纳入个案健康教育计划内。健康教育内容应包括自我照顾技巧、生活型态改变后的适应、环境调整及追踪照顾的明确指导；还要提供饮食、药物使用、运动忍受度、可能的并发症及转介指导。为了保证效果，宜列出具体内容的目录单，例如子宫切除术患者的出院前教育主要包括以下内容。

（1）指导术后患者执行腹部肌肉增强运动，以改善因手术而影响的肌肉功能。

（2）术后2个月内避免提举重物，防止正在愈合的腹部肌肉用力，并应逐渐加强腹部肌肉的力量。

（3）避免从事会增加盆腔充血的活动，如跳舞、久站等，因盆腔组织的愈合需要良好的血液循环。

（4）未经医师同意，避免阴道冲洗和性生活，否则会影响阴道切口愈合并引起感染。

（5）出现阴道流血、异常分泌物时应及时报告医师。

（6）按医嘱如期返院接受追踪检查。

（7）及时澄清患者及家属的疑问。

第十五章 会阴部手术患者的护理

第一节 处女膜闭锁

知识点1：处女膜闭锁的概念及病因　　副高：熟练掌握　正高：熟练掌握

处女膜闭锁又称无孔处女膜，临床较常见。系泌尿生殖窦上皮未能贯穿阴道前庭部所致。青春期少女月经来潮时经血无法排出，最初血沉积在阴道，多周期以后逐渐发展至子宫腔积血，甚至引起输卵管或腹腔积血。

知识点2：处女膜闭锁的临床表现　　副高：掌握　正高：掌握

1. 患者在月经来潮前无症状，绝大多数患者表现为青春期后出现进行性加重的周期性下腹部疼痛而无月经来潮。
2. 严重者可出现便秘、肛门坠胀、尿频或尿潴留等压迫症状。

知识点3：处女膜闭锁的辅助检查　　副高：掌握　正高：掌握

妇科检查可见处女膜呈紫蓝色向外膨出，无阴道开口。肛查阴道呈长形肿物，有囊性感，积血较多时张力大，向直肠突出并有明显的触痛。盆腔超声检查能发现子宫及阴道内有积液。

知识点4：处女膜闭锁的治疗要点　　副高：掌握　正高：掌握

确诊后应做手术。先用粗针在处女膜正中膨隆部穿刺，抽出积血证实诊断后于处女膜做"X"形切开，引流积血后剪去多余的处女膜，并用可吸收线缝合切口边缘黏膜，使切口呈圆形。

知识点5：处女膜闭锁的护理评估　　副高：熟练掌握　正高：熟练掌握

（1）健康史：详细询问患者的年龄，有无月经来潮及周期性下腹部疼痛，肛门、外阴胀痛等症状。

（2）身体状况：患者有周期性下腹部疼痛或肛门、阴道胀痛症状。检查时可见处女膜向外膨隆，表面呈紫蓝色，无阴道开口。阴道积血较多时可造成宫腔积血，在耻骨联合上可触及肿块，宫腔积血反流至输卵管可导致输卵管粘连，造成输卵管血肿。

（3）心理-社会状况：注意评估患者的紧张、羞怯及对处理方案的疑虑等心理反应。

知识点 6：处女膜闭锁的护理诊断　　　　　副高：熟练掌握　　正高：熟练掌握

（1）疼痛：与经血潴留有关。
（2）恐惧：与不了解疾病及缺乏应对能力有关。
（3）情景性自尊低下：与青春期闭经有关。

知识点 7：处女膜闭锁的护理措施　　　　　副高：熟练掌握　　正高：熟练掌握

（1）心理支持：和蔼对待患者及家属，通过书面资料、挂图等方式给患者和家属讲解疾病的发生、发展过程，讲解手术的方法、良好的预后，让患者和家属理解，减少其紧张情绪。术后认真倾听患者的感受，肯定患者应对的能力，根据不同的心理特点进行护理。

（2）术后体位与活动：术后通常采取头高脚低或半卧位；注意保持阴道引流通畅，防止切缘粘连；12 小时以后可下床活动。

（3）外阴护理：一般保留尿管 1~2 天；每日外阴擦洗 2 次直至积血排尽；教会患者使用消毒卫生垫的方法，按医嘱给予广谱抗生素和甲硝唑预防感染。

知识点 8：处女膜闭锁的健康指导　　　　　副高：掌握　　正高：熟练掌握

出院前，教会患者保持外阴部清洁、干燥的方法。1 个月后到门诊复查。嘱患者及家属注意观察下个周期月经来潮时经血是否通畅，如仍有下腹部胀痛及肛门坠胀等症状，应及时就诊。

第二节　外阴、阴道创伤

知识点 1：外阴、阴道创伤的概念及病因　　　副高：熟练掌握　　正高：熟练掌握

由于意外损伤，也可由于性交损伤而引起外阴、阴道破裂或血肿称为外阴、阴道创伤。

知识点 2：外阴、阴道创伤的病因及发病机制　　副高：熟练掌握　　正高：熟练掌握

分娩是外阴、阴道创伤的主要原因。此外，可见于外阴骑跨伤后，粗暴性交，以及外阴

阴道发育不良者性交后。初次性交处女膜破裂绝大多数可自行愈合，偶见裂口延及小阴唇及阴道黏膜者。幼女受到性侵时，可因生殖道发育不全，出现外阴及阴道软组织损伤。药物性外阴阴道损伤，多系阴道置药不当或使用过酸或过碱等腐蚀性药物所致。外阴和阴道创伤严重者，可因累及尿道、膀胱或直肠，导致严重后果。

知识点3：外阴、阴道创伤的临床表现　　　　　　　副高：掌握　　正高：掌握

（1）疼痛：主要症状，可从轻微疼痛至剧痛，甚至出现疼痛性休克。

（2）局部肿胀：为水肿或血肿，是常见的表现。

（3）外出血：由于血管破裂可导致少量或大量的鲜血自阴道流出。

（4）其他：患者可有头晕、乏力、心慌、出汗等贫血或失血性休克的症状；合并感染时可有体温升高和局部红、肿、热、痛等表现。由于局部肿胀、疼痛，患者常出现坐卧不安、行走困难等。

知识点4：外阴、阴道创伤的辅助检查　　　　　　　副高：掌握　　正高：掌握

（1）妇科检查：了解外阴或阴道裂伤的部位、程度，观察血肿的大小、部位，局部组织有无红、肿及脓性分泌物。另外，应注意创伤有无穿透膀胱、直肠甚至腹腔等。

（2）实验室检查：出血多者红细胞计数及血红蛋白值下降；有感染者，可见白细胞数目增高。

知识点5：外阴、阴道创伤的治疗要点　　　　　　　副高：掌握　　正高：掌握

以止血、镇痛、防止感染和抗休克为治疗要点。

知识点6：外阴、阴道创伤的护理评估　　　　　副高：熟练掌握　　正高：熟练掌握

（1）健康史：了解导致创伤的原因，判断是因外伤、遭强暴所致还是分娩创伤未及时缝合所致。

（2）身体状况：不同损伤部位可有相应的临床表现。评估疼痛的程度、性质及相关因素。

（3）心理-社会状况：患者及家属常由于突然发生的意外事件而表现出惊慌、焦虑，护士需要评估患者及家属对损伤的反应，并识别其异常的心理反应。

知识点7：外阴、阴道创伤的护理诊断　　　　　副高：熟练掌握　　正高：熟练掌握

（1）恐惧：与突发创伤事件有关。

（2）疼痛：与外阴、阴道创伤有关。

（3）潜在并发症：失血性休克。

知识点8：外阴、阴道创伤的护理措施 　　　　　副高：熟练掌握　正高：熟练掌握

（1）观察生命体征，预防和纠正休克

1）对于外阴出血量多或较大血肿伴面色苍白者立即使患者平卧、吸氧，开通静脉通路，做好血常规检查及配血输血准备；给予心电监护，密切观察患者血压、脉搏、呼吸、尿量及神志的变化。

2）注意观察血肿的变化，有活动性出血者应按解剖关系迅速缝合止血。

3）小于5cm的血肿，应立刻进行冷敷；也可用棉垫、丁字带加压包扎。

4）对大的外阴、阴道血肿应在抢救休克的同时配合医师进行止血，并做好术前准备，术后加用大剂量抗生素防治感染。

（2）心理护理：护士应在抢救休克准备手术的过程中使用亲切温和的语言安慰患者，鼓励患者面对现实，积极配合治疗，同时做好家属的心理护理，使其可以为患者提供支持，更好地完成护理工作。

（3）保守治疗患者的护理

1）对血肿小采取保守治疗者，嘱患者采取正确的体位，避免血肿受压。

2）保持外阴部的清洁、干燥，每天外阴冲洗3次，大便后及时清洁外阴。

3）按医嘱及时给予止血、镇痛药物。

4）24小时内冷敷，降低局部血流速度及局部神经的敏感性。

5）24小时后可以热敷或行外阴部烤灯。

（4）做好术前准备：做好配血、皮肤准备，嘱患者暂时禁食，充分消毒外阴及伤口，向患者及家属讲解手术的必要性、手术的过程及注意事项。

（5）术后护理

1）患者疼痛明显，应积极镇痛。

2）阴道纱条取出或外阴包扎松解后应密切观察阴道及外阴伤口有无出血，患者有无进行性疼痛加剧或阴道、肛门坠胀等再次血肿的症状。

3）保持外阴部清洁、干燥。

4）按医嘱给予抗生素。

知识点9：外阴、阴道创伤的健康指导 　　　　　副高：掌握　正高：熟练掌握

介绍手术的名称及过程，解释手术的必要性、注意事项、术前准备的内容、主动配合的技巧等；讲解疾病相关知识，术后保持外阴、阴道清洁的重要性、方法等。讲解手术中的体位及术后维持相应体位的重要性。

第三节　尿　瘘

知识点1：尿瘘的概念	副高：熟练掌握　正高：熟练掌握

尿瘘是指生殖道和泌尿道之间形成的异常通道。根据泌尿生殖瘘发生的部位分为膀胱阴道瘘、膀胱宫颈瘘、尿道阴道瘘、膀胱尿道阴道瘘、膀胱宫颈阴道瘘及输尿管阴道瘘等。临床上以膀胱阴道瘘最为常见，有时可并存两种或多种类型尿瘘。

知识点2：尿瘘的病因及发病机制	副高：熟练掌握　正高：熟练掌握

（1）产伤：产伤是引起尿瘘的主要原因（约占90%），多因难产处理不当所致，以往在我国农村常见。有坏死型和创伤型两类：坏死型尿瘘是由于骨盆狭窄或头盆不称，产程过长，产道软组织受压过久，使局部组织缺血坏死脱落而成；创伤型是由于剖宫产手术或产科助产手术时操作不当直接损伤所致。

（2）妇科手术创伤：近年妇科手术所致尿瘘的发生率有上升趋势，多因手术时组织粘连或操作不细致而误伤膀胱、尿道或输尿管，造成尿瘘。

（3）其他：晚期生殖系统或膀胱癌肿、膀胱结核、膀胱结石、生殖器官肿瘤放射治疗后、长期放置子宫托等也可导致生殖道瘘。

知识点3：尿瘘的临床表现	副高：掌握　正高：掌握

（1）漏尿：主要症状为患者不能自主排尿，尿液不断由阴道流出。分娩时所致尿瘘多在产后3~7天开始漏尿。术时直接损伤者术后即有漏尿。其表现因瘘孔的大小而略有不同，有的尿液日夜外溢，有的侧卧或平卧时漏尿，有的除能自主排尿外，同时有尿液不自主地自阴道流出。

（2）外阴瘙痒和疼痛：局部刺激、组织炎症增生及感染和尿液刺激、浸渍，可引起外阴部痒和烧灼痛，外阴呈皮炎改变。若一侧输尿管下段断裂而致阴道漏尿，由于尿液刺激阴道一侧顶端，周围组织引起增生，盆腔检查可触及局部增厚。

（3）尿路感染：伴有膀胱结石者多有尿路感染，出现尿频、尿急、尿痛症状。

（4）闭经：不少患者长期闭经或月经稀发，其原因尚不清楚，可能与精神创伤有关。

（5）性交困难及不孕：阴道狭窄可致性交障碍，并可因闭经和精神抑郁导致不孕症。

知识点4：尿瘘的辅助检查	副高：掌握　正高：掌握

（1）妇科检查：部分患者外阴部存在湿疹，注意湿疹面积的大小、涉及的范围、有无

溃疡等；通过阴道检查明确瘘孔的部位、大小、数目及周围瘢痕情况，了解阴道有无狭窄、尿道是否通畅以及膀胱的容积、大小等，注意观察尿液自阴道流出的方式。

（2）亚甲蓝试验：经导尿管向膀胱内注入稀释亚甲蓝 100~200ml 后，观察阴道内蓝色液体流出的部位，如见到经阴道壁小孔溢出者为膀胱阴道瘘；自宫颈口流出者为膀胱宫颈瘘；若阴道内流出液清亮则属输尿管阴道瘘。

（3）靛胭脂试验：静脉推注靛胭脂5ml，阴道内置干纱布观察，5~7 分钟可见蓝色液体由瘘孔流出。本试验用于亚甲蓝试验阴性患者，以进一步确诊瘘孔部位。

（4）膀胱镜、输尿管镜检查：了解膀胱容积、黏膜情况，有无炎症、结石、憩室，明确瘘孔的位置、大小、数目及瘘孔和膀胱三角的关系等。从膀胱向输尿管插入输尿管导管或行输尿管镜检查，可以明确输尿管受阻的部位。

（5）排泄性尿路造影：又称静脉肾盂输尿管造影，即经静脉注入泛影葡胺后摄片，以了解双肾功能及输尿管有无异常。

（6）肾显像：能了解双侧肾功能和上尿路通畅情况。若初步诊断为输尿管阴道瘘，肾显像显示一侧肾功能减退和上尿路排泄迟缓，表明输尿管瘘位于该侧。

知识点5：尿瘘的治疗要点　　　　　　　　　　副高：掌握　正高：掌握

目前尿瘘治疗的主要手段是手术，但由于致瘘原因不同、情况各异，在个别情况下可先试行非手术疗法，如治疗失败后再行手术。此外，对不宜手术者则应改用尿收集器进行治疗。

（1）非手术治疗

1）分娩或手术1周后出现的膀胱阴道瘘：可经尿道安放直径较大的保留导尿管，开放引流，并给予抗生素预防感染，4~6 周后小的瘘孔有可能愈合，较大者亦可减小其孔径。

2）手术1周后出现的输尿管阴道瘘：如能在膀胱镜检下将输尿管导管插入患侧输尿管损伤以上部位，并予保留，2 周后瘘孔有自愈可能。

3）针头大小瘘孔：可试用硝酸银烧灼使出现新创面，以后瘘孔可因组织增生粘连而闭合。

4）直径2~3mm 的膀胱阴道瘘：可采用电凝、Y 激光烧灼破坏已经上皮化的瘘管，保留尿管，开放引流，经2~3 周有望愈合。

5）结核性膀胱阴道瘘：一般不考虑手术，均应先行抗结核治疗。治疗半年至1 年后瘘孔有可能痊愈。只有经充分治疗后未愈合者方可考虑手术。

6）年老体弱，不能耐受手术或经有经验的医师反复修补失败的复杂膀胱阴道瘘：可使用尿收集器，以避免尿液外溢。

（2）手术治疗：术前应进行评估，给予个体化处理。确定尿瘘性质、部位、类型，选择适当的手术时机。根据瘘孔类型、性质、部位、大小选择术式。原则是首选简单术式，不要任意扩大手术范围及手术时间，防止感染。

1）大部分膀胱阴道瘘和尿道阴道瘘经阴道手术。

2）输尿管阴道瘘需经腹手术。

3）由产伤缺血坏死导致漏尿者，采用较长时间留置尿管、变换体位的方法。

4）肿瘤或结核患者积极治疗原发病。

知识点6：尿瘘的护理评估　　　　　副高：熟练掌握　正高：熟练掌握

（1）健康史：了解患者既往史，特别是与肿瘤、结核、接受放射治疗等相关病史。了解患者有无难产及盆腔手术史，找出患者发生尿瘘的原因。详细了解患者漏尿发生的时间和漏尿的表现，评估患者目前存在的问题。

（2）身体状况：询问患者漏尿的症状及表现形式，评估外阴部、臀部有无皮损，其面积的大小、涉及的范围，有无溃疡、瘙痒、灼痛、行走不便。

（3）心理-社会状况：由于漏尿，患者身体发出异常的气味，患者表现为不愿意出门，与他人接触交往减少，常伴有无助感，心理上出现自卑、失望等。了解患者及家属对漏尿的感受，有助于缓解负性的情感。

知识点7：尿瘘的护理诊断　　　　　副高：熟练掌握　正高：熟练掌握

（1）皮肤完整性受损：与尿液刺激所致外阴皮炎有关。

（2）社交孤独：与长期漏尿、不愿与人交往有关。

（3）自我形象紊乱：与长期漏尿引起精神压力有关。

知识点8：尿瘘的护理措施　　　　　副高：熟练掌握　正高：熟练掌握

（1）心理护理：护士应常与患者接触，了解患者的心理感受，不能因异常的气味而疏远患者；用亲切的言语使患者体会到关爱；耐心解释和安慰患者，指导家属关心、理解患者的感受，告诉患者和家属通过手术能治愈该病，让患者和家属对治疗充满信心。

（2）适当体位：对有些妇科手术后所致小漏孔的尿瘘患者应留置尿管，并保持正确的体位，使小漏孔自行愈合。一般采取使漏孔高于尿液面的卧位。

（3）鼓励患者饮水：由于漏尿，患者往往自己限制饮水量甚至不饮水，造成酸性尿液对皮肤的刺激更大。应向患者解释限制饮水的危害，并指出多饮水可以达到稀释尿液、自身冲洗膀胱的目的，从而减少酸性尿液对皮肤的刺激，缓解和预防外阴皮炎。一般每天饮水不少于3000ml，必要时按医嘱静脉输液以保证液体入量。

（4）做好术前准备：除按一般会阴部手术患者准备外，应积极控制外阴炎症，为手术创造条件。方法有：术前3~5日每日用1∶5000的高锰酸钾或0.2‰的聚维酮碘（碘伏）液等坐浴；外阴部有湿疹者，可在坐浴后行红外线照射，然后涂氧化锌软膏，使局部干燥，待痊愈后再行手术；对老年妇女或闭经者按医嘱术前半个月给含雌激素的药物，如结合雌激素片或阴道局部使用含雌激素的软膏等，促进阴道上皮增生，有利手术后伤口的愈合；有尿路感染者应先控制感染后再手术；必要时给予地塞米松促使瘢痕软化；创伤型尿瘘手术应在发现漏尿后及时修补或术后 3~6 个月进行；结核或肿瘤放疗所致的尿瘘应在病情稳定 1 年后择期手术。

（5）术后护理：术后护理是尿瘘修补手术成功的关键。术后必须留置导尿管或耻骨上膀胱造瘘 7~14 日，注意避免尿管脱落，保持尿管的通畅，发现阻塞及时处理，以免膀胱过度充盈影响伤口的愈合。拔管前注意训练膀胱肌张力，拔管后协助患者每 1~2 小时排尿 1 次，然后逐步延长排尿时间。应根据患者漏孔的位置决定体位，膀胱阴道瘘的漏孔在膀胱后底部者应取俯卧位；漏孔在侧面者应健侧卧位，使漏孔居于高位。术后每日补液不少于 3000ml，达到膀胱冲洗的目的。保持外阴清洁。由于腹压增加可导致尿管脱落影响伤口的愈合，应积极预防咳嗽、便秘，并尽量避免下蹲等增加腹压的动作。

知识点9：尿瘘的健康指导	副高：掌握　正高：熟练掌握

（1）按医嘱继续服用抗生素或雌激素药物。

（2）3 个月内禁止性生活及重体力劳动。

（3）尿瘘修补手术成功者妊娠后应加强孕期保健并提前住院分娩。

（4）如手术失败，应教会患者保持外阴清洁的方法，尽量避免外阴皮肤的刺激，告知下次手术的时间，让患者有信心再次手术。

第四节　子宫脱垂

知识点1：子宫脱垂的概念	副高：熟练掌握　正高：熟练掌握

子宫脱垂是指子宫从正常位置沿阴道下降，至宫颈外口达坐骨棘水平以下，甚至子宫全部脱出于阴道口以外。子宫脱垂常合并有阴道前壁和后壁膨出，以阴道前壁脱垂为多见。子宫脱垂是我国妇女常见病之一，在妇女劳动强度大的山区、丘陵地区发病率高。

知识点2：子宫脱垂的临床分度	副高：掌握　正高：掌握

（1）Ⅰ度：轻型，宫颈外口距处女膜缘 <4cm，尚未达到处女膜缘；重型：宫颈外口已达处女膜缘，在阴道口能见到宫颈。

（2）Ⅱ度：轻型，宫颈已脱出阴道口外，宫体仍在阴道内；重型：宫颈及部分宫体已脱出至阴道口外。

（3）Ⅲ度：宫颈及宫体全部脱出至阴道口外。

知识点 3：子宫脱垂的病理病因及发病机制　　　副高：熟练掌握　正高：熟练掌握

（1）分娩损伤：为子宫脱垂最主要的原因。在分娩过程中，特别是阴道助产或第二产程延长者，盆底肌、筋膜以及子宫韧带均过度延伸，张力降低甚至撕裂。如产后过早参加重体力劳动，将影响盆底组织张力的恢复，导致未复旧的子宫有不同程度的下移。多次分娩增加盆底组织受损机会。

（2）长期腹压增加：长期慢性咳嗽、排便困难、经常超重负荷（举重、蹲位、长期站立）以及盆腔、腹腔的巨大肿瘤、腹水等，均可使腹压增加，使子宫向下移位。

（3）盆底组织发育不良或退行性变：子宫脱垂偶见于未产妇或处女，多系先天性盆底组织发育不良或营养不良所致，常伴有其他脏器（如胃等）下垂。一些年老的患者及长期哺乳的妇女体内雌激素水平下降，盆底组织萎缩退化也可导致子宫脱垂或加重子宫脱垂的程度。

知识点 4：子宫脱垂的临床表现　　　　　　　　副高：掌握　正高：掌握

（1）腰骶部疼痛及下坠感：系由于子宫脱垂牵拉腹膜、子宫各韧带及盆底组织引起，走路、负重后症状加重，卧床休息可减轻。

（2）块状物自阴道脱出：Ⅱ度患者在行走、劳动、下蹲或排便时腹压增加，有块状物自阴道口脱出，初始时在平卧休息时可减小或消失，严重者休息后块状物也无法自行回缩，往往需用手推送才能将其还纳入阴道内。若脱出的子宫及阴道黏膜高度水肿，即使用手协助也很难回纳，长时期脱出在外，患者行动极不方便，长期摩擦可造成宫颈溃疡、出血。溃疡继发感染时，有脓性分泌物渗出。

（3）排便异常：Ⅲ度子宫脱垂的患者常伴有重度阴道前壁脱垂，容易出现尿潴留，还可发生压力性尿失禁。如果继发泌尿道感染可出现尿频、尿急、尿痛等。如合并有直肠膨出的患者可有便秘、排便困难。

不能回纳的子宫脱垂常伴有阴道前后壁、膀胱及直肠膨出，阴道黏膜增厚角化、宫颈肥大并延长。

知识点 5：子宫脱垂的辅助检查　　　　　　　　副高：掌握　正高：掌握

（1）妇科检查：注意评估脱垂子宫的程度，宫颈、阴道壁有无溃疡及溃疡面的大小、深浅等。同时，应注意有无直肠膨出。

（2）压力性尿失禁的检查：让患者先憋尿，在膀胱截石位下咳嗽，注意观察有无尿液溢出。如有，检查者用示指、中指两指分别置于尿道口两侧，稍加压再嘱患者咳嗽，如能控制尿液外溢，证明有压力性尿失禁。

知识点6：子宫脱垂的治疗要点　　　　　　　　　　**副高：掌握　正高：掌握**

除非合并张力性尿失禁，无症状者不需要治疗，有症状者采取保守治疗或手术治疗，治疗方案应个体化。治疗应以安全、简单和有效为原则。

（1）非手术治疗：包括一般支持治疗及子宫托治疗。适用于Ⅰ度轻型子宫脱垂、年老不能耐受手术或需要生育的患者。

1）一般支持疗法：包括加强营养，合理安排休息和工作，避免重体力劳动，保持大便通畅，积极治疗引起腹压增加的疾病，盆底肌肉锻炼，绝经后女性补充雌激素。

2）子宫托治疗：用子宫托治疗子宫脱垂是利用子宫托的支撑作用，使脱垂的子宫上升至阴道内，从而改善盆底组织血液循环，达到病情好转。

（2）手术治疗：目的是消除症状，修复盆底支持组织。应根据患者的年龄、脱垂程度、生育情况、全身状况选择手术方式。

1）阴道前后壁修补术：适用于Ⅰ度、Ⅱ度阴道前、后壁脱垂的患者。

2）阴道前后壁修补术加主韧带缩短及宫颈部分切除术：适用于年龄较轻、宫颈延长、希望保留子宫的Ⅱ度、Ⅲ度子宫脱垂伴有阴道前、后壁脱垂的患者。

3）经阴道子宫全切除及阴道前后壁修补术：适用于Ⅱ度、Ⅲ度子宫脱垂伴有阴道前、后壁脱垂、年龄较大、不需要保留子宫的患者。

4）阴道纵隔形成术：适用于年老体弱不能耐受大手术、不需要保留性能力者。

5）阴道、子宫悬吊术：通过缩短圆韧带，或利用生物材料制成各种吊带悬吊子宫和阴道。

知识点7：子宫脱垂的护理评估　　　　　　　　　　**副高：熟练掌握　正高：熟练掌握**

（1）健康史：了解患者分娩经过，有无产程过长、阴道助产及盆底组织撕伤等。同时，还应评估患者其他系统健康状况，如有无慢性咳嗽、盆腹腔肿瘤、便秘等。

（2）身体状况：了解患者下腹部坠胀、腰痛症状，是否有大小便困难。是否在用力下蹲、增加腹压时上述症状加重，甚至出现尿失禁，但卧床休息后症状减轻。

（3）心理-社会状况：了解患者对子宫脱垂的感受、疾病造成心理问题的程度及社会、家庭支持的方式及程度等。

知识点8：子宫脱垂的护理诊断　　　　　　　　　　**副高：熟练掌握　正高：熟练掌握**

（1）焦虑：与长期子宫脱垂影响正常的生活有关。

（2）疼痛：与牵拉韧带、宫颈及阴道壁溃疡有关。

（3）尿潴留/尿失禁：与脱垂的子宫压迫膀胱颈有关。

知识点 9：子宫脱垂的护理措施　　　　　　副高：熟练掌握　　正高：熟练掌握

（1）一般护理

1）改善患者的全身状况，加强营养，鼓励患者采用高蛋白和高维生素饮食，以增强体质。避免重体力劳动，保持大便通畅，积极治疗长期腹压增加的疾病。

2）注意休息，指导患者开展盆底肌肉和肛门肌肉的运动锻炼，增强盆底肌肉及肛门括约肌的张力，每日 3 次，每次 5~10 分钟。同时积极治疗原发疾病，如慢性咳嗽、习惯性便秘。

3）保持外阴清洁，保护脱出阴道口的组织，每日给予 1∶5000 高锰酸钾液坐浴，坐浴后，擦干溃疡面，给予己烯雌酚或鱼肝油软膏局部涂抹。

（2）子宫托护理：配合医生选择大小适宜的子宫托，指导患者正确取放子宫托。

1）放置子宫托：放置前嘱患者排尽大小便，洗净双手，两腿分开蹲下，一手握子宫托柄使托盘呈倾斜状进入阴道口内，向阴道顶端旋转推进，直至托盘达子宫颈，放妥后，将托柄弯度朝前，正对耻骨弓。

2）取出子宫托：取子宫托时，洗净双手，手指捏住子宫托柄，上、下、左、右轻轻摇动，待子宫托松动后向后外方牵拉，子宫托即可自阴道滑出。用温水洗净子宫托，拭干后包好备用。

3）注意事项：子宫托的大小应因人而异，以放置后不脱出且无不适感为宜。子宫托应在每日清晨起床后放入，每晚睡前取出，并洗净包好备用。久置不取可发生子宫托嵌顿，甚至引起压迫坏死性生殖道瘘。放托后 3 个月复查。

（3）手术患者的护理

1）手术前准备：Ⅰ度子宫脱垂患者，用 41~43℃、1∶5000 高锰酸钾液或 0.025% 碘伏阴道冲洗；Ⅱ度、Ⅲ度子宫脱垂患者，阴道冲洗，每日 2 次，冲洗后局部涂 40% 紫草油或抗生素软膏，戴无菌手套还纳脱垂的子宫，嘱床上平卧半小时。

2）术后护理：除按一般外阴和阴道手术术后患者的护理外，还应嘱患者卧床休息 7~10日；留置尿管 10~14 日。每日行外阴冲洗。注意观察阴道分泌物的情况；避免增加腹压的动作，如下蹲或咳嗽，多进食富含纤维素的饮食预防便秘，必要时用缓泻剂。

（4）心理护理：子宫脱垂病程较长，长期影响患者正常的工作和生活，甚至影响性生活，患者出现焦虑，情绪低落，护士应理解患者，与患者及家属一起共同讨论解除焦虑的方法，告知患者子宫脱垂的手术及非手术方法，使患者对治疗充满信心。做好家属工作，多关心、体贴患者，促进患者的早日康复。

知识点 10：子宫脱垂的健康指导　　　　　　副高：掌握　　正高：熟练掌握

（1）出院指导

1）术后一般休息 3 个月。

2）出院后 1 个月到医院复查伤口愈合情况。

3) 3个月后再到门诊复查，医生确认完全恢复以后方可有性生活。

4) 半年内避免重体力劳动。

（2）提倡晚婚晚育，防止生育过频

1) 正确处理产程，避免产程延长。

2) 提高助产技术，注意保护会阴，有指征者及时行剖宫产结束妊娠。

3) 避免产后过早参加重体力劳动。

4) 积极治疗慢性咳嗽、便秘等增加腹压的疾病，提倡做产后保健操。

第五节 会阴部手术患者的一般护理

知识点1：会阴部手术的概念　　　　　副高：熟练掌握　正高：熟练掌握

会阴部手术是指女性外生殖器部位的手术，在妇科应用比较广泛。会阴部手术区域血管神经丰富、组织松软，前方有尿道，后面近肛门，这些特点使患者容易出现疼痛、出血、感染等相关的护理问题；由于手术部位涉及身体隐私处，在心理上患者常具有自我形象紊乱、自尊低下等护理问题。

知识点2：会阴部手术的种类　　　　　　　　副高：掌握　正高：掌握

按手术范围区分，有外阴癌根治术、外阴切除术、局部病灶切除术、前庭大腺切开引流术、处女膜切开术、宫颈手术、陈旧性会阴裂伤修补术、阴道成形术、阴道前后壁修补术、尿瘘修补术、子宫黏膜下肌瘤摘除术、阴式子宫切除术等。

知识点3：手术前心理准备　　　　　　　　　副高：掌握　正高：掌握

同妇科腹部手术患者的心理特点比较，会阴部手术的患者常担心手术会损伤身体的完整性、手术的切口瘢痕可能导致将来性生活的不协调；由于病变发生在隐私部位会加重患者的心理负担等。护士应理解患者，以亲切和蔼的语言耐心解答患者的疑问，在取得患者信任的基础上，让患者表达自己的感受，针对具体情况给予指导；帮助患者选择积极的应对措施，消除患者的紧张情绪，使其能够主动配合手术；进行术前准备、检查时注意保护患者隐私，尽量减少暴露部位，避免多余人员，减轻患者的羞怯感。同时做好家属的工作，让其理解患者的感受，为患者提供心理及生活方面的支持，使患者能很好地配合治疗及护理。

知识点4：手术前身体准备　　　　　　　　　副高：掌握　正高：掌握

详细了解全身重要脏器的功能，正确评估患者对手术的耐受力。如有贫血、高血压、心脏病、糖尿病等内科合并症应给予纠正。观察患者的生命体征，注意有无月经来潮，如有异常及时通知医师。指导训练患者正确的咳痰方法，术前做药物过敏试验、配血备用等。

（1）皮肤准备：会阴部手术患者术前要特别注意个人卫生，每日清洗外阴。如外阴皮肤有炎症、溃疡，需治愈后手术。患者通常于术前一日行皮肤准备，备皮范围上至耻骨联合上 10cm，两侧至腋中线，下至外阴部、肛门周围、臀部及大腿内侧上 1/3。备皮后洗净皮肤。

（2）肠道准备：由于阴道与肛门解剖位置很近，术后排便易污染手术视野，因此会阴部手术前应做好肠道准备。可能涉及肠道的手术患者术前 3 天进少渣饮食，并按医嘱给肠道抗生素，常用庆大霉素口服，每日 3 次，每次 8 万 U。每日肥皂水洗肠一次或 20% 甘露醇 250ml 加等量水口服；术前一日禁食，给予静脉补液；术前日晚及术晨行清洁灌肠。

（3）阴道准备：阴道正常情况下不是无菌环境，为防止术后感染，应在术前 3 日开始阴道准备，一般行阴道冲洗或坐浴，每日 2 次，常用 1∶5000 的高锰酸钾、0.2‰ 的聚维酮碘（碘伏）或 1∶1000 苯扎溴铵（新洁尔灭）溶液等。术晨用消毒液行阴道消毒，消毒时应特别注意阴道穹隆，消毒后用大棉签蘸干，必要时涂甲紫。

（4）膀胱准备：嘱患者去手术室前排空膀胱，根据手术需要，术中、术后留置尿管。

知识点 5：手术前其他用物准备　　　　　副高：掌握　正高：掌握

根据不同的手术做好各种用物的准备，包括软垫、支托、阴道模型、丁字带、绷带等。其他术前准备同妇科腹部手术前准备。

知识点 6：手术前内容告知及相关指导　　　　副高：熟练掌握　正高：熟练掌握

（1）根据患者的具体情况，向其介绍相关手术的名称及过程，解释术前准备的内容、目的、方法及主动配合的技巧等；讲解疾病的相关知识、术后保持外阴阴道清洁的重要性、方法及拆线时间等。

（2）会阴部手术患者术后卧床时间较长，床上使用便器的机会多，应让患者术前进行练习，习惯于床上使用便器。

（3）向患者讲解会阴部手术常用的体位及术后维持相应体位的重要性，教会患者床上肢体锻炼的方法，以预防术后并发症。

知识点 7：手术后的护理措施　　　　　　副高：熟练掌握　正高：熟练掌握

术后护理与腹部手术患者相似，要特别加强外阴部护理。

（1）体位：根据不同手术采取相应的体位。处女膜闭锁及有子宫的先天性无阴道患者，术后应采取半卧位，有利于经血的流出；因外阴癌行外阴根治术后的患者应采取平卧位，双腿外展屈膝，膝下垫软枕，以减少腹股沟及外阴部的张力，有利于伤口的愈合；行阴道前后壁修补或盆底修补术后的患者应以平卧位为宜，禁止半卧位，以降低外阴、阴道张力，促进伤口的愈合。

（2）切口的护理：外阴阴道肌肉组织少、张力大，切口不易愈合，护理人员要随时观察会阴的情况，注意有无渗血、红肿热痛等炎性反应；观察局部皮肤的颜色、温度、湿度，有无皮肤或皮下组织坏死；注意阴道分泌物的量、性质、颜色及有无异味。注意保持外阴清洁、干燥、勤更换内裤及床垫，每天行外阴擦洗2次，排便后用同法清洁外阴以防止感染。有些外阴部手术需加压包扎或阴道内留置纱条压迫止血，外阴包扎或阴道内纱条一般在术后12~24小时内取出，取出时注意核对数目。术后3天外阴局部可行烤灯照射，保持伤口干燥、促进血液循环，有利于伤口的愈合。有引流的患者要保持引流通畅，严密观察引流液的量及性质。

（3）尿管的护理：会阴部手术后保留尿管时间较长，根据手术范围及病情尿管分别留置2~10日。术后应特别注意保持尿管的通畅，观察尿色、尿量，特别是尿瘘修补术的患者，如发现尿管不通需及时查找原因并予以处理。拔尿管前应训练膀胱功能，拔除尿管后应嘱患者尽早排尿，如有排尿困难给予诱导、热敷等措施帮助排尿，必要时重新留置尿管。

（4）肠道护理：会阴部手术的患者为防止大便对伤口的污染及排便时对伤口的牵拉，应控制首次排便的时间。涉及肠道的手术应在患者排气后抑制肠蠕动，按医嘱常用药物鸦片酊5ml，加水至100ml口服，每日3次，每次10ml。于术后第5天给予缓泻剂使大便软化，避免排便困难。

（5）避免增加腹压：向患者讲解腹部压力增加会影响伤口的愈合，应避免增加腹压的动作，如长期下蹲、用力大便、咳嗽等。

（6）减轻疼痛：会阴部神经末梢丰富，对疼痛特别敏感。护理人员应充分理解，在正确评估患者疼痛的基础上，针对患者的个体差异，采取不同的方法缓解疼痛，如保持环境安静、分散患者的注意力、勿过多的打扰患者、保证患者休息、更换体位减轻伤口的张力、遵医嘱及时给予足量镇痛药物、应用自控镇痛泵等，同时注意观察用药后的镇痛效果。

知识点8：手术后的健康指导　　　　　　　　副高：掌握　正高：熟练掌握

会阴部手术患者伤口局部愈合较慢，嘱患者回家后应保持外阴部的清洁；一般应休息3个月；禁止性生活及盆浴；避免重体力劳动及增加腹压，逐渐增加活动量。出院后1个月到门诊检查术后恢复情况，于术后3个月再次到门诊复查，经医师检查确定伤口完全愈合后方可恢复性生活。如有病情变化应及时就诊。

第十六章　不孕症与辅助生殖技术

第一节　不　孕　症

知识点 1：不孕症的概念　　　　　　　　　　　副高：熟练掌握　　正高：熟练掌握

凡婚后未避孕、有正常性生活、同居 2 年而未曾受孕者，称为不孕症。按照曾否受孕，不孕症可以分为原发性不孕与继发性不孕。婚后未避孕而从未妊娠者称为原发性不孕；曾有过妊娠而后未避孕连续 2 年不孕者称继发性不孕。按照不孕是否可以纠正又分为绝对不孕与相对不孕。夫妇一方有先天或后天解剖生理方面的缺陷，无法纠正而不能妊娠者称绝对不孕；夫妇一方因某种因素阻碍受孕，导致暂时不孕，一旦得到纠正仍能受孕者称相对不孕。

知识点 2：不孕症的病因及发病机制　　　　　　副高：熟练掌握　　正高：熟练掌握

阻碍受孕的因素包括女方、男方和男女双方。据多项流行病学调查，不孕属女性因素占 40%~55%，属男性因素占 25%~40%，属男女双方共同因素占 20%~30%，不明原因的约占 10%。

（1）女性不孕因素：受孕是一个复杂的生理过程，必须具备下列条件：卵巢排出正常的卵子；精液正常并含有正常的精子；卵子和精子能够在输卵管内相遇并结合成为受精卵，受精卵顺利地被输送进入子宫腔；子宫内膜已充分准备适合于受精卵着床。这些环节中有任何一个不正常便能阻碍受孕。所以女性导致不孕的因素包括输卵管因素、卵巢因素、子宫因素、宫颈因素和阴道因素。

1）输卵管因素：是不孕症最常见的因素。输卵管具有运送精子、摄取卵子和把受精卵送进宫腔的作用，任何影响输卵管功能的病变都可导致不孕，如输卵管粘连、堵塞（如衣原体、淋菌、结核菌等引起的感染，阑尾炎或产后、术后所引起的继发感染）、子宫内膜异位症（异位内膜种植于输卵管）、先天性发育不良（如输卵管肌层菲薄、纤细、先天性输卵管）、纤毛运动及管壁蠕动功能丧失等。

2）卵巢因素：包括排卵因素和内分泌因素。无排卵是最严重的一种导致不孕的原因。引起卵巢功能紊乱导致持续不排卵的因素有：①卵巢病变，如先天性卵巢发育不全、多囊卵巢综合征、卵巢功能早衰、功能性卵巢肿瘤、卵巢子宫内膜异位囊肿等；②下丘脑-垂体-卵巢轴功能紊乱，包括下丘脑性无排卵、垂体功能障碍、希恩综合征引起无排卵；③全身性因素，如营养不良、压力、肥胖、甲状腺功能亢进、肾上腺功能异常、药物副作用等影响卵巢功能导致不排卵。

3）子宫因素：子宫具有储存和输送精子、孕卵着床及孕育胎儿的功能。子宫先天性畸形及子宫黏膜下肌瘤可造成不孕或孕后流产；子宫内膜分泌反应不良（病因可能在卵巢）、子宫内膜炎等影响精子通过，也可造成不孕。

4）宫颈因素：宫颈管是精子上行的通道，其解剖结构和宫颈黏液的分泌性状与生育存在着密切关系，直接影响精子上游进入宫腔。宫颈狭窄或先天性宫颈发育异常可以影响精子进入宫腔。宫颈感染可以改变宫颈黏液量和性状，影响精子活力和进入宫腔的数量。慢性宫颈炎时宫颈黏液变稠，含有大量白细胞，不利于精子的活动和穿透，可影响受孕。

5）阴道因素：先天性无阴道和阴道损伤后可影响性交并阻碍精子进入。严重阴道炎时，阴道 pH 发生改变，降低了精子的活力，缩短其存活时间甚至吞噬精子而影响受孕。有些妇女不孕的原因在于体内的免疫因素而破坏阴道的精子细胞。

（2）男性不育因素：导致男性不育的因素主要有生精障碍和输精障碍。

1）精液异常：许多因素可以影响精子的数量、结构和功能，有些因素是暂时的，如急性炎症；有些因素是永久性的，如先天发育异常。导致男性不育的精液异常的诱因包括：①急性或慢性疾病：如腮腺炎并发睾丸炎导致睾丸萎缩、睾丸结核破坏睾丸组织、精索静脉曲张有时影响精子质量、肾功能衰竭；②外生殖器感染：如淋菌感染；③先天发育异常：如先天性睾丸发育不全不能产生精子；双侧隐睾导致曲细精管萎缩等妨碍精子产生；④过多接触化学物质：如杀虫剂、铅、砷等；⑤治疗性因素：如化疗药物和放射治疗导致不孕；⑥酗酒过度；⑦吸毒：包括大麻和可卡因；⑧局部阴囊温度过高：如长期进行桑拿浴等。

2）输精管道阻塞及精子运送受阻：主要原因有生殖管道感染和生殖管道创伤。导致生殖管道感染的主要病原体有淋菌、梅毒、滴虫、结核病菌和白色念珠菌。睾丸炎和附睾炎可使输精管阻塞，阻碍精子通过。输精管感染如淋病、上尿道感染可以导致管道粘连。前列腺感染改变了精液的组成和活力而导致不孕。创伤包括外伤和手术损伤。尿道球部、尿道腹部损伤造成尿道狭窄和梗阻，精液不能排出；盆腔及腹股沟、会阴部手术容易误伤输精管或精索，导致输精管道阻塞。此外，尿道畸形如尿道下裂、尿道上裂可以阻碍精子进入宫颈口，过度肥胖同样可以导致精子输送障碍。

3）免疫因素：在男性生殖道免疫屏障被破坏的情况下，精子、精浆在体内产生对抗自身精子的抗体可造成男性不育，射出的精子发生自身凝集而不能穿过女性宫颈黏液。

4）内分泌因素：男性内分泌受下丘脑-垂体-睾丸轴调节。内分泌因素可能影响精子的产生而引起不育。

5）勃起异常：勃起异常使精子不能进入女性阴道。勃起受生理和心理因素的影响，生理因素常见的有先天性外生殖器畸形、生殖器炎症、内分泌疾病、慢性肾衰竭等；心理因素常见有精神情绪异常以及家庭关系不协调。

（3）男女双方因素

1）缺乏性生活的基本知识：男女双方都缺乏性生活的基本知识，夫妇双方因为不了解生殖系统的解剖和生理结构而导致不正确的性生活。

2）精神因素：夫妇双方过分盼望妊娠，性生活紧张而出现心理压力。此外，工作压力、经济负担、家人患病、抑郁、疲乏等都可以导致不孕。

3）免疫因素：有两种免疫情况影响受孕：①同种免疫：精子、精浆或受精卵是抗原物质，被阴道或子宫内膜吸收后，通过免疫反应产生抗体物质，使精子与卵子不能结合或受精卵不能着床；②自身免疫：不孕妇女血清中存在透明带自身抗体，与透明带起反应后可阻止精子穿透卵子，因而影响受精。

4）不明原因不孕：指经过不孕症的详细检查，依靠现今检查方法尚未发现明确病因的不孕症，约占总不孕人群的10%。

知识点3：不孕症的辅助检查　　　　　　　　　　　　副高：掌握　正高：掌握

（1）卵巢功能检查：方法包括基础体温测定、宫颈黏液结晶检查、阴道脱落细胞涂片检查、B型超声监测卵泡发育、月经来潮前子宫内膜活组织检查、女性激素测定等，了解卵巢有无排卵及黄体功能状态。

（2）输卵管功能检查：常用的方法有子宫输卵管通液术、子宫输卵管碘油造影、B型超声下输卵管过氧化氢溶液通液术、腹腔镜直视下行输卵管通液（亚甲蓝液）等，有条件者也可以采用输卵管镜，了解输卵管通畅情况。

（3）宫腔镜检查：了解子宫内膜情况，能发现宫腔粘连、黏膜下肌瘤、内膜息肉、子宫畸形等。

（4）腹腔镜检查：直接观察子宫、输卵管、卵巢有无病变或粘连，并可结合输卵管通液术，直视下确定输卵管是否通畅，必要时在病变处取活检。

（5）性交后精子穿透力试验：上述检查未见异常时进行性交后试验。根据基础体温表选择在预测的排卵期进行。在试验前3天禁止性交，禁止阴道用药或冲洗。在性交后2~8小时内就诊，取阴道后穹隆液检查有无活动精子，验证性交是否成功，再取宫颈黏液观察，每高倍视野有20个活动精子为正常。

（6）免疫检查：包括精子抗原、抗精子抗体、抗子宫内膜抗体的检查，有条件者可进一步做体液免疫学检查，包括IgG、IgA、IgM等。

知识点4：不孕症的治疗要点　　　　　　　　　　　　副高：掌握　正高：掌握

（1）针对病因处理：治疗器质性疾病，如妇科肿瘤、宫腔粘连等；调整卵巢功能，采用药物诱发排卵；补充黄体分泌功能；治疗输卵管堵塞等，其中输卵管通液术有检查和治疗作用，是较理想的方法。

（2）使患者掌握性知识：学会预测排卵期，选择排卵前2~3天排卵后24小时内性交，以增加受孕机会。

（3）注意经期卫生：减少生殖道感染的机会；做好计划生育，减少人工流产术。

（4）使用人工助孕技术：体外人工授精、配子移植试管婴儿等。

（1）健康史

1）男方健康史中包括询问既往有无影响生育的疾病史及外生殖器外伤史、手术史。了解个人生活习惯、嗜好以及工作、生活环境，详细询问婚育史、性生活情况，有无性交困难。

2）女方健康史询问包括年龄、生长发育史、青春发育史、生育史、同居时间、性生活状况、避孕状况、家族史、手术史、其他病史及既往史。重点为月经史、生殖器官炎症史及慢性疾病史。对继发不孕，应了解既往流产或分娩情况，有无感染史等。

3）双方的相关资料包括结婚年龄、婚育史、是否两地分居、性生活情况（性交频率、采用过的避孕措施、有无性交困难）、烟酒嗜好等。

（2）身体状况：原发性不孕的患者，注意第二性征的发育情况，如毛发分布、体重和体形、外生殖器官的形态等。继发性不孕患者常有下腹隐痛、腰骶部酸痛、白带增多、异味等。对继发性痛经进行性加重者应考虑子宫内膜异位症。

（3）心理-社会状况：夫妇双方可能遭受社会、心理、环境各方面的压力。会出现典型的失落和哀伤感。尤其是原发性不孕的患者，许多不孕的女性在月经来临后会陷入烦躁不安，注意力不集中，甚至无法克制的沮丧而哭泣。

（1）知识缺乏：缺乏生育及不孕症治疗相关知识。
（2）自尊紊乱：与长期不能实现自我期望有关。
（3）社交孤立：与缺乏家人与社会的理解与支持，不愿与他人交往有关。

（1）诊断性检查可能引起的不适：子宫输卵管碘油造影可能引起腹部疼挛感，在术后持续 1~2 小时，随后可以在当天或第 2 天返回工作岗位而不留后遗症。腹腔镜手术后 1~2 小时可能感到一侧或双侧肩部疼痛，可遵医嘱给予可待因或可待因类的药物以镇痛。子宫内膜活检后可能引起下腹部的不适感如痉挛、阴道流血。若宫颈管有炎症，黏液黏稠并有白细胞时会影响性交后试验的效果。

（2）指导妇女服药：教会妇女在月经周期遵医嘱正确按时服药，说明药物的作用及副作用。提醒妇女及时报告药物的不良反应如潮热、恶心、呕吐、头痛，指导妇女在发生妊娠后立即停药。

（3）注重心理护理：护理人员应对夫妇双方提供护理，可以单独进行以保证隐私，也可以夫妇双方同时进行。护理人员必须教会妇女进行放松，如练习瑜伽、调整认知、改进表达情绪的方式方法等。护理人员需帮助夫妇正面面对治疗结果，帮助他们选择停止治疗或选择继续治疗，不论夫妇作出何种选择，护理人员都应给予尊重并提供支持。

（4）教会妇女提高妊娠的技巧：保持健康状态，如注重营养、减轻压力、增强体质、纠正营养不良和贫血、戒烟、戒毒、不酗酒。与伴侣进行沟通，可以谈论自己的希望和感受，不要把性生活单纯看作是为了妊娠而进行。在性交前、中、后勿使用阴道润滑剂或进行阴道灌洗，不要在性交后立即如厕，而应该卧床，并抬高臀部，持续 20~30 分钟，以使精子进入宫颈，掌握性知识，学会预测排卵、选择适当日期性交、性交次数适当，在排卵期增加性交次数。

（5）协助选择人工辅助生殖技术：医护人员要帮助夫妇了解各种辅助生殖技术的优缺点及其适应证。

许多因素会影响夫妻的决定，如下列几点。

1）社会、文化、宗教信仰因素。

2）治疗的困难程度，包括危险性、不适感等可涉及生理、心理、地理、时间等方面。

3）妇女的年龄可以影响成功率。

4）经济问题：昂贵而长久的治疗费用使不孕家庭将面临经济困窘而影响辅助生殖技术选择。

（6）其他

1）帮助夫妇进行交流：帮助妇女表达自己的心理感受，不要用简单的对或错来评价妇女的情感。同时，鼓励男方讨论他们和女性不同的心理感受。

2）提高妇女的自我控制感：指导妇女可以采用放松的方式如适当的锻炼、加强营养、提出疑惑等减轻压力，获得自我控制感。

3）降低妇女的孤独感：护理人员应帮助不孕妇女和她们的重要家人进行沟通，提高自我评价。

4）提高妇女的自我形象：鼓励妇女维持良性的社会活动，如果妇女存在影响治疗效果的行为也应及时提醒。

（7）正视不孕症治疗的结局

1）治疗失败，妊娠丧失，如果妊娠丧失是因为异位妊娠，妇女往往感到失去了一侧输卵管，此时妇女悲伤和疼痛的感触较多。

2）治疗成功，发生妊娠，此时期她们的焦虑并没有减少，常常担心在分娩前出现不测，即使娩出健康的新生儿，她们仍需要他人帮助自己确认事实的真实性。

3）治疗失败，停止治疗，一些不孕不育夫妇因为经济、年龄、心理压力等因素放弃治疗，可能会领养一个孩子。护理人员应对她们的选择给予支持。

知识点8：不孕症的健康指导　　　　　　　　　　副高：掌握　正高：熟练掌握

（1）加强营养，增强体质。

（2）保持健康的生活习惯，戒烟、不酗酒。

（3）指导精神放松技巧，保持健康心态。

（4）积极治疗合并症。

（5）进行生育相关知识教育，特别注意介绍提高妊娠率的基本技巧。

第二节　辅助生殖技术

知识点1：辅助生殖技术的概念　　　　　　　副高：熟练掌握　正高：熟练掌握

辅助生殖技术（assisted reproductive technicques，ART）是指在体外对配子和胚胎采用显微操作技术，帮助不孕不育夫妇受孕的一组方法。主要包括人工授精、体外受精与胚胎移植、卵细胞质内单精子注射以及其他各种新技术。

知识点2：人工授精的概念　　　　　　　　　副高：熟练掌握　正高：熟练掌握

人工授精是指通过人工方式将丈夫的精液或供者的精子注入到女性生殖道内，包括阴道内、宫颈内、宫腔内、输卵管内、腹腔内，甚至卵泡内，以帮助不孕不育夫妇获得妊娠的一种助孕方法。按精子的来源分为夫精人工授精（AIH）和供精人工授精（AID）或治疗性供精人工授精（TDI）。按精子注射的部位分为阴道内人工授精（IVI）、宫颈内人工授精（ICI）、宫腔内人工授精（IUI）、输卵管内人工授精（IFI）、腹腔内人工授精（IPI）、卵泡内人工授精（IFI）。临床上，IUI 使用最为广泛，其次是 ICI，其他方法的人工授精较为少用。

知识点3：宫内人工授精的适应证　　　　　　副高：熟练掌握　正高：熟练掌握

（1）男方因素

1）存在阻碍正常性交时精子进入阴道的解剖异常因素：如严重尿道下裂，逆行射精。

2）精神/神经因素：如阳痿、早泄、不射精。

3）男性免疫不育：如感染、创伤、阻塞或突发性因素可致血睾屏障，诱发自身免疫抗体产生。

4）中度精液异常。

（2）女方因素：年龄＜45 岁，不育年限≥1.5 年，腹腔镜或子宫输卵管造影或输卵管镜证实输卵管通畅。

（3）不明原因不孕

1）证实女方存在有规律的排卵周期。

2）性交后试验阳性。

3）两次精液分析正常，免疫珠试验或混合体球蛋白反应试验（MAR）阴性。

4）腔镜检查盆腔正常，无输卵管粘连及阻塞。

知识点4：宫内人工授精的禁忌证   副高：熟练掌握   正高：熟练掌握

（1）男女一方患有生殖泌尿系统急性感染或性传播疾病。

（2）一方患有严重的遗传、躯体疾病或精神心理疾患。

（3）一方接触致畸剂量的射线、毒物、药品并处于作用期。

（4）一方有吸毒等严重不良嗜好。

知识点5：体外受精-胚胎移植的概念   副高：熟练掌握   正高：熟练掌握

体外受精与胚胎移植（IVF-ET），即试管婴儿，是指从要求受孕的女性体内取出卵子，在体外与精子受精并培养一段时间，将发育至一定时期的胚胎移植入宫腔内，使其着床并发育成为胎儿的整个过程。

知识点6：体外受精-胚胎移植的适应证   副高：熟练掌握   正高：熟练掌握

主要适用于女性不可逆性输卵管病变所导致的不孕。

（1）两侧输卵管切除或严重病变导致的不孕。

（2）输卵管结扎术后要求再生育，而输卵管吻合术失败者。

（3）子宫内膜异位症或多囊卵巢综合征经长期治疗仍不能受孕者。

（4）男性少精症、弱精症。

（5）原因不明性不孕及免疫性不孕。

知识点7：体外受精-胚胎移植的禁忌证   副高：掌握   正高：掌握

（1）任何一方患有严重的精神疾患、泌尿生殖系统急性感染、性传播疾病（限于中国大陆地区），患有《母婴保健法》规定的不宜生育的夫妇双方或一方患有目前无法进行胚胎植入前遗传学诊断的遗传性疾病。

（2）任何一方具有吸毒等严重不良嗜好。

（3）任何一方接触致畸量的射线、毒物、药品并处于作用期。

（4）患者子宫不具备妊娠功能或严重躯体疾病不能承受妊娠。

知识点8：卵胞质内单精子显微注射的概念　　　　副高：熟练掌握　正高：熟练掌握

卵胞质内单精子显微注射（ICSI）通常采取卵母细胞透明带手术或直接将精子注入卵母细胞的方法，因为这些操作必须在显微镜下借助显微操作仪完成，以促使胚胎发育更好及更易着床的方法。

知识点9：卵胞质内单精子显微注射的适应证与禁忌证
　　　　　　　　　　　　　　　　　　　　　副高：熟练掌握　正高：熟练掌握

（1）适应证：严重少精症、弱畸精症、少弱畸精症；无精症（阻塞性及非阻塞性）等。

（2）禁忌证

1）夫妇双方或任何一方有染色体异常。

2）夫妇双方或任何一方有严重先天畸形。

3）女方有近期放射物质，有毒化学物质接触史，酗酒、吸毒，HIV阳性。

4）女方有各种不宜妊娠的内外科等合并症，如伴有心功能不全的严重心血管疾病、凝血功能障碍等。

知识点10：卵子赠送技术的概念　　　　　　　副高：熟练掌握　正高：熟练掌握

卵子赠送技术是指采用健康的第三方自愿捐赠的卵子进行的辅助生殖技术。适用于卵巢早衰、双侧卵巢切除后等情况。卵子赠送技术与常规的体外受精与胚胎移植治疗的过程相似，其关键问题是处理供者与接受治疗的患者间生殖周期的同步。

知识点11：胚胎植入前遗传学诊断　　　　　　副高：熟练掌握　正高：熟练掌握

胚胎植入前遗传学诊断（PGD）是指从卵母细胞或受精卵取出极体或从植入前阶段的胚胎取1~2个卵裂球或多个滋养层细胞进行特定的遗传学性状的检测，然后据此选择合适的胚胎进行移植的技术。该技术的主要目的与不孕症的治疗无关，但以辅助生殖技术为基础。应用该项技术可以避免反复的选择性流产或引产和遗传性疾病患儿的出生。

知识点12：常见并发症　　　　　　　　　　　副高：熟练掌握　正高：熟练掌握

（1）卵巢过度刺激综合征：卵巢过度刺激综合征（OHSS）是一种由于诱发超排卵所引起的医源性并发症。卵巢过度刺激综合征的发生与超排卵药物的种类、剂量、治疗方案、不孕症妇女的内分泌状态、体质以及妊娠等诸多因素有关。

根据临床表现及实验室检查，可将 OHSS 分为轻、中、重度：①轻度：症状及体征通常发生于注射 hCG 后 7~10 天，主要表现为下腹不适、腹胀或轻微腹痛，伴食欲减退、乏力，血 E_2 水平 $\geq$ 1500pg/ml，卵巢直径可达 5cm；②中度：有明显下腹胀痛、恶心、呕吐或腹泻，伴有腹围增大，体重增加 $\geq$ 3kg，明显腹水，少量胸腔积液，血 E_2 水平 $\geq$ 3000pg/ml，双侧卵巢明显增大，直径达 5~10cm；③重度：腹胀痛加剧，患者口渴多饮但尿少，恶心、呕吐甚至无法进食，疲乏、虚弱、腹水明显增多，可因腹水而使膈肌上升或胸腔积液致呼吸困难，不能平卧，卵巢直径 $\geq$ 12cm，体重增加 $\geq$ 4.5kg，严重者可出现急性肾衰竭、血栓形成及急性呼吸窘迫综合征甚至死亡。如未妊娠，月经来潮前临床表现可停止发展或减轻，此后上述表现迅速缓解并逐渐消失。一旦妊娠，OHSS 将趋于严重，病程延长。

（2）卵巢反应不足：与 OHSS 相反，卵巢反应不足表现为卵巢在诱发超排卵下卵泡发育不良，卵泡数量或大小或生长速率不能达到药物的要求。主要表现为治疗周期应用 HMG 25~45 支，但直径达到 14mm 的卵泡数量 <3 个，血 E_2 水平 <500pg/ml。

（3）多胎妊娠：多胎妊娠是诱发超排卵常见的并发症。多胎妊娠容易出现妊娠期高血压疾病、羊水过多、重度贫血、胎膜早破、流产、早产等，从而增加围生儿的病死率。同时，多胎妊娠需要增加产科和新生儿科的重症监护，家庭的医疗开支增大，对孕产妇及其配偶，家庭的各种短期、长期的情感和精神压力过大，容易使人陷于沮丧。

（4）自然流产：IVF-ET 的流产率可达 25%~30%，可能与以下因素有关：女方的年龄偏大，其卵细胞的染色体畸变率较高；多胎妊娠；诱发超排卵后的内分泌激素环境对胚胎发育的影响；黄体功能不全及胚胎自身发育异常等。

（5）卵巢或乳腺肿瘤：由于使用大剂量的促性腺激素，使不孕症妇女反复大量排卵及较长时间处于高雌激素和孕激素的内分泌环境，有可能导致卵巢和乳腺肿瘤的机会增多。

（6）疾病传染：辅助生殖技术采用一系列培养液，在制作、运输和操作过程中都有可能造成污染，从而引起疾病传染。污染的血清或培养液有可能造成胚胎、母体以及实验室和临床人员间交叉污染。在人工授精与胚胎移植过程中，有可能将男方所患传染病或携带病原传染给女方，如肝炎病毒、人类免疫缺陷性病毒、梅毒螺旋体等。

知识点 13：辅助生殖技术的护理诊断　　　副高：熟练掌握　　正高：熟练掌握

（1）知识缺乏：缺乏辅助生殖技术相关知识。
（2）自尊紊乱：与繁杂的检查及无效的治疗效果有关。
（3）疼痛：与辅助生殖技术及其并发症引发的不适有关。

知识点 14：辅助生殖技术的护理措施　　　副高：熟练掌握　　正高：熟练掌握

（1）详细询问健康史：包括年龄、既往不孕症治疗时的并发症病史、超排卵治疗情况（促性腺激素的剂量、卵泡数量、一次助孕治疗中卵子数量、血清雌二醇峰值、使用 hCG 的日期、取卵的日期、胚胎移植中胚胎的数量）、OHSS 的发生、发展以及严重程度。

（2）观察病情：中重度 OHSS 住院患者每 4 小时测量生命体征，记录出入量，每日测量体重和腹围，遵医嘱完善各项检查，留取血、尿标本，监测血细胞比容、白细胞计数、血电解质、肾功能，酌情进行 B 超、胸片检查等。防止继发于 OHSS 的严重并发症，卵巢破裂或蒂扭转、肝功能损害、肾功能损害甚至衰竭、血栓形成、急性呼吸窘迫综合征。加强多胎妊娠产前检查的监护，要求提前住院观察，足月后尽早终止妊娠。

（3）治疗护理：注意超排卵药物应用的个体化原则，严密监测卵泡的发育，根据卵泡数量适时减少或终止使用 hMG 及 hCG，提前取卵，有 OHSS 倾向者，遵医嘱对中重度 OHSS 住院患者静脉滴注清蛋白、低分子右旋糖酐、前列腺素拮抗剂。必要时可以放弃该周期，取卵后行体外受精，但不行胚胎移植而是将所获早期胚胎进行冷冻保存，待自然周期再行胚胎移植。多胎妊娠者进行选择性胚胎减灭术。

（4）心理护理：向患者介绍该技术的适应证、治疗的基本过程，可能出现的并发症以及应对措施，使患者有一定的思想准备，消除焦虑、紧张。

知识点 15：辅助生殖技术的健康指导　　　　副高：掌握　正高：熟练掌握

（1）指导患者及家属观察药物副作用。

（2）胚胎移植术后嘱卧床休息 30 分钟，限制活动 3~5 日。

（3）术后合理膳食，避免腹泻和便秘。

（4）胚胎移植术后 10 日测定血 β-hCG 水平。

（5）妊娠成功者，注意观察有无先兆流产征象，出现异常及时就诊。

第十七章　计划生育

第一节　避孕方法

知识点1：避孕的概念	副高：熟练掌握　正高：熟练掌握

　　避孕是采用科学手段，在不妨碍夫妻正常性生活和身心健康的前提下，使女性暂时不受孕，是计划生育的重要组成部分。避孕主要控制生殖过程中3个关键环节：①抑制精子与卵子产生；②阻止精子与卵子结合；③使子宫环境不利于精子获能、生存，或不适宜受精卵着床和发育。目前，常用的女性避孕方法有宫内节育器、药物避孕及外用避孕等。男性避孕在我国主要是阴茎套及输精管结扎术。

知识点2：避孕方法的分类	副高：掌握　正高：掌握

　　（1）药物避孕：又称激素避孕，是指采用女性甾体激素避孕，其主要成分是雌激素和孕激素。

　　（2）工具避孕：是利用某种器具阻止精子与卵子结合或改变宫腔环境使不利于受精卵着床而达到避孕目的的方法。

　　（3）紧急避孕：又称房事后避孕，是指在无保护性生活或避孕失败后的数小时或数日内，为防止非意愿妊娠而采取的补救避孕方法，包括放置宫内节育器和口服紧急避孕药两类。该避孕方法只能起一次性保护作用，其有效率明显低于常规避孕方法，且副作用大，不能替代常规避孕方法。

　　（4）安全期避孕：又称自然避孕法（NFP），是根据女性自然生理规律，不用任何避孕方法，在易孕期禁欲而达到避孕目的。多数育龄女性具有正常月经周期，排卵多在下次月经前14日，排卵前后4~5日内为易受孕期，其余时间不易受孕为安全期。安全期避孕需要根据本人的月经周期，结合基础体温测量和宫颈黏液变化特点来推算，排卵因受情绪、健康状况、外界环境等多种因素的影响，此方法并不十分可靠，失败率高达20%，不宜推广。

　　（5）外用杀精剂：是性交前阴道给药，具有灭活精子作用的一类化学避孕制剂，有栓剂、片剂、胶冻剂、凝胶剂及避孕薄膜等。于每次性交前给药，片剂、栓剂、薄膜需溶解后才能起效，若置入30分钟尚未性交，需重新放置；阴道分泌物较少者，不易溶解，最好选用胶冻剂或凝胶剂。正确使用，有效率达95%以上。

　　（6）免疫避孕法：如抗生育疫苗、导向药物避孕等，目前正在研究中。

知识点3：药物避孕的种类　　　　　　　　　　　副高：掌握　正高：掌握

（1）短效口服避孕药：是雌激素与孕激素组成的复合制剂，主要避孕机制是抑制排卵，正确使用则有效率近100%。根据整个周期中雌、孕激素的剂量和比例变化可分为两种。

1）单相片，整个周期中的雌、孕激素含量是恒定的。

2）三相片，每一相的雌、孕激素含量是根据女性生理周期而制定不同剂量。

（2）长效口服避孕药：由长效雌激素和人工合成的孕激素配伍而成。长效雌激素被胃肠道吸收后储存于脂肪组织中缓慢释放起长效避孕作用，其避孕有效率达96%~98%。因不良反应较多，已较少应用。

（3）长效避孕针：有单纯孕激素和雌、孕激素复合制剂两类，有效率达98%以上。单纯孕激素制剂因不含雌激素可用于哺乳期女性，但易并发月经紊乱。

（4）速效避孕药：又称探亲避孕药。服用时间不受经期限制，适合于短期探亲夫妇。效果可靠，有效率达98%以上。

（5）缓释系统避孕药：是将避孕药与具有缓释性能的高分子化合物制成多种剂型，使避孕药在体内持续恒定进行微量释放，达到长效避孕效果。常用剂型有皮下埋植剂、阴道避孕环、避孕贴剂等。

知识点4：药物避孕的原理　　　　　　　　　　　副高：掌握　正高：掌握

（1）抑制排卵：通过影响下丘脑-垂体-卵巢轴的内分泌功能，抑制下丘脑释放GnRH，从而使垂体分泌的FSH和LH减少；同时影响垂体对GnRH的反应，使LH不出现高峰，因此不能排卵。

（2）干扰受精：通过改变宫颈黏液的黏稠度，不利于精子的穿透，阻止受精。

（3）干扰受精卵着床：改变子宫内膜的功能和形态，使子宫内膜分泌不典型，不利于孕卵着床。

（4）干扰输卵管的功能：在雌孕激素的作用下，影响输卵管的正常分泌和蠕动功能，干扰受精卵的着床。

知识点5：药物避孕的护理评估　　　　　　　　副高：熟练掌握　正高：熟练掌握

（1）健康史：询问年龄、婚育史、现病史及既往史，决定是否适合药物避孕，同时了解是否愿意接受药物避孕。

（2）身体状况：①做全身体格检查和妇科检查，了解能否使用药物避孕；②辅助检查：血常规、肝肾功能检查。

（3）心理-社会状况：了解避孕的女性和家人对药物避孕的了解情况和态度。

知识点6：药物避孕的护理诊断　　　　　副高：熟练掌握　正高：熟练掌握

（1）知识缺乏：缺乏药物避孕知识。

（2）焦虑：与担心药物副作用、避孕失败有关。

知识点7：药物避孕的护理措施　　　　　副高：熟练掌握　正高：熟练掌握

（1）耐心告知避孕药物的避孕效果、用法、副作用和对策，让有避孕要求的女性自主选择适宜的避孕药并确定其已掌握用法为止。

（2）进行全面身心评估，排除禁忌证。

（3）妥善保管药物，防止儿童误服；存放于阴凉干燥处，药物受潮后可能影响避孕效果，不宜使用。

（4）注射避孕针时，应将药液吸尽，并做深部肌内注射。若停用时叮嘱患者要在停药后服用短效口服避孕药3个月，以免引起月经紊乱。

（5）使用长效避孕药停药6个月后再考虑妊娠。

知识点8：药物避孕的健康指导　　　　　副高：掌握　正高：熟练掌握

耐心解答服药者提出的问题，解除思想顾虑。对不能应用避孕药的女性，说明情况，帮助选择适合的避孕方法。

知识点9：工具避孕的种类　　　　　副高：熟练掌握　正高：熟练掌握

（1）阴茎套：阴茎套也称为避孕套，为男用避孕工具，作为屏障使精液排在阴茎套内不能进入阴道而达到避孕目的。正确使用避孕率高，可达93%~95%。阴茎套同时还具有防止性传播疾病的作用，因此应用广泛。

（2）女用避孕套：女用避孕套又称阴道套，是由聚氨酯（或乳胶）制成的宽松、柔软的袋状物，长15~17cm，开口处连接直径7cm的柔韧"外环"，套内游离直径6.5cm的"内环"。也通过屏障作用达到避孕目的，同时具有防止性传播疾病的作用。

（3）宫内节育器：宫内节育器（IUD）是一种经济、简便、安全、有效、可逆的节育器具，易于为广大女性接受，是我国育龄期女性主要的避孕措施。我国是世界上使用IUD最多的国家，占世界IUD避孕总人数的80%。

1）惰性宫内节育器：为第一代IUD，由惰性材料，如金属、硅胶、尼龙制成，我国主要为不锈钢圆环及改良制品，因带器妊娠率和脱落率高，目前较少使用。

2）活性宫内节育器：为第二代IUD，支架材料为塑料、聚乙烯、记忆合金等，其内含有活性物质如金属铜、激素、药物及磁性物质，可提高避孕效果，减少副反应。我国主要有：①带铜宫内节育器：有 T 形、V 形等。T 形放置时间可达 10~15 年；伞形（母体乐）可放置 5~8 年；V 形可放置 5~8 年；宫形可放置 20 年左右；含铜无支架 IUD 有尾丝，可放置 5~8 年。②药物缓释宫内节育器：如含孕激素 T 形节育器，含锌、前列腺素合成酶抑制剂及抗纤溶药物的节育器，有效期大约 5 年。

知识点 10：宫内节育器的避孕原理　　　　副高：熟练掌握　正高：熟练掌握

（1）一般认为惰性宫内节育器的抗生育作用是多方面的，主要是子宫内膜长期受到异物刺激引起无菌性炎症反应，阻止受精卵着床。

（2）异物反应也可损伤子宫内膜而产生前列腺素，从而改变输卵管蠕动，使受精卵的运行与子宫内膜发育不同步而影响着床。

（3）子宫内膜局部受压缺血，激活纤溶酶原，使局部纤溶活性增强，囊胚溶解吸收也可致不孕。

（4）带铜宫内节育器具有与惰性宫内节育器相同的作用机制，而且所致异物反应更重。

（5）由于长期缓慢释放的铜被子宫内膜吸收，局部浓度升高后改变内膜依锌酶的活性（如碱性磷酸酶和碳酸酐酶），并影响 DNA 合成、糖原代谢及雌激素的摄入，使子宫内膜细胞代谢受到干扰，不利于受精卵着床及胚囊发育。铜可能影响精子获能，从而增强避孕效果。

（6）含孕激素宫内节育器所释放的孕酮，主要引起子宫内膜腺体萎缩和间质蜕膜化，不利于受精卵着床。

（7）孕酮可使宫颈黏液变稠而妨碍精子运行，还可影响精子的代谢。

知识点 11：宫内节育器的放置　　　　　　副高：熟练掌握　正高：熟练掌握

（1）放置适应证：凡育龄女性要求放置宫内节育器而无禁忌证者均可放置。

（2）放置禁忌证

1）妊娠或可疑妊娠者。

2）生殖器官炎症者。

3）生殖器官肿瘤或子宫畸形者。

4）人工流产后或产后子宫收缩不良，疑有妊娠组织残留或感染者。

5）宫颈口过松、重度宫颈撕裂伤或子宫脱垂者。

6）严重全身性疾病者。

（3）放置时间

1）月经干净后 3~7 天无性交。

2）人工流产后立即放置。

3) 自然分娩后 6 周，恶露已净，会阴切口已愈合。

4) 剖宫产后半年。

5) 哺乳期排除早孕。

（4）放置操作方法

1) 受术者排空膀胱后取膀胱截石位。

2) 双合诊检查子宫及双附件情况。

3) 外阴阴道部常规消毒铺巾，阴道窥器暴露宫颈，消毒宫颈与宫颈管，用宫颈钳夹持宫颈前唇。

4) 用子宫探针探测宫腔深度，然后用放置器将节育器送入宫腔底部，带尾丝者在距宫口 2cm 处剪断尾丝。

5) 观察无出血即取出宫颈钳和阴道窥器。

知识点 12：宫内节育器的取出	副高：熟练掌握　　正高：熟练掌握

（1）取出的适应证

1) 放环后副反应严重、出现并发症经治疗无效者。

2) 带器妊娠者。

3) 需改用其他避孕措施或绝育者。

4) 放置期限已满或绝经 1 年者。

5) 计划再生育者或不需要再避孕者。

（2）取出的禁忌证

1) 生殖器官急性或亚急性炎症者。

2) 严重全身性疾病者。

（3）取出的时间

1) 月经干净 3~7 日。

2) 带器妊娠者行人工流产手术同时取环。

3) 带器异位妊娠者术前诊刮或术后出院前取出。

4) 子宫不规则出血者随时取出。

（4）取出的操作方法：常规消毒，有尾丝者用血管钳夹住尾丝轻轻牵拉取出；无尾丝者用取环钩或取环钳夹住节育器下缘牵拉取出。取器困难者在 B 型超声指引下进行操作，必要时在宫腔镜下取出。

知识点 13：宫内节育器的不良反应	副高：了解　　正高：了解

（1）阴道流血：常发生于放置 IUD 后 6 个月左右，特别是 3 个月内较为常见，一般表

现为月经过多、经期延长或月经周期中不规则出血。可按医嘱给予前列腺素合成酶抑制剂吲哚美辛片，并抗感染，止血、纠正贫血。经上述处理无效，应考虑更改其他避孕方法。

（2）腰酸腹胀：IUD 与宫腔大小形态不符时，可引起子宫频繁收缩出现腰腹酸胀感。症状轻者无需处理，症状重者应考虑更换其他适合的节育器或选择避孕方法。

知识点 14：宫内节育器的并发症与处理　　　　副高：熟练掌握　　正高：熟练掌握

（1）感染：因无菌操作不严、尾丝过长等所致。有明确宫腔感染者，应在抗生素治疗的同时取出节育器。

（2）节育器异位：多因术前未查清子宫位置和大小、术中操作不当引起。一旦发生节育器异位，应经腹或经阴道取出节育器。

（3）节育器脱落：因节育器与宫腔大小及形态不符、放置时未将节育器放至子宫底部、宫颈内口过松或经量过多等所致。节育器脱落易发生在术后第 1 年，常与经血一起排出，不易察觉。

（4）节育器嵌顿或断裂：常因节育器放置时损伤子宫壁、带器时间过长或绝经后未及时取出所致。一经确诊，应及时取出，取器困难者应在 B 型超声下或在宫腔镜下取出。

（5）带器妊娠：多见于节育器脱落、下移或异位。一经确诊，行人工流产同时取出节育器。

知识点 15：宫内节育器的护理评估　　　　　　副高：熟练掌握　　正高：熟练掌握

（1）健康史：了解既往疾病史、月经史、孕产史及避孕措施。评估有无放置宫内节育器的禁忌证。

（2）身体状况：询问末次月经时间、是否哺乳期等。测量体温、血压是否正常，了解近 3 日内有无性交。

（3）心理-社会状况：受术者因为对手术不了解，担心避孕效果或放置后有不良反应，可产生焦虑、恐惧等心理反应。

知识点 16：宫内节育器的护理诊断　　　　　　副高：熟练掌握　　正高：熟练掌握

（1）知识缺乏：缺乏宫内节育器避孕的知识。

（2）焦虑/恐惧：与害怕手术或担心不良反应及并发症有关。

（3）舒适的改变：与节育器放置后初期出现腰酸、腹痛、月经紊乱等有关。

（4）有感染的危险：与宫腔内手术有关。

| 知识点 17：宫内节育器的护理措施 | 副高：熟练掌握　正高：熟练掌握 |

（1）术前准备

1）做好受术者的心理护理：向受术者解释避孕的原理、手术的简要过程、受术者的业绩，使其对手术有信心，能配合手术。

2）术前嘱受术者排空膀胱　帮助患者取膀胱截石位，协助外阴清洁、消毒。

3）用物准备：无菌器械包（内含有弯盘1个、阴道窥器1个、宫颈钳1把、宫颈扩张器4~6号各1根、上环器1个、取环钩1个、剪刀1把、子宫探针1个、孔巾1块），干棉球数个，干纱布3~4块，无菌手套1副。

4）节育器消毒：金属宫内节育器可煮沸、高压灭菌、75% 乙醇或1‰苯扎溴铵溶液浸泡30分钟。塑料或混合型宫内节育器可用75% 乙醇或1‰苯扎溴铵溶液浸泡30分钟。消毒包装的节育器使用前应查看有无破损或过期。凡浸泡消毒的节育器，使用前需用无菌水冲洗。

（2）术中护理：术中要陪伴和关心受术者，注意倾听其主诉，指导受术者在术中身体放松，不要乱动，如发现异常情况及时报告医生。放置或取出时应将节育器给受术者辨认。

1）宫内节育器放置方法：①向受术者简要介绍手术过程及术中配合要求，缓解其紧张情绪；②常规消毒外阴、铺巾，整理器械；③行双合诊检查，了解子宫的大小、位置及附件情况；④用阴道窥器暴露、消毒子宫颈；⑤根据子宫位置用宫颈钳钳夹宫颈前唇或后唇，用子宫探针探测宫腔深度；⑥用宫颈扩张器依次扩张宫颈；⑦用上环器将选择好的节育器送入宫腔底部，带尾丝的在宫颈口外2cm处剪断尾丝；⑧观察无出血后，取下宫颈钳及阴道窥器；⑨填写手术记录。

2）宫内节育器取出方法：①通过尾丝、B超、X线检查，确定宫内节育器的类型及其在宫腔内的位置；②常规消毒外阴、铺巾，整理器械；③双合诊检查；④用阴道窥器暴露、消毒子宫颈；⑤用子宫探针探测宫腔深度及宫内节育器所在的位置；⑥有尾丝者用血管钳夹住尾丝后牵引取出。无尾丝者将取环钩送入宫底，转动取环钩钩住节育器的下缘，轻轻向外牵拉取出；⑦填写手术记录。

（3）术后指导

1）预防感染：嘱受术者保持会阴清洁，每日清洗外阴，使用消毒会阴垫；2周内禁性交及盆浴。

2）休息与工作：放置宫内节育器术后休息3日，1周内应避免重体力劳动。取出宫内节育器术后休息1日。

3）术后异常情况：如有腹痛、发热、出血等症状，应随时就诊。

4）不良反应及应对措施：①月经失调：表现为月经量过多、经期延长或不规则阴道流血，常发生在放置节育器后6个月内，尤其是最初3个月内；应遵医嘱用止血药、铁剂等对症治疗；如治疗3个周期无效，由医师酌情处理。②腰酸、腹坠胀痛：常发生在放置术后初期，轻症不需处理；重症遵医嘱对症治疗，必要时考虑更换节育器。

5）并发症及应对措施：①感染：常因无菌操作不严格或节育器尾丝导致上行感染，一旦发生，应用抗生素积极治疗并取出节育器；②节育器嵌顿：多因节育器放置时损伤子宫壁所致，一经确诊，应立即取出；③节育器异位：多因操作不当致子宫穿孔，将节育器放于腹腔、阔韧带、子宫直肠陷凹等处，确诊后应据其所在部位，经腹或阴道取出节育器。

6）复查：嘱受术者分别于放置宫内节育器术后1、3、6个月及1年到医院复查，以后每年一次，复查应在月经干净后。不同类型的节育器应按规定时间取出或更换，否则将影响避孕效果。

7）放置的节育器达到规定期限后应到医院取出或更换。

8）取出节育器的适应证：①绝经1年及以上者；②带器妊娠需做人工流产者；③放置后出现异常出血、腰痛等不良反应治疗无效者；④有并发症如感染、宫内节育器下移、变形或断裂者；⑤符合政策，计划再生育者；⑥改用其他节育方法者；⑦放置期限已满需要更换者。

知识点18：宫内节育器的健康指导　　　　　　　副高：掌握　正高：熟练掌握

（1）术前向妇女介绍宫内节育器放置术的目的、过程和避孕原理，使其理解并主动配合。

（2）术后休息3天，避免重体力劳动1周。

（3）术后半个月禁止性生活及盆浴，保持外阴清洁。

（4）术后3个月每次行经或排便时注意有无节育器脱落。

（5）放置后第3、6、12个月各复查1次，以后每年复查1次，直至取出。

（6）术后可能有少量阴道流血及下腹不适，嘱其有发热、下腹痛及阴道流血量多时及时就诊。

第二节　女性绝育方法

知识点1：绝育的概念　　　　　　　　　　　　副高：熟练掌握　正高：熟练掌握

绝育是指通过手术或药物，达到永久不生育的目的。女性绝育方法主要有经腹输卵管绝育术和经腹腔镜输卵管绝育术。

（1）经腹输卵管绝育术是指通过切断、结扎、电凝、钳夹、环套输卵管等阻塞输卵管以阻止精子和卵子相遇达到绝育目的。

（2）经腹腔镜输卵管绝育术包括热损坏输卵管绝育术、内套圈结扎输卵管术、输卵管夹节育术等。经腹腔镜输卵管绝育术方法简单、安全，创伤性小，术后恢复快。

知识点 2：经腹输卵管绝育术的适应证　　　　副高：熟练掌握　　正高：熟练掌握

（1）夫妇双方不愿再生育、自愿接受女性绝育手术且无禁忌证者。
（2）患有严重心脏病等全身性疾病不宜生育者。
（3）患遗传性疾病不宜生育者。

知识点 3：经腹输卵管绝育术的禁忌证　　　　副高：熟练掌握　　正高：熟练掌握

（1）各种疾病急性期，腹部皮肤有感染灶或急、慢性盆腔感染。
（2）全身状况不良、不能胜任手术者。
（3）发热患者。

知识点 4：经腹输卵管绝育术的步骤　　　　副高：熟练掌握　　正高：熟练掌握

（1）麻醉：采用局部浸润麻醉或硬膜外麻醉。
（2）体位：受术者排空膀胱，取仰卧位，常规消毒、铺巾。
（3）选择腹部切口：取下腹正中耻骨联合上方 2 横指（3~4cm）做约 2cm 长纵切口或横切口，产妇则在宫底下方 2cm 做切口，逐层进入腹腔。
（4）寻找提取输卵管：术者左手示指伸入腹腔，沿宫底后方滑向一侧，到达卵巢或输卵管后，右手持卵圆钳将输卵管夹住，轻轻提至切口，并以两把无齿镊交替依次夹取输卵管直至伞端，并检查卵巢情况。也可用指板或吊钩法提取输卵管。
（5）结扎输卵管：结扎方法有抽心包埋法、输卵管银夹法和输卵管折叠结扎切除法。抽心包埋法因损伤小、并发症少、成功率高等优点，目前广泛应用。手术方法：在输卵管峡部浆膜下注入 0.5%~1% 利多卡因 1ml，用尖刀切开膨胀的浆膜层，再用弯蚊钳轻轻游离该段输卵管，相距 1.5cm 处以 4 号丝线各做一道结扎，剪除其间输卵管，最后用 1 号丝线连续缝合浆膜层，将近端包埋于输卵管系膜内，远端留在系膜外，查无出血、渗血后，送回腹腔。同法处理对侧。

知识点 5：经腹输卵管绝育术的并发症　　　　副高：熟练掌握　　正高：熟练掌握

（1）出血或血肿：多因操作粗暴、过度牵拉所致。也可见于血管漏扎或结扎不紧引起出血。一旦发现须立即止血后再缝合。
（2）感染：可能由于体内原有感染灶尚未控制，也可能因为手术无菌操作不严所致。要严格掌握手术适应证及禁忌证，加强无菌观念，规范操作程序。术后预防性用抗生素。
（3）脏器损伤：多因操作粗暴或解剖关系辨认不清，损伤膀胱或肠管。术中严格执行操作规程，一旦发现误伤要及时处理。

（4）绝育失败：偶有发生，多由于绝育方法本身缺陷或手术技术误差引起。操作时手术者思想高度集中，严防误扎、漏扎输卵管，引起输卵管再通。

知识点6：经腹输卵管绝育术的护理评估　　　　　　副高：熟练掌握　　正高：熟练掌握

（1）健康史：询问该女性年龄、月经、婚育史。了解其现在和过去有无与本次手术禁忌的病史。了解末次月经干净时间或末次流产、分娩时间。

（2）身体状况

1）全身体检：了解生命体征、心、肺、肝、肾功能有无异常情况。

2）妇科检查：注意内外生殖器和盆腔，有无急、慢性炎症及肿瘤。

3）辅助检查：血、尿常规，出、凝血时间，肝肾功能检查，阴道分泌物检查，心电图，胸透等。

（3）心理-社会状况：了解受术者是否害怕手术过程，担心手术效果，担心绝育术会影响女性特征及性生活。家属对绝育术是否支持。

知识点7：经腹输卵管绝育术的护理诊断　　　　　　副高：熟练掌握　　正高：熟练掌握

（1）有感染的危险：与手术操作、出血有关。

（2）有受伤的危险：与脏器解剖位置及术者技术水平有关。

（3）恐惧：与缺乏手术知识有关。

知识点8：经腹输卵管绝育术的护理措施　　　　　　副高：熟练掌握　　正高：熟练掌握

（1）协助医生掌握手术的适应证与禁忌证，选择合适手术时间。

（2）术前为受术者提供良好的心理支持，解除其思想顾虑。

（3）术前遵医嘱做好皮肤准备。

（4）术后密切观察生命体征及有无并发症发生。

（5）术后鼓励受术者及早排尿。

（6）术后鼓励受术者尽早下床活动。

（7）保持切口敷料清洁、干燥。

（8）保持外阴清洁，2周内禁止性生活和盆浴。

知识点9：腹腔镜绝育术适应证与禁忌证　　　　　　副高：熟练掌握　　正高：熟练掌握

（1）适应证：同经腹输卵管结扎术。

（2）禁忌证：患有心肺功能不全、腹腔粘连、膈疝等禁用，其他同经腹输卵管结扎术。

知识点 10：腹腔镜绝育术的手术步骤　　　　副高：熟练掌握　　正高：熟练掌握

手术采用局部麻醉、硬膜外或全身麻醉。手术时取头低仰卧位，于脐孔下缘做 1~1.5cm 的横弧形切口，把气腹针插进腹腔，充 CO_2 气体 2~3L，然后插入套管针放置腹腔镜。在腹腔镜直视下将弹簧夹或硅胶环置于输卵管峡部。也可用双极电凝烧灼输卵管峡部 1~2cm。经统计上述方法失败率，以电凝术再通率最低 1.9‰，硅胶环 3.3‰，弹簧夹 27.1‰。但机械性绝育术与电凝术相比，组织损伤小，为以后输卵管复通提供更高成功率。

知识点 11：腹腔镜绝育术的护理措施　　　　副高：熟练掌握　　正高：熟练掌握

同经腹输卵管结扎术。

第三节　终止妊娠方法

知识点 1：终止妊娠的概念　　　　副高：熟练掌握　　正高：熟练掌握

避孕失败且不愿生育者、患有遗传性疾病或其他严重疾病不宜继续妊娠者或检查发现胚胎异常者，需要终止妊娠。护士应协助育龄妇女及早发现并采取适宜的避孕失败补救措施。

知识点 2：手术流产法　　　　副高：熟练掌握　　正高：熟练掌握

手术流产法适用于早期妊娠终止。常用手术流产方法包括负压吸引术和钳刮术。负压吸引术适用于妊娠 10 周以内者，钳刮术适用于妊娠 10~14 周，术后应注意预防出血与感染。

知识点 3：手术流产法的适应证　　　　副高：熟练掌握　　正高：熟练掌握

（1）妊娠 14 周以内、自愿要求终止妊娠且无禁忌证者。
（2）因各种疾病不宜继续妊娠者。

知识点 4：手术流产法的禁忌证　　　　副高：熟练掌握　　正高：熟练掌握

（1）生殖系统急性炎症患者。
（2）急性传染病或慢性传染病发作期患者。
（3）严重的全身性疾病或全身状况不良，不能耐受手术者。
（4）发热患者。

知识点5：手术流产法的操作　　　　　　副高：熟练掌握　正高：熟练掌握

（1）负压吸引术：适用于妊娠10周以内者。

1）受术者排空膀胱后，协助取膀胱截石位。

2）常规消毒铺巾。

3）双合诊复查子宫及双附件情况。

4）阴道窥器暴露宫颈并消毒。

5）探测宫腔，扩张宫颈。

6）连接负压，进行吸引。

7）吸净后取下宫颈钳，拭净宫颈及阴道内血迹，观察无异常后取出阴道窥器，术毕。

8）检查吸出物。

（2）钳刮术：适用于妊娠10～14周者。因胎儿较大，术前需充分扩张宫颈；术中用卵圆钳钳夹胎儿及胎盘。术后注意预防出血与感染。

知识点6：手术流产法的并发症及处理　　　副高：熟练掌握　正高：熟练掌握

（1）人工流产综合反应：术前应做好受术者的心理护理，帮助缓解紧张情绪。扩张宫颈时操作应轻柔，进出宫颈时关闭负压，吸净宫腔后不应反复吸刮宫壁。出现心率减慢时，可遵医嘱注射阿托品。

（2）子宫穿孔：一旦发生穿孔应立即停止手术，给予静脉滴注缩宫素和抗生素，密切观察受术者的生命体征、有无腹痛及腹腔内出血征象。

（3）吸宫不全：产后阴道出血>10天、血量过多或出血停止后又有多量出血，均应考虑为吸宫不全。如果无感染征象，应行刮宫术；如同时伴有感染，应在控制感染后行刮宫术，术后继续抗感染治疗。

（4）漏吸：复查子宫位置、大小及形状，并重新探查宫腔，再行吸宫术。

（5）出血：妊娠月份较大时，子宫收缩欠佳，出血量多。可在宫颈扩张后尽快取出绒毛及胎儿组织，并注射缩宫素。

（6）感染：多因不全流产，用物消毒不严，手术者无菌观念不强或受术者不执行医嘱，提前房事引起。表现为子宫内膜炎，盆腔炎甚至腹膜炎。受术者应卧床休息，给予支持疗法，提高机体抵抗力，及时抗感染治疗。宫腔内有残留物合并感染者，按感染性流产处理。

（7）远期并发症：宫颈粘连、宫腔粘连、月经不调、慢性盆腔炎、继发性不孕等。

知识点7：手术流产法的护理措施　　　　　副高：熟练掌握　正高：熟练掌握

（1）协助医生掌握手术适应证与禁忌证。

（2）术前告知受术者手术过程，缓解其思想顾虑。

（3）术中严密观察受术者的面色、生命体征，并指导减轻不适的技巧。

（4）术后受术者在观察室卧床休息 2 小时，观察其腹痛及阴道流血情况。

（5）术后嘱其保持外阴清洁，1 个月内禁止盆浴及性生活。

（6）吸引术后休息 2 周，钳刮术后休息 4 周。

（7）若有腹痛或阴道流血增多，嘱其及时就诊。

（8）避孕措施指导。

知识点 8：药物流产法　　　　　　　　　　　副高：熟练掌握　正高：熟练掌握

药物流产又称药物抗早孕，是用药物终止早期妊娠的方法。目前，临床常用药物为米非司酮配伍米索前列醇。米非司酮具有抗孕激素和抗糖皮质激素作用，米索前列醇具有兴奋子宫和软化扩张宫颈的作用，二者协同作用终止早孕的成功率达 90% 以上。

知识点 9：药物流产法的适应证　　　　　　　　副高：熟练掌握　正高：熟练掌握

（1）妊娠≤49 天、年龄 <40 岁，且自愿要求药物终止妊娠的健康女性。

（2）有人工流产高危因素者，如哺乳期、瘢痕子宫等。

（3）对手术流产存在疑虑或恐惧心理者。

知识点 10：药物流产法的禁忌证　　　　　　　　　副高：掌握　正高：掌握

（1）有使用米非司酮禁忌证者，如肾上腺疾病、糖尿病、血液病等。

（2）有使用前列腺素类药物禁忌证，如青光眼、哮喘、癫痫等。

（3）其他　如异位妊娠、带器妊娠、妊娠剧吐等。

知识点 11：药物流产法的护理措施　　　　　　　副高：熟练掌握　正高：熟练掌握

（1）用药前详细评估孕妇的健康史及身心状况，核实适应证，排除禁忌证。

（2）告知患者服药方法：第 1 日晚口服米非司酮 50mg（2 片），第 2 日早、晚各口服米非司酮 50mg，第 3 日晨口服米索前列醇 600μg（3 片）。

（3）向患者详细说明使用药物的注意事项及可能发生的不良反应：①服药在空腹或进食 2 小时后，温水服药；②用药过程中会出现早孕反应加重，轻度腹痛、腹泻。

（4）嘱患者服药后严密随访，监测生命体征，观察腹痛及阴道流血情况。

（5）出血量多、疑为不全流产时及时行清宫术。

（6）出血时间长者，遵医嘱予抗生素预防感染。

（7）药物流产必须在有紧急措施和急诊刮宫设备的医疗单位，在医务人员监护下有选择地应用。

知识点 12：中期妊娠终止方法的概念　　　副高：熟练掌握　正高：熟练掌握

常用的中期妊娠终止方法有乳酸依沙吖啶（利凡诺）注入羊膜腔内引产和水囊引产两种。乳酸依沙吖啶引产：乳酸依沙吖啶能刺激子宫平滑肌兴奋、使内源性前列腺素升高导致宫缩，也能使胎儿中毒死亡。水囊引产：将水囊置于子宫壁与胎膜之间，水囊内注入适量无菌生理盐水，借膨胀的水囊增加宫内压力，刺激子宫引起宫缩，促使胎儿及附属物排出。由于水囊引产须经阴道操作，感染率较药物引产高，故目前临床应用较少。

知识点 13：中期妊娠终止方法的适应证　　　副高：熟练掌握　正高：熟练掌握

妊娠 13 周至不足 28 周，因某种原因不宜继续妊娠者。

知识点 14：中期妊娠终止方法的禁忌证　　　副高：掌握　正高：掌握

（1）严重全身性疾病不能耐受手术者。

（2）各种疾病急性期者。

（3）生殖器官急性炎症者。

（4）剖宫产术后 2 年内者。瘢痕子宫、宫颈陈旧性撕裂伤者慎用。

（5）前置胎盘或腹部皮肤感染者。

（6）术前 24 小时内 2 次体温≥37.5℃者。

知识点 15：中期妊娠终止方法的操作　　　副高：熟练掌握　正高：熟练掌握

（1）依沙吖啶（利凡诺）引产

1）经腹壁行羊膜腔穿刺。

2）拔出针芯，见羊水流出后，接注射器。

3）抽出少许羊水后，注入利凡诺液。

4）拔出穿刺针。

5）局部消毒，纱布压迫，并固定。

（2）水囊引产

1）孕妇排尿后取膀胱截石位。

2）常规消毒铺巾。

3）暴露宫颈，消毒阴道、宫颈。

4）宫颈钳钳夹宫颈前唇，用宫颈扩张器扩张宫颈。

5）将水囊送入宫腔。

6）向水囊内注入生理盐水 300~500ml，并加入亚甲蓝以便辨别。

7）折叠并扎紧与水囊连接的导尿管后将其放入阴道。

知识点 16：中期妊娠终止的并发症及处理　　副高：熟练掌握　正高：熟练掌握

（1）全身反应：偶有在 24~48 小时内体温升高者，可在短时间内恢复。

（2）产后出血：大约80%的患者有出血，但不超过100ml，否则要清宫。

（3）胎盘胎膜残留：疑有胎盘、胎膜残留者，可行清宫术。防止出血及感染。目前多主张胎盘排出后即行清宫术。

（4）感染：发生率较低，一旦发现感染征象，应立即处理。

知识点 17：中期妊娠终止的护理评估　　副高：熟练掌握　正高：熟练掌握

（1）健康史：了解既往疾病史、生育史、曾采用的避孕措施，配合医生评估有无禁忌证。

（2）身体状况：询问末次月经、本次妊娠情况及诊疗过程。测量体温、脉搏、血压是否正常，听诊心肺有无病理性体征，观察白带有无异常等。

（3）心理-社会状况：部分孕妇害怕手术引起疼痛，担心术后影响再次妊娠，可表现为焦虑、紧张。

知识点 18：中期妊娠终止的护理诊断　　副高：熟练掌握　正高：熟练掌握

（1）恐惧：与担心手术效果、害怕手术导致疼痛有关。

（2）知识缺乏：缺乏人工终止妊娠的有关知识。

（3）有感染的危险：与手术有关。

知识点 19：中期妊娠终止的护理措施　　副高：熟练掌握　正高：熟练掌握

（1）术前护士要热情接待，主动介绍病房环境，手术经过和注意事项。详细询问病史，测量生命体征，做相关的术前检查。

（2）严密观察手术过程，及时识别呼吸困难、发绀等羊水栓塞症状。对引产者应无菌接生，仔细检查胎盘胎膜完整性，使用抗生素。

（3）术后或产后应及时观察宫缩及阴道流血等情况，发现宫缩不好立即按摩子宫，并报告医生及时处理。

（4）嘱受术者保持外阴清洁，禁止盆浴及性生活1个月。

（5）有腹痛和阴道流血增多等异常情况应随时就诊。

（6）指导采取安全可靠的避孕措施。

知识点20：中期妊娠终止的健康指导　　　　副高：掌握　正高：熟练掌握

（1）药物流产、吸宫术及钳刮术术后休息2周；引产术术后休息1个月。

（2）术后1个月内禁止盆浴和性生活。

（3）术后如出现明显腹痛、发热、阴道流血量多或持续流血超过10天，应及时到医院就诊。

第四节　计划生育妇女的一般护理

知识点1：计划生育措施的概念　　　　副高：熟练掌握　正高：熟练掌握

计划生育措施主要包括避孕（工具避孕、药物避孕及其他避孕方法）、绝育（输卵管结扎术、输卵管粘堵术等）以及避孕失败补救措施（早期人工流产术、中期妊娠引产术）。其中计划生育手术（宫内节育器放置与取出术、人工流产术和中期妊娠引产术、输卵管结扎术）的质量，直接关系到妇女一生的健康和家庭的幸福，护士需不断提高技术水平，以强烈的责任心、爱心和科学的态度，积极配合医师保证受术者的安全。

知识点2：计划生育的辅助检查　　　　副高：掌握　正高：掌握

（1）妇科检查：外阴、阴道有无赘生物及皮肤黏膜完整性；宫颈有无糜烂、裂伤；白带性状、数量和气味；子宫位置、大小、活动度、有无压痛及脱垂；附件有无肿块等。

（2）血、尿常规和出凝血时间。

（3）阴道分泌物常规检查、心电图、肝肾功能及腹部B型超声检查等　可根据每位妇女的实际情况，选择相应的检查项目。

知识点3：计划生育的护理评估　　　　副高：熟练掌握　正高：熟练掌握

（1）健康史：详细询问欲采取计划生育措施妇女的现病史、既往史、婚育史、月经状况等，了解有无各种计划生育措施的禁忌证，如对欲采用宫内节育器者，应了解其有无月经过多或过频、有无带器脱落史；对欲采用药物避孕者，应了解其有无严重心血管疾病（高血压病、冠心病等）、内分泌疾病（甲亢、糖尿病等）、肿瘤及血栓性疾病等；对欲行输卵管结扎术者，应了解其有无神经症及盆腔炎后遗症等。

（2）身体状况：要全面评估欲采取计划生育措施妇女的身体状况，如有无体温升高及急慢性疾病体征。妇科检查：外阴、阴道有无赘生物及皮肤黏膜完整性；宫颈有无糜烂、裂伤；白带性状、数量和气味；子宫位置、大小、活动度、有无压痛及脱垂；附件有无肿块等。

（3）心理-社会状况：由于缺乏相关知识，妇女对采取计划生育措施会存在一定的思想顾虑，如采用药物避孕者可能担心月经异常或增加肿瘤的发生率等，尚未生育的妇女会担心药物避孕影响以后的正常生育；采用宫内节育器避孕者害怕节育器脱落、移位以及带器妊娠等；采用避孕套者，担心影响性生活质量等。接受输卵管结扎术的妇女常担心术中疼痛、术后出现后遗症及影响性生活等。因此，护士必须全面评估拟实施计划生育妇女的生理及心理状况，按照个体化原则，及时为她们提供正确的个性化健康指导，使其无顾虑、自愿地采取相应有效的计划生育措施。

知识点 4：计划生育的护理诊断　　　　副高：熟练掌握　　正高：熟练掌握

（1）有感染的危险：与腹部手术切口及子宫腔创面有关。
（2）知识缺乏：缺乏计划生育的医学知识。

知识点 5：计划生育的护理措施　　　　副高：熟练掌握　　正高：熟练掌握

（1）计划生育措施的选择

1）短期内不想生育的新婚夫妇：可采用男用避孕套或女用阴道套，若避孕套破裂或脱落时需采用紧急避孕；也可采用口服短效避孕药或女性外用避孕药。

2）有一个孩子的夫妇：宫内节育器是首选方法，也可采用口服避孕药物、皮下埋植避孕及适用于新婚夫妇的各种方法，一般不实施绝育手术。

3）有两个及两个以上孩子的夫妇：最好采用绝育措施。

4）哺乳期妇女：宜选用宫内节育器、男用避孕套或女用阴道套，不宜药物避孕。

5）围绝经期妇女：可选用宫内节育器、避孕套或外用避孕药。年龄超过 45 岁的妇女一般不用口服避孕药。

（2）减轻疼痛、预防感染

1）术后尽量为受术者提供舒适安静的休息环境。根据手术的需要和受术者身体状况，可卧床休息 2~24 小时，逐渐增加活动量。

2）住院期间定时测量受术者的生命体征，密切观察受术者的阴道流血、腹部切口和腹痛等情况。

3）按医嘱给予镇静、镇痛、抗生素等药物，以缓解疼痛、预防感染。

4）对于受术者放置宫内节育器后出现的疼痛，要认真了解宫内节育器的位置及大小是否合适，指导其服用抗炎及解痉药物，并督促其保持外阴部清洁。

知识点6：计划生育措施的健康指导　　　　　　　副高：掌握　正高：熟练掌握

（1）门诊可以进行宫内节育器的放置与取出术、人工流产手术等，受术者在术后稍加休息便可回家休养。医护人员有责任告诉受术者若出现阴道流血量多、持续时间长、腹部疼痛加重等情况及时就诊。放置或取出宫内节育器者术后需禁止性生活2周，人工流产手术后应禁止性生活3周。

（2）拟行输卵管结扎术的受术者应住院，输卵管结扎术后受术者应休息3~4周，禁止性生活1个月。经腹腔镜手术者，术后静卧数小时后就可下床活动，注意观察有无腹痛、腹腔内出血或脏器损伤征象。早孕行钳刮术后的受术者需休息3~4周，注意保持外阴部清洁，禁止性生活及盆浴1个月。术后1个月到门诊复查，如果有腹痛、阴道流血多者，应随时就诊。

（3）要教会采用其他工具避孕和药物避孕的妇女正确的使用方法，告知其如何观察不良反应及一般应对措施。

附录一　高级卫生专业技术资格考试大纲
（妇产科护理学专业——副高级）

一、专业知识

1. 本专业知识

（1）熟练掌握妇产科护理学专业知识与理论，并熟悉各系统相应解剖学、生理及病理学、病理生理学、临床生化、遗传学等知识。

（2）掌握正常和异常的妊娠期、分娩期、产褥期的护理。了解产科相关的手术与检查。

（3）掌握妇科常见病、少见病、罕见病的发病机制、病理生理改变、临床表现、诊断检查、治疗原则及护理。了解妇科相关的手术及检查。

（4）掌握计划生育、妇女保健和新生儿保健内容。

（5）了解各系统疾病血流动力学、影像诊断学、实验室技术等专业技术知识。

2. 相关专业知识

（1）掌握内科、外科、儿科护理学的相关知识。

（2）掌握急救护理学的相关知识。

（3）掌握护理学的相关内容。

二、学科新进展

1. 熟悉妇产科护理学国内外现状及发展趋势，不断吸取新理论、新知识、新技术，并应用于医疗护理实践与科学研究。

2. 了解相关学科新进展。

三、专业实践能力

1. 熟练掌握正常妊娠期、分娩期、产褥期的护理。

2. 熟练掌握妇产科护理学专业的常见病的病因及发病机制、并发症、诊断、鉴别诊断、治疗方法及护理。了解妇产科的少见病和罕见病的发病机制、并发症、诊断、鉴别诊断、治疗方法及护理。

3. 熟练掌握妇产科护理学危重患者的护理、治疗与抢救措施等。

4. 掌握疑难病例、急诊病例等的诊断、鉴别诊断、治疗及护理要点。

5. 掌握计划生育妇女的护理及妇女保健内容。

6. 掌握妇产科常用护理技术、诊疗及手术患者的护理。

7. 了解妇产科常用药物的作用、不良反应、药理及药代动力学等知识。

8. 掌握妇产科各系统疾病的实验室检查结果，了解病理诊断标准。

附专业病种

1. 产前诊断
2. 正常分娩
3. 正常产褥
4. 流产
5. 早产
6. 双胎妊娠
7. 妊娠期高血压疾病
8. 异位妊娠
9. 胎盘早剥
10. 前置胎盘
11. 胎儿窘迫
12. 胎膜早破
13. 羊水量异常
14. 妊娠合并心脏病
15. 妊娠合并糖尿病
16. 妊娠合并贫血
17. 妊娠合并急性病毒性肝炎
18. 异常分娩
19. 产后出血
20. 羊水栓塞
21. 子宫破裂
22. 产褥感染
23. 外阴部炎症
24. 阴道炎症
25. 子宫颈炎症
26. 盆腔炎症
27. 尖锐湿疣
28. 淋病
29. 获得性免疫缺陷综合征
30. 功能失调性子宫出血
31. 闭经
32. 痛经
33. 围绝经期综合征
34. 葡萄胎
35. 恶性滋养细胞肿瘤
36. 滋养细胞瘤
37. 子宫颈癌
38. 子宫肌瘤
39. 子宫内膜癌
40. 卵巢肿瘤
41. 外阴、阴道创伤
42. 外阴癌
43. 处女膜闭锁
44. 先天性无阴道
45. 尿瘘
46. 子宫脱垂
47. 不孕症与辅助生殖技术
48. 各种避孕方法
49. 女性绝育方法
50. 各种终止妊娠方法
51. 其他

附录二 高级卫生专业技术资格考试大纲
（妇产科护理学专业——正高级）

一、专业知识

1. 本专业知识

（1）熟练掌握妇产科护理学专业知识与理论，并熟悉各系统相应解剖学、生理及病理学、病理生理学、临床生化、临床免疫学、遗传学等知识。

（2）掌握正常和异常的妊娠期、分娩期、产褥期的护理。了解产科相关的手术与检查。

（3）掌握妇科常见病、少见病、罕见病的发病机制、病理生理改变、临床表现、诊断检查、治疗原则及护理。熟悉相关检查方法及意义，了解妇科相关的手术。

（4）熟练掌握计划生育、妇女保健和新生儿保健内容。

（5）了解各系统疾病血流动力学、影像诊断学、实验室技术等专业技术知识。

2. 相关专业知识

（1）掌握内科、外科、儿科护理学的相关知识。

（2）掌握急救护理学的相关知识。

（3）掌握护理学的相关内容。

二、学科新进展

1. 熟悉妇产科护理学国内外现状及发展趋势，不断吸取新理论、新知识、新技术，并应用于医疗护理实践与科学研究。

2. 了解相关学科新进展。

三、专业实践能力

1. 熟练掌握正常妊娠期、分娩期、产褥期的护理。

2. 熟练掌握妇产科护理学专业的常见病的病因及发病机制、并发症、诊断、鉴别诊断、治疗方法及护理。了解妇产科的少见病和罕见病的发病机制、并发症、诊断、鉴别诊断、治疗方法及护理。

3. 熟练掌握妇产科护理学危重患者的护理、治疗与抢救措施等。

4. 掌握疑难病例、急诊病例等的诊断、鉴别诊断、治疗及护理要点。

5. 掌握计划生育妇女的护理及妇女保健内容。

6. 掌握妇产科常用护理技术、诊疗及手术患者的护理。

7. 了解妇产科常用药物的作用、不良反应、药理及药代动力学等知识。

8. 掌握妇产科各系统疾病的实验室检查结果，了解病理诊断标准。

附专业病种

1. 产前诊断
2. 正常分娩
3. 正常产褥
4. 流产
5. 早产
6. 双胎妊娠
7. 妊娠期高血压疾病
8. 异位妊娠
9. 胎盘早剥
10. 前置胎盘
11. 胎儿窘迫
12. 胎膜早破
13. 妊娠期肝内胆汁淤积症
14. 羊水量异常
15. 妊娠合并心脏病
16. 妊娠合并糖尿病
17. 妊娠合并贫血
18. 妊娠合并急性病毒性肝炎
19. 妊娠合并肺结核
20. 异常分娩
21. 产后出血
22. 羊水栓塞
23. 子宫破裂
24. 产褥感染
25. 晚期产后出血
26. 产褥期抑郁症
27. 外阴部炎症
28. 阴道炎症
29. 子宫颈炎症
30. 盆腔炎症
31. 尖锐湿疣
32. 淋病
33. 梅毒
34. 获得性免疫缺陷综合征
35. 功能失调性子宫出血
36. 闭经
37. 痛经
38. 经前期紧张综合征
39. 围绝经期综合征
40. 葡萄胎
41. 恶性滋养细胞肿瘤
42. 滋养细胞瘤
43. 宫颈癌
44. 子宫肌瘤
45. 子宫内膜癌
46. 卵巢肿瘤
47. 外阴癌
48. 处女膜闭锁
49. 外阴、阴道创伤
50. 先天性无阴道
51. 尿瘘
52. 子宫脱垂
53. 不孕症与辅助生殖技术
54. 各种避孕方法
55. 女性绝育方法
56. 各种终止妊娠方法
57. 其他

附录三　全国高级卫生专业技术资格考试介绍

为进一步深化卫生专业技术职称改革工作，不断完善卫生专业技术职务聘任制，根据中共中央组织部、人事部、卫生部《关于深化卫生事业单位人事制度改革的实施意见》（人发〔2000〕31号）文件精神和国家有关职称改革的规定，人事部下发《加强卫生专业技术职务评聘工作的通知》（人发〔2000〕114号），高级专业技术资格采取考试和评审结合的办法取得。

一、考试形式和题型

全部采用人机对话形式，考试时间为2个小时（卫生管理知识单独加试时间为1小时）。考试题型为单选题、多选题和案例分析题3种，试卷总分为100分。

二、考试总分数及分数线

总分数450~500分，没有合格分数线，排名前60%为合格。其中的40%为优秀。

三、考试效用

评审卫生高级专业技术资格的考试，是申报评审卫生高级专业技术资格的必经程序，作为评审卫生高级专业技术资格的重要参考依据之一，考试成绩当年有效。

四、人机对话考试题型说明

副高：单选题、多选题和案例分析题3种题型。
正高：多选题和案例分析题2种题型。
以实际考试题型为准。

五、考试报名条件

（一）正高申报条件
1. 取得大学本科以上学历后，受聘副高职务5年以上。
2. 大学普通班毕业以后，受聘副高职务7年以上。
（二）副高申报条件
1. 获得博士学位后，受聘中级技术职务2年以上。
2. 取得大学本科以上学历后，受聘中级职务5年以上。
3. 大学普通班毕业后，受聘中级职务5年以上。

4. 大学专科毕业后，取得本科以上学历（专业一致或接近专业），受聘中级职务 7 年以上。

5. 大专毕业，受聘中级职务 5 年以上。

6. 中专毕业，受聘中级职务 7 年以上。

7. 护理专业中专毕业，从事临床护理工作 25 年以上，取得护理专业的专科以上学历，受聘中级职务 5 年以上，可申报副主任护师任职资格。